康复医学治疗技术
必备学习笔记

主编 吕振存 王婷婷

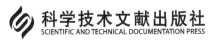
科学技术文献出版社
SCIENTIFIC AND TECHNICAL DOCUMENTATION PRESS

·北京·

图书在版编目（CIP）数据

康复医学治疗技术必备学习笔记 / 吕振存，王婷婷主编. -- 北京 ： 科学技术文献出版社，2024. 7. -- ISBN 978-7-5235-1488-7

Ⅰ．R49

中国国家版本馆 CIP 数据核字第 2024RM4714 号

康复医学治疗技术必备学习笔记

策划编辑：付秋玲　何惠子　责任编辑：郭　蓉　何惠子　责任校对：张　微　责任出版：张志平

出　版　者	科学技术文献出版社	
地　　　址	北京市复兴路15号　邮编　100038	
编　务　部	（010）58882938，58882087（传真）	
发　行　部	（010）58882868，58882870	
邮　购　部	（010）58882873	
官方网址	www.stdp.com.cn	
发　行　者	科学技术文献出版社发行　全国各地新华书店经销	
印　刷　者	北京虎彩文化传播有限公司	
版　　　次	2024 年 7 月第 1 版　2024 年 7 月第 1 次印刷	
开　　　本	710×1000　1/16	
字　　　数	387千	
印　　　张	22	
书　　　号	ISBN 978-7-5235-1488-7	
定　　　价	78.00元	

前　言

翻开这本书，我们就相识了。

日月不肯迟，四时相催迫。多年来，我在康复教育网讲授康复医学与治疗技术资格考试（康复职称考试）课程，深受学员们欢迎。应广大学员要求，本书在我所讲课程的基础上，结合我多年来对康复职称考试的研究心得编写而成。

我们在做的事情：拿掉一切冗杂的堆砌资料，只用一本书就把核心考点以简明扼要的方式进行归纳总结，节省时间精力，高效通过康复职称考试。通过本书养成良好的学习习惯：每天翻几页，高效通过考试，成为一个"有证"的康复治疗师！

本书严格按最新大纲和最新考情编写，利用大量图表对历年考试核心考点进行归纳总结，让复杂的问题条理化、简明化，使抽象的内容直观化、形象化，把零碎的知识系统化、逻辑化，从而做到重点突出、脉络分明、容易理解、便于记忆，帮助读者更有效地掌握核心考点。

纵观近年康复职称考试，有 10% 左右的考题属于送分题，我们没必要练习。还有 10% 左右的考题属于难题，需要耗费大量的时间和精力，且难度较高，不易得分，这些题我们要战略性放弃。剩下的 80% 左右为基础题，是我们最应该掌握的。本书就是在删减了大量送分考点和失分难点的基础上编写而成的，不建议读者再自行删减，建议大家仔细通读。

近年来，不同考试级别（士、师、中级）考试难度系数整体变大，不同考试级别（士、师、中级）考试难度差异却逐年减小，不同考试级别（士、师、中级）所考查的核心考点相似，区别在于考查的深度不同，提问的角度不同。针对上述考情，本书在分析统合了不同考试级别（士、师、中级）的考试大纲及核心考点后由编者综合打磨而成，故适合康复医学与治疗技术所有考试级别（士、师、中级）的考生。此外，本书除了适合康复职称考试备考使用外，也可以作为康复从业者提升自己康复知识条理性和系统性的工具书。

本书虽经认真编辑，反复校对，由于编写和出版的时间紧、任务重，编者的精力和水平有限，百密难免一疏，书中仍有不足之处，恳请广大读者批评指正，以便于我们在改版过程中不断进步。最后祝各位考生考试顺利，学有所成！

目　录

第一篇

基础知识

第一章 康复医学概论

第一节 学科内涵和特征

一、康复的基本内涵

基本内涵	知识点
综合措施	医疗、社会、教育、职业、工程等方面措施
核心	残疾者和患者的功能障碍
强调	功能训练、再训练
最终目标	提高生活质量、回归社会

二、康复医学

1. 康复医学（Rehabilitation medicine）

康复医学	知识点
定义	具有独立的理论基础、功能评定方法、治疗技能和规范的医学应用学科，旨在加速人体伤病后的恢复进程，预防和（或）减轻其后遗功能障碍程度
手段	采取综合措施
目标	患者或残疾者的功能障碍
途径	改善、代偿、替代

2. 物理医学（Physical medicine，国际上）

物理医学	知识点
治疗主体	运动和物理治疗（理疗）
目标	针对各种临床疾病，以达到消炎止痛、改善躯体功能的作用
学科命名	为突出本学科在物理治疗及功能康复的特征，美国采取"物理医学与康复"作为学科命名

3. 医疗康复（Medical rehabilitation）

医疗康复	知识点
定义	属于临床医学的工作内容，是应用临床医学的方法为康复服务的技术手段，旨在改善功能，或为其后的功能康复创造条件
举例	白内障患者在眼科进行晶状体手术摘除
	应用 CPM 机训练骨关节的活动度

4. 康复医学与临床医学

知识点	临床医学	康复医学
核心理念	以人体疾病为中心	以人体运动障碍为核心
医学模式	强调生物学模式	强调生物、心理、社会模式
工作对象	各类患者	各类功能障碍者和残疾者
临床评估	疾病诊断和系统功能	躯体、心理、生活／社会独立功能
治疗目的	以疾病为核心，强调去除病因、挽救生命，逆转病理和病理生理过程	以功能障碍为核心，强调改善、代偿、替代的途径来提高功能、生活质量，回归社会
治疗手段	以药物和手术为主	以非药物治疗为主，强调患者主动参与和合理训练、专业化分工模式、团队模式

三、康复医疗的共性原则

（1）因人而异。

（2）循序渐进。

（3）主动参与。

（4）全面锻炼。

（5）持之以恒：1次足够强的运动训练效应维持2～3日，效应明确显现需要2周。

四、基本政策和法规

序号	知识点
1	1981 年为"国际残疾人年"
2	2001 年 5 月世界卫生组织修订通过《国际功能、残疾和健康分类》（ICF）

续表

序号	知识点
3	我国发布了《中华人民共和国残疾人保障法》（1990 年）、《中华人民共和国残疾人教育条例》、《无障碍设计规范》
4	中国助残日——每年 5 月第 3 个星期日
	国际残疾人日——每年 12 月 3 日

第二节　残疾分类和预防

一、残疾

概念	知识点
残疾	由于各种躯体、身心、精神疾病或损伤以及先天性异常所致的人体解剖结构、生理功能的异常和（或）丧失，造成机体长期、持续或永久性的功能障碍状态，并不同程度地影响身体活动、日常生活、工作、学习和社会交往活动能力；这些功能障碍通常不能通过单纯的临床治疗而痊愈
原发性残疾	由于各类疾病、损伤、先天性异常等直接引起的功能障碍，常见原因有疾病、外伤、营养不良、先天性发育缺陷和老年病等
继发性残疾	原发性残疾后的并发症所导致的功能障碍，即各种原发性残疾后，由于躯体活动受限，肌肉、骨骼、心肺功能等出现失用或失用性改变导致器官和系统功能进一步减退，甚至丧失

二、残疾分类

分类、分级	具体内容
残疾分类	5 类：视力残疾、听力语言残疾、智力残疾、肢体残疾、精神残疾
	6 类：视力残疾、听力残疾、言语残疾、智力残疾、肢体残疾、精神残疾
残疾分级（分 4 级）	1 级为极重度；2 级为重度；3 级为中度；4 级为轻度

▲注意：依据国际功能、残疾和健康分类（ICF）——残损、活动受限、参与受限。

三、残疾的预防

预防分类	知识点		总结
一级预防	定义：预防可能导致残疾的各种损伤或疾病，避免原发性残疾的过程		防病
二级预防	定义：疾病或损伤发生之后，采取积极主动的措施防止发生并发症及功能障碍或继发性残疾的过程		防残障
	【举例】	早期进行肢体被动活动预防关节挛缩	
		采取合适的体位避免痉挛畸形	
		定时翻身避免压疮	
三级预防	定义：残疾已经发生，采取各种积极的措施防止残疾恶化的过程		防恶化
	【举例】	积极功能训练，改善或提高患者躯体和心理功能	
		适应、代偿、替代的途径，提高患者生活自理和自立能力，恢复或增强娱乐、工作和学习能力	
		通过职业咨询和训练，促使残疾者重返家庭和社会	

第三节　服务对象与内容

一、服务对象

　　（1）残疾者。

　　（2）老年人。

　　（3）慢性病患者。

　　（4）疾病或损伤（急性期及恢复早期）。

　　（5）亚健康人群。

二、工作内容

工作内容	知识点
康复基础学	运动学、神经生理学、环境改造学
康复功能评定	躯体功能、电生理学、心肺功能、有氧运动能力、平衡和协调能力等
康复治疗学	主要支柱是物理治疗（运动疗法和理疗）、作业治疗、言语/吞咽治疗、心理治疗、康复工程、中国传统康复、康复护理

三、工作方式

1. 团队组成

团队组成	具体内容
学科内团队 （康复内部）	物理治疗师、作业治疗师、言语治疗师、假肢／矫形技师、康复护士、康复医师、运动医学医师、康复心理医师等
学科间团队 （康复相关）	神经内科和神经外科、骨科、风湿科、心血管内科和心血管外科、内分泌科、老年医学科等

2. 团队会议

第四节　教育和资质认证

一、康复教育

职业	知识点
康复医师	国际上大学本科毕业后
	经 4 ～ 6 年临床培训后，通过严格的考试获得
康复治疗师	我国教育部于 2001 年批准在高等医学院校设立康复医学和康复治疗专业，培养具有本科学历的康复治疗师
	首都医科大学 2002 年招生；南京医科大学 2001 年招生

二、康复专业人员资质认证

资格考试	知识点
资格考试	2002 年开始举行每年一次的康复治疗技术专业初、中级资格考试
	卫健委（原卫生部）、人社部（原人事部）共同印发专业资格合格证书，作为职称晋升的重要依据
考试科目	基础知识、相关专业知识、专业知识、专业实践能力

第二章 解剖学

第一节 体表标志

一、解剖学方位术语

1. 人体标准解剖学姿势（图 2-1）

身体直立，两眼平视前方；上肢下垂于躯干两侧，手掌向前（拇指在外侧），下肢并拢，足尖向前。

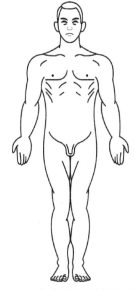

图 2-1 人体标准解剖学姿势

2. 方位、轴、面

术语	知识点	释义
方位	上下	靠近头部为上，靠近足底为下
	前后	靠近腹面者为前（腹）侧，靠近背面者为后（背）侧
	内外	靠近正中线为内，远离正中线为外
	浅深	靠近体表为浅，远离体表为深
轴	矢状轴（前后轴）	前后平伸并与地平面平行的轴
	额状轴（冠状、纵轴）	左右平伸并与地平面平行的轴
	垂直轴（纵轴）	与身体长轴平行，并与地平面垂直的轴
面	横断（水平）面	与身体或肢体长轴相垂直、与地面平行的切面
	矢状面	与横断面相垂直，沿前后方向将人体分为左右两半的纵切面；如果该切面恰通过人体的正中线，则称正中矢状面
	额状（冠状）面	与横断面相垂直，沿左右方向将人体分为前后两部分的切面

二、体表标志线（图2-2）

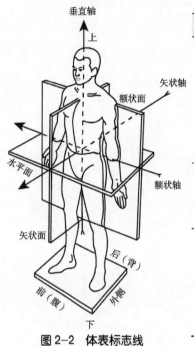

图2-2　体表标志线

体表标志线		知识点
胸部标志线	前正中线	又称胸骨中线，自胸骨柄上缘中点向下至剑突做垂线；可延伸至腹部
	锁骨中线	自锁骨中点做垂线（分左右两线）
	腋前线、中、后线	自腋窝前皱襞（前）、腋窝中点（中）、腋窝后皱襞（后）向下做垂直线
背部标志线	后正中线	沿身体后面正中的垂直线，一般通过各脊柱棘突
	肩胛线	自两肩胛下角向下做垂直线
腹部标志线	肋骨线	通过两侧第10肋最低点的横线，又称为上横线
	髂前上棘间线	两侧髂前上棘之间的横线，又称为下横线
	左、右纵线	由两侧腹股沟中点向上的纵线

三、常用的局部体表标志

1. 头面部

头面部	标志
鼻窦	额窦位于两眉之间；筛窦位于两内眦之间 蝶窦位于两下眼眶与外耳道连线的后1/3处；上颌窦位于两眼眶下1.5 cm
三叉神经	三叉神经半月节，出口居眉弓外缘至外耳道连线后1/3处；分上、中、下3支，分别走向眼、鼻、颏部
面神经	面神经干自外耳道经乳突向前至耳垂前方；分上、中、下3支，分别走向额、上颌及颏部

2. 颈部淋巴结（6种）

颏下淋巴结、颌下淋巴结、耳前淋巴结、耳后淋巴结、颈浅淋巴结、锁骨上淋巴结。

3. 胸部标志

胸部	标志	
肋软骨	胸骨角旁为第 2 肋软骨	
气管及支气管	前自喉结以下至第 3 肋间分左、右支；后自 C_4、C_5 至 T_5	
食管	上界：环状软骨	
	下界：剑突	

4. 腹部标志

腹部	标志	
十二指肠球部	中心点在两肋弓最下缘连线中点右侧约 3 cm 处	
阑尾	麦氏（McBurney）点	脐与右髂前上棘连线中外 1/3 点
	兰氏（Lanz）点	两髂前上棘连线中右 1/3 点

5. 背部标志（上界——C_7，两肩胛上缘；下界——T_{12}）

棘突	标志
C_2 棘突	乳突尖水平
C_4、C_5 棘突	喉结水平
C_6 棘突	环状软骨水平
C_7 棘突	低头时项部最隆起之棘突
T_3 棘突	两肩胛冈内线水平
T_7 棘突	肩胛下角水平
T_8 棘突	胸骨体与剑突结合水平
L_2、L_3 棘突	肋弓两侧最下缘连线水平
L_4 棘突	两髂嵴最高处连线水平

6. 胸腹、腰部神经及反射区标志（膨大）

膨大	位置
颈膨大	最宽处多在 $C_4 \sim C_5$ 椎间盘
腰膨大	最宽处多在 $T_{11} \sim T_{12}$ 椎间盘至 L_1 椎体下 1/3

第二节 五官

一、眼

眼	知识点
眼附属器	眼睑、结膜、泪器、眼外肌和眼眶
眼球	由眼球壁和眼内容物组成
视路	从视网膜到大脑枕叶视中枢的视觉通路

二、耳

耳	知识点
耳郭	由弹性纤维软骨及外覆的皮肤构成
外耳道	外 1/3 为软骨部，内 2/3 为骨部
中耳	鼓室（中耳腔）、耳咽管（咽鼓管）、乳突三部分
	耳咽管——为鼓室与鼻咽部连通的管道，因小儿咽鼓管较成人平、宽、短，"咽端"开口低，故鼻咽部感染易通过耳咽管波及鼓室

三、鼻部

鼻部	知识点
外鼻	鼻尖和鼻翼处容易发生疖肿，可引起较剧烈疼痛
鼻腔	鼻腔由鼻中隔分为左右两腔，前方经鼻孔通外界，后方经鼻后孔通咽腔；每侧鼻腔可分为鼻前庭和固有鼻腔两个部分
	鼻中隔前下部的黏膜内有丰富的血管吻合丛，约 90% 的鼻出血（鼻衄）发生于此，临床上称其为易出血区；上鼻甲的后上方的凹窝称蝶筛隐窝
固有鼻腔黏膜	分为嗅部和呼吸部
鼻窦	上颌窦：最大，开口位置较高，上颌窦发炎化脓时引流不畅，易造成窦内积脓
	额窦：开口于半月裂孔前端
	筛窦：开口于中鼻道和上鼻道
	蝶窦：开口于蝶筛隐窝

四、咽喉

1. 咽

咽	知识点
咽的位置	咽为一垂直的肌性管道，上起颅底，下至 C_6 水平及环状软骨下缘处，与食管相连，成人全长 12 ～ 14 cm；分为鼻咽、口咽、喉咽三部分
喉咽	梨状窝：此窝前壁黏膜下有喉上神经内支经此入喉
喉咽	会厌谷：常为异物存留的部位
生理功能	当吞咽的食团接触舌根及咽峡黏膜时即引起吞咽反射，咽肌运动对机体起着重要的保护作用，其中软腭对发音尤为重要
淋巴组织	通常所称的扁桃体是腭扁桃体，是咽淋巴环中最大的淋巴组织

2. 喉

喉	知识点	
喉的位置	相当于 C_4 ～ C_6 的高度	
喉结	C_4、C_5 水平	
喉腔	成人上界——C_3 ～ C_4 椎体体间、舌骨水平 成人下界——环状软骨下缘相当于 C_6 水平	
喉腔	上部：最宽大，为喉前庭	
喉腔	中部	体积最小，为喉中间腔
喉腔	中部	室襞，又称假声带
喉腔	中部	声襞，即声带
喉腔	中部	左右声带之间的缝隙为声门，相当于 C_5 水平
喉腔	中部	声门裂是喉腔最狭窄的部分，声门裂附近黏膜下组织疏松，发炎时可引起黏膜水肿，导致声音嘶哑、呼吸困难，幼儿严重时可致喉阻塞
喉腔	下部：为喉下腔，为声门裂以下的喉腔部分，又称声门下腔	

五、口腔

口腔	知识点
菌状乳头	有味蕾，司味觉
智齿	第 3 磨牙
最大涎腺	腮腺，即导管开口于对着上颌第 2 磨牙的颊黏膜处

第三节　运动系统

一、骨

1. 概述

成人全身的骨共 206 块，按部位可分为颅骨、躯干骨、四肢骨三部分。

2. 分类

分 5 类	知识点
长骨	主要分布在四肢，如肱骨
短骨	主要分布于承受压力而运动较轻微的部位，如手腕、足的后半部、脊柱等
扁骨	呈板状，如颅的顶骨、胸骨、肋骨等
不规则骨	形态不规则，如椎骨
混合骨	如骨盆

3. 构造

骨由骨质、骨膜和骨髓构成，并有丰富的血管和神经。

构造	知识点
骨质	骨密质：致密而坚硬，分布在骨的表层
	骨松质：呈海绵状，分布在骨的内部
骨膜	由致密结缔组织构成，被覆于除关节面以外的骨质表面
	骨膜的内层和骨内膜有分化为成骨细胞和破骨细胞的能力，对骨的发生、生长、修复等具有重要意义
骨髓	是柔软的、富于血管的造血组织；分为红骨髓和黄骨髓

二、关节

1. 直接连结和间接连结

连接方式	分类	知识点
直接连结	纤维连结	骨与骨借致密结缔组织、软骨或骨组织紧密地连结起来，两骨之间没有关节腔；这种关节基本不活动或活动甚微
	软骨结合	
	骨结合	

间接连结：又称滑膜关节或关节，其基本结构包括关节面、关节囊、关节腔。

连接方式	基本结构	知识点
间接连结	关节面	构成关节两骨的相对面，由一层关节软骨覆盖
		关节软骨表面光滑，具有弹性，可减少摩擦和缓冲震荡
	关节囊	外层为纤维层，厚而坚韧，主要起连结作用
		内层为滑膜层，薄而柔软，分泌滑液，以减轻关节的摩擦并营养关节软骨
	关节腔	为关节囊的滑膜层与关节软骨共同围成的潜在性腔隙
		腔内为负压，含少量滑液
	辅助结构	关节的支持韧带、关节盘、关节唇、滑液囊及滑液鞘

2. 关节分类

分类	知识点
单轴关节	只有 1 个运动轴，关节仅能围绕此轴做与之垂直的运动
	又分为屈戌关节、车轴关节
双轴关节	有 2 个互为垂直的运动轴；能做相互垂直的 2 个平面的运动
	如椭圆关节、鞍状关节
多轴关节	具有 3 个相互垂直的运动轴，允许各方位的运动，如球窝关节、平面关节
其他分类	单关节、复关节、联合关节等

3. 关节的运动

滑动运动、角度运动、旋转运动、环转运动。

三、骨骼肌

1. 基本概念

骨骼肌是运动系统的肌肉，属于横纹肌，可在躯体神经支配下收缩或舒张，进行随意运动，又称随意肌。

2. 构造和形态

构造形态	知识点
基本结构	肌腹：呈红色，位于肌的中央，由肌纤维构成，可以收缩

续表

构造形态	知识点
基本结构	肌腱：呈银白色，位于肌腹两端，较坚韧，由腱组织构成，起固定作用，无收缩能力
形态	长肌：呈梭形，大多分布于四肢
	短肌：短小，位于躯干的深部
	阔肌：扁薄，主要分布在胸、腹壁
	轮匝肌：呈环形，见于孔裂周围

3. 肌肉命名原则

根据形状、大小、位置、起止点、纤维方向和作用命名。

4. 肌配布规律

任何一个动作都是由一组肌群共同完成，分为原动肌、拮抗肌、固定肌、协同肌。

5. 肌的辅助装置

筋膜，包括浅筋膜、深筋膜（又称固有筋膜）、腱鞘、滑液囊。

四、上肢骨、骨连结及运动肌肉

1. 上肢带

上肢带	知识点
上肢带骨	锁骨：内端为胸骨端，外端为肩峰端
	肩胛骨：为三角形的扁骨，介于第 2 至第 7 肋骨之间
上肢带骨连结	胸锁关节：上肢与躯干连结的唯一关节
	肩锁关节：略
	喙肩韧带：防止肱骨头向内上方脱位
上肢带运动肌肉	包括锁骨和肩胛骨共同运动，往往用肩胛骨的运动作代表

2. 自由上肢骨

自由上肢骨	知识点
肱骨	上端：为肱骨头，头的下方稍细，称解剖颈，上端与体交界处稍细，称外科颈
	肱骨体：后面中部有一自内上斜向外下的浅沟，称桡神经沟
	下端：内上髁后方有一浅沟，称尺神经沟
桡骨（外）	上端、桡骨体、下端
尺骨（内）	上端、体、下端
腕骨（由桡侧向尺侧）	近侧列依次为舟骨、月骨、三角骨和豌豆骨
	远侧列依次为大多角骨、小多角骨、头状骨和钩状骨

▲记忆口诀：舟月三角豆，大小头状沟。

3. 自由上肢骨连结

肩关节、肘关节、桡尺连结、手关节。

肩和肘关节	知识点
肩关节	称盂肱关节，是典型的多轴球窝关节
	运动幅度大，但稳固性差
	关节囊薄而松弛，下壁最为薄弱，肩关节脱位常从下方脱出
肘关节	伸直时：肱骨内、外上髁与尺骨鹰嘴尖恰位于一条直线上
	屈肘时：形成以鹰嘴尖为顶角的等腰三角形，称肘后三角

4. 自由上肢的肌肉

上肢肌肉	动作	知识点
肩关节	屈	喙肱肌、三角肌前部纤维、胸大肌锁骨部、肱二头肌短头
	伸	背阔肌、三角肌后部纤维、肱三头肌长头
	内收	胸大肌、背阔肌、肩胛下肌
	外展	三角肌（中部纤维）、冈上肌
	旋内	背阔肌、胸大肌、肩胛下肌、三角肌前部纤维
	旋外	冈下肌、小圆肌
肘关节	屈	肱肌、肱二头肌（最强）、肱桡肌
	伸	肱三头肌
前臂	旋前	旋前圆肌、旋前方肌
	旋后	旋后肌、肱二头肌、肱桡肌

续表

上肢肌肉	动作	知识点
手肌	屈	指浅 / 深屈肌、掌长肌、桡侧腕屈肌、尺侧腕屈肌
	伸	指伸肌、桡侧腕长 / 短伸肌、尺侧腕伸肌
	内收	尺侧腕屈肌、尺侧腕伸肌
	外展	桡侧腕长 / 短伸肌、桡侧腕屈肌

五、下肢骨、骨连结及运动肌肉

1. 下肢带骨

下肢带骨即髋骨，为不规则骨，由髂骨、坐骨、耻骨组成。

2. 下肢带骨连结

下肢带骨连结	知识点
骶髂关节	由骶骨与髂骨的耳状面构成；关节结构稳固，活动性极小
韧带连结	髂腰韧带、骶结节韧带、骶棘韧带
耻骨联合	由两侧耻骨联合面借纤维软骨连结而成
髋骨的固有韧带	闭孔膜
骨盆	由左、右髋骨、骶骨和尾骨以及其间的骨连结构成

3. 下肢带肌肉

骨盆前倾、骨盆后倾、骨盆侧倾、骨盆旋转的肌肉。

4. 自由下肢骨

（1）股骨：人体最大的长管状骨。

（2）髌骨：是人体最大的籽骨，三角形。

（3）胫骨。

（4）腓骨。

（5）跗骨：共 7 块，属短骨。

5. 自由下肢骨连结

（1）髋关节：由髋臼与股骨头构成，属多轴的球窝关节（又称杵臼关节）。

（2）膝关节：由股骨下端、胫骨上端和髌骨构成，是最大、最复杂的关节，也是易发生损伤的关节。

膝关节	知识点
支持韧带	髌韧带、腓侧副韧带、胫侧副韧带、腘斜韧带、膝交叉韧带
	前交叉韧带在伸膝时最紧张——防止胫骨前移
	后交叉韧带在屈膝时最紧张——防止胫骨后移
滑膜	膝关节囊的滑膜层是全身关节中最宽阔、最复杂的，覆盖关节内除关节软骨和半月板以外的所有结构；滑膜在髌骨上缘的上方形成髌上囊
半月板	半月形纤维软骨板分别称内、外侧半月板，半月板使关节面更为相适，也能缓冲压力，吸收震荡，起弹性垫的作用

6. 自由下肢肌肉

下肢	动作	知识点
髋关节	屈	髂腰肌、股直肌、缝匠肌、耻骨肌、阔筋膜张肌
	伸	臀大肌、半膜肌、半腱肌、股二头肌长头；髂骨韧带是限制过度后伸的强韧结构
	内收	耻骨肌、长收肌、短收肌、大收肌、臀大肌下部
	外展	臀中肌、臀小肌、梨状肌
	旋内	因发育过程中处于内旋位，所以没有专门的旋内肌肉
	旋外	臀大肌、臀中肌、臀小肌后部纤维、梨状肌、闭孔内肌、闭孔外肌、股方肌、缝匠肌
膝关节	屈	主要屈肌有半腱肌、半膜肌、股二头肌，腓肠肌、腘肌、跖肌起协助作用；髌韧带和后交叉韧带是强有力的限制结构
	伸	主要股四头肌；限制伸的结构是胫侧和腓侧副韧带及前交叉韧带
	旋内	半腱肌、半膜肌、缝匠肌、股薄肌、腘肌
	旋外	股二头肌
足关节	背屈	胫骨前肌、长伸肌、趾长伸肌、第三腓骨肌
	跖屈	主要作用肌肉为腓肠肌、比目鱼肌、胫骨后肌、长屈肌，趾长屈肌和腓骨长短肌协助
	内翻	主要作用肌肉为胫骨前、后肌，还有长屈、伸肌，趾长屈肌协助
	外翻	主要作用肌肉为腓骨长、短肌，还有第三腓骨肌和趾长伸肌协助

六、脊柱区解剖

1. 脊柱组成

椎骨之间借椎间盘、韧带和滑膜关节相连。

人群	知识点
幼儿	32 块或 33 块椎骨，包括颈椎（C）7 块、胸椎（T）12 块、腰椎（L）5 块、骶椎（S）5 块和尾椎（Co）3～4 块
成人	26 块椎骨，包括 5 块骶椎长合成骶骨、3～4 块尾椎长合成尾骨

2. 脊椎

脊椎	知识点
椎骨组成	由椎体和椎弓构成
椎弓突起	每个椎弓上有 7 个突起，包括 4 个关节突、2 个横突、1 个棘突
颈椎	寰枢椎：上颈椎
	$C_3 \sim C_7$：下颈椎

3. 椎间盘

椎间盘	知识点
组成	髓核（椎间盘中心的稍后方）、纤维环、软骨终板
特点	除 C_1、C_2 之间外，其他椎体之间均有椎间盘，共 23 个

4. 脊髓及脊髓被膜

脊髓及脊髓被膜	知识点
脊髓	上端平枕骨大孔连于脑
	下端终于 L_1 下缘（小儿平 L_3），向下以终丝附于尾骨背面
脊髓被膜（由外向内）	硬膜外隙：位于椎管骨膜与硬脊膜之间的窄隙
	硬膜下隙：位于硬脊膜与脊髓蛛网膜之间的潜在腔隙
	蛛网膜下隙：位于脊髓蛛网膜与软脊膜之间，充满脑脊液

第四节　神经系统

分类	知识点
中枢神经系统	脑和脊髓
周围神经系统	脑神经、脊神经、自主神经

一、中枢神经系统

1.脑的概述

（1）脑干

包括中脑、脑桥、延髓。

（2）小脑

小脑	知识点	
位置	小脑位于颅后窝，以3对小脑脚与脑干相连	
内部结构	小脑中线为蚓部，两边各有小脑半球	
功能	原始小脑：平衡中枢	▲记忆口诀："袁隆平"
	旧小脑（小脑前叶和后叶的蚓锥、蚓垂）：调节肌张力并维持身体姿势	▲记忆口诀："旧账"
	新小脑（后叶的大部分）：协调随意运动	▲记忆口诀："心意"

（3）间脑

间脑	知识点
组成	背侧丘脑、后丘脑、上丘脑、底丘脑和下丘脑
重点	下丘脑位于背侧丘脑的下方，是自主神经活动高级中枢，也是神经内分泌中心

（4）大脑半球

大脑半球	知识点
内部结构	大脑表层为大脑皮质，由神经元胞体高度集中的灰质层组成
	皮质下为白质，主要由上、下行传导纤维和联络皮质的联合纤维构成，其中内囊是上下行纤维最集中的区域
	白质的深部，有一组集中的灰质核团，称为基底核

续表

大脑半球	知识点		
皮质功能定位	躯体运动区	位于中央前回和中央旁小叶前部（4区，6区）	▲记忆口诀：前面运动，后面赶
	躯体感觉区	位于中央后回和旁中央小叶后部（3区，1区，2区）	
	语言中枢	运动性语言中枢（44区、45区）——额下回的后部Broca区	
		听觉性语言中枢（22区）——颞上回后部	
		书写中枢（8区）——额中回后部	
		视觉性语言中枢——顶下小叶的角回	
	其他功能分区	视觉区、听觉区、平衡觉区、嗅觉区、味觉区、内脏运动中枢	

（5）脑和脊髓的被膜、血管及脑脊液

构成		知识点
脑	被膜	硬脑膜、脑蛛网膜、软脑膜
	血管	颈内动脉：供应大脑半球的前2/3和部分间脑
		椎动脉：供应大脑半球的后1/3和部分间脑、脑干和小脑
脊髓	被膜	硬脊膜、蛛网膜、软脊膜
	血管	源于椎动脉（脊髓前、后动脉）和阶段动脉（肋间后动脉和腰动脉）
脑脊液	产生	脑室脉络丛
	循环途径	侧脑室→室间孔→第三脑室→中脑水管→第四脑室→第四脑室正中孔和外侧孔→蛛网膜下隙→蛛网膜颗粒→硬脑膜窦→入血

（6）神经系统的传导通路。

传导通路	知识点
感觉传导通路	本体感觉，包括位置觉、运动觉、震动觉
运动传导通路	锥体系：支配躯干和四肢的骨骼肌
	锥体外系：调节肌张力、协调肌肉运动、维持体态姿势和习惯等

2. 脊髓

（1）概述

脊髓	知识点
位置	位于椎管内，上端在枕骨大孔水平与延髓相连，下端形成脊髓圆锥并以终丝止于第一尾骨膜
脊髓圆锥	末端位于 L_1 椎体下缘，其发出 31 对脊神经，并形成颈膨大和腰膨大
马尾	腰、骶、尾部的脊神经根从相应椎间孔出椎管，在椎管内几乎垂直下行，围绕终丝形成马尾

（2）椎骨与脊神经比较

椎骨	脊神经
成人椎骨	脊神经
颈椎 7 块	颈神经 8 对
胸椎 12 块	胸神经 12 对
腰椎 5 块	腰神经 5 对
骶骨 1 块	骶神经 5 对
尾骨 1 块	尾神经 1 对
26 块	31 对

（3）神经节段与椎骨位置

31 对脊神经包括：颈髓 8 对、胸髓 12 对、腰髓 5 对、骶髓 5 对和尾髓 1 对。上颈髓（$C_1 \sim C_4$）大致与同序数椎骨对应，下颈髓（$C_5 \sim C_8$）和上胸髓（$T_1 \sim T_4$）较同序数椎骨高 1 节椎骨，中胸髓（$T_5 \sim T_8$）较相应椎骨高 2 节椎骨，下胸髓（$T_9 \sim T_{12}$）高 3 节椎骨，腰髓相当于 $T_{10} \sim T_{12}$ 水平，骶髓和尾髓相当于 L_1 椎骨。

（4）脊髓的内部结构

脊髓内部结构	知识点
前角	含运动神经细胞，属下运动神经元
后角	有传递痛温觉和部分触觉的第二级感觉神经细胞
$C_8 \sim L_2$ 侧角	交感神经细胞
$S_2 \sim S_4$ 侧角	脊髓副交感中枢

二、周围神经系统

1. 神经终末装置

神经终末装置	知识点
神经元 （神经细胞）	结构：神经系统的基本结构，由胞体、树突和轴突三个细胞区组成
	神经元信息传递：一个神经元的轴突与另一个神经元的细胞体或轴突借突触发生功能上的联系，冲动即由一个神经元通过突触传递到另一个神经元
反射弧	神经系统的一切活动都是以反射方式出现
	包括 5 部分，即感受器、传入神经元、中间神经元、传出神经元和效应器
神经胶质细胞	支持、营养、保护神经元的作用

2. 神经组成

神经组成：包括神经节、神经干、神经丛；位于中枢部的这种细胞体集团称细胞核，位于周围部的细胞体核团称神经节。重点记忆神经的形态和功能：脑神经节、脊神经节、自主神经节。

3. 脑神经

脑神经	知识点
组成	12 对 ▲记忆口诀：1 嗅，2 视，3 动眼，4 滑，5 叉，6 外展，7 面，8 位，9 舌咽，迷副舌下 12 全
分类	感觉神经：嗅神经、视神经、位听神经
	运动神经：动眼神经、滑车神经、展神经、副神经、舌下神经
	混合神经：三叉神经、面神经、舌咽神经、迷走神经
成分	含有 7 种神经纤维成分

4. 脊神经

脊神经	知识点
组成	31 对，包括颈椎神经 8 对、胸椎神经 12 对、腰椎神经 5 对、骶椎神经 5 对、尾椎神经 1 对
	$C_8 \sim L_3$ 含有交感纤维，$S_2 \sim S_4$ 含有副交感纤维
纤维分类及 构成	分类：根据纤维的直径、髓鞘的厚度及神经冲动传导速度区分

续表

脊神经	知识点
纤维分类及构成	构成：按功能组成含 4 种纤维，躯体感觉纤维（深、浅感觉）、躯体运动纤维、内脏感觉纤维、内脏运动纤维

▲记忆方法：后支、颈丛、臂丛（$C_5 \sim T_1$）、胸神经前支、腰丛、骶丛。

5. 自主神经的组成和中枢

自主神经	知识点
组成	交感神经和副交感神经
中枢	高级中枢：位于大脑皮质，大脑半球的边缘脑是内脏活动调节、中枢
	较高级中枢：位于丘脑下部，前区——副交感，后外区——交感
	低级中枢：位于脑干和脊髓

第三章 运动学

第一节 运动生物力学

一、生物力学的基本概念

1. 内力和外力

知识点	内力	外力
定义	指人体内部各组织器官间相互作用的力	指外界环境作用于人体的力
分类	肌肉收缩力	重力
	组织器官间的被动阻力	支撑反作用力
	内脏器官的摩擦力	流体作用力
	内脏器官和固定装置间的阻力	摩擦力
	体液在管道内流动时产生的流体阻力	机械阻力

2. 其他概念

知识点	释义
矢量和力	力是矢量的一种，存在大小与方向
力矩（M）	定义：是力使物体绕着转动轴或支点产生转动作用的物理量
	公式：M= 作用力 × 距离，单位为牛顿·米（N·m），也称为扭力
力偶矩	定义：是大小相等、方向相反，但作用线不在同一直线上的一对力所产生的力矩，其能使物体产生纯转动效应
	【举例】双手旋转方向盘、用示指和拇指旋开瓶盖
应力和应变	应力：单位面积上的作用力，适宜的应力对骨折愈合有益
	变形：物体受外力的作用而发生的形状和大小的改变
	应变：物体在内部应力作用下发生的形变和大小的相对变化
弹性模量	应力 / 应变 = 弹性模量，是描述物质弹性的一个物理量
刚体	指在外力作用下，物体的形状和大小均不发生改变的物体，如椎体

二、骨骼生物力学

骨骼生物力学	知识点	内容	
概述	组成	骨组织（骨原细胞、成骨细胞、骨细胞和破骨细胞）和骨膜	
		密质骨——机械和保护；松质骨——代谢	
	力学性能	骨板——是形成密质骨的基本单元；骨小梁——形成松质骨的基本单元	
	骨的变形	最为常见的是弯曲和扭转	
应力对骨生长的作用	再生和修复	最适宜的应力范围，应力过高或过低都会加速其吸收	
		【举例】	长期缺乏应力刺激——骨的吸收加快，产生骨质疏松
			长期失重——骨钙丢失，产生骨质疏松
			反复高应力——骨膜下骨质增生
	骨折愈合	骨痂需要应力的作用，骨折后适当的应力刺激可加速骨折愈合	

三、软骨的生物力学（软骨内无血管、淋巴管和神经）

软骨	知识点
分类	透明软骨、弹性软骨、纤维软骨
生物力学特性	关节软骨具有液压渗透性、黏弹性、剪切特性、拉伸特性
负荷的作用	软骨细胞对于压力 - 形变非常敏感

四、关节生物力学

椎间盘	知识点
组成	纤维环、髓核、透明软骨终板
功能	保持脊柱的高度
	联结椎间盘的上下椎体，并使椎体有一定的活动度，使椎体表面承受相同的压力
	对纵向负荷起缓冲作用
	维持后方关节突间一定的距离和高度，保持椎间孔的大小
	维持脊柱的生理曲度：颈椎凸向前、胸椎凸向后、腰椎凸向前、尾椎凸向后

五、骨骼肌的生物力学

1. 肌肉的类型

类型	知识点
分化分类	骨骼肌、心肌、平滑肌
运动作用分类	原动肌、拮抗肌、固定肌、协同肌
纤维类型	Ⅰ型（慢氧化型纤维）：又称红肌，收缩和舒张时间长，抗疲劳——耐力
	Ⅱ型：又称白肌，分为ⅡA和ⅡB——爆发力

2. 肌肉收缩形式

收缩形式	知识点
等长收缩	长度不变，张力增加——维持位置和姿势
等张收缩	张力不变，长度变化——关节的运动
混合式收缩	人体骨骼肌的收缩大多是混合式收缩

3. 骨骼肌收缩与负荷的关系

负荷与收缩	知识点
前负荷	肌肉收缩前存在的负荷，与初长度有关（最适初长度）
后负荷	肌肉开始收缩时承受的负荷
肌肉收缩力	肌肉的生理横断面、肌肉的初长度、运动单位募集、肌纤维走向与肌腱长轴的关系和骨关节的杠杆效率等

六、人体力学杠杆

人体力学杠杆		知识点	
特点	省力、获得速度、防止损伤——人体多为1类和3类		
分类	第1类——平衡杠杆	定义：支点位于力点与阻力之间	
		【举例】颈部肌肉作用于寰枕关节使头后仰、伸肘	
	第2类——省力杠杆	定义：阻力点位于力点和支点之间	
		【举例】踮脚	
	第3类——速度杠杆（费力）	定义：力点位于阻力点和支点之间	
		【举例】屈肘	

第二节　制动对机体的影响

一、肌肉系统

肌肉系统	影响
代谢	肌肉对胰岛素的敏感性降低，葡萄糖进入肌细胞更加困难
	肌肉固定后，皮质类固醇升高，降低了肌肉中蛋白质的合成
力学特性	肌肉的各种变化与固定时肌肉的长度有关
	肌肉是在被拉长的情况下固定，萎缩和肌肉收缩力的下降要轻一些
肌肉形态	萎缩，肌肉重量下降，下降是非线性的，早期下降最快，程指数下降趋势
收缩力	活动受限或收缩力丧失

二、骨关节系统

骨关节系统	影响
骨骼	骨质疏松（骨密度下降 40% 时常规 X 线摄片才有阳性所见，骨扫描较敏感）
关节	僵直、滑膜粘连、纤维连接组织增生，关节挛缩（新生胶原纤维形成纤维内粘连）
韧带	刚性↓、强度↓、能量吸收↓、弹性模量↓，变脆易断裂
关节软骨	蜕变、萎缩

三、心血管系统

心血管系统	影响
基础心率	严格卧床者，基础心率加快，从事轻微体力活动可能导致心动过速
血流和血容量	利尿素增加→尿量增加→血浆容积减少
	血容量减少，血液中有形成分不变→血细胞比容增高→血液黏滞度增加
	肌肉泵作用降低→静脉血管容量增加→血流速度减慢→形成静脉血栓（肺栓塞）
直立性低血压	原因：重力作用和交感肾上腺系统不能维持正常血压
	表现：面色苍白、出汗、头晕，收缩压下降，心率加快，脉压下降，重者产生晕厥

四、呼吸系统

呼吸系统	影响
肺通气	呼吸肌肌力下降、胸廓外部阻力加大、弹性阻力增加、肺的顺应性变小、肺活量明显下降；卧位时膈肌的运动部分受阻，使呼吸运动减小
肺换气	侧卧位时下侧肺通气不良而血流灌注过度，造成动静脉短路，导致通气血流比例失调，影响气体交换
气管	呼吸道感染、坠积性肺炎

五、中枢神经系统

感觉异常、痛阈下降、焦虑、认知学习能力下降。

六、消化系统

减少胃液分泌、低蛋白血症、便秘。

七、泌尿系统

排尿增加、高钙血症、高钙尿症、结石、尿路感染。

八、皮肤系统

萎缩和压疮。

九、代谢与内分泌

代谢与内分泌	知识点
负氮平衡	氮排出增加开始于制动的4～5天，2周达高峰，卧床3周负氮平衡1周恢复，卧床7周负氮平衡7周恢复
内分泌	抗利尿激素卧床2～3天分泌下降
水电解质	高钙血症：制动后常见又容易忽视的水电解质异常，卧床休息4周左右发生
	早期症状包括食欲减退、腹痛、便秘、恶心和呕吐，进行性神经体征为无力、低张力、情绪不稳、反应迟钝，最后发生昏迷

第三节 运动生化

一、糖代谢

1. 糖

糖	知识点
主要功能	基本结构式是 CH_2O，也称碳水化合物，是人体能量的主要来源
参与构成	糖蛋白、糖脂、血浆蛋白、抗体、某些酶及激素

2. 糖的分解代谢

糖的分解代谢		生化过程
糖酵解		无氧条件下，葡萄糖生成丙酮酸的过程——糖酵解过度，产生过多乳酸，可致酸中毒
有氧氧化（主要方式）	氧化阶段	CH_2O——丙酮酸
		乙酰 CoA
	三羧酸循环	有氧氧化始于乙酰 CoA，乙酰辅酶 A 是糖氧化分解产物，也可来自甘油、脂肪酸和氨基酸代谢
		又称柠檬酸循环，是糖、脂肪和蛋白质 3 种物质在体内彻底氧化的共同代谢途径
		人体内 2/3 的有机物是通过三羧酸循环而被分解
		是体内 3 种主要有机物互变的联结机构
磷酸戊糖途径		6- 磷酸葡萄糖：NADPH 和 5- 磷酸核糖
糖醛酸代谢		肝脏和红细胞中进行

3. 糖原

多个葡萄糖组成的待分支的大分子多糖，是体内糖的储存形式，合成需要消耗 ATP，主要存在于肌肉和肝脏中。

4. 糖异生

糖异生	知识点
定义	非糖物质转变为葡萄糖或糖原的过程，是维持机体代谢的重要途径
意义	维持运动中血糖的稳定

续表

糖异生	知识点
意义	有利于乳酸利用
	促进脂肪的氧化分解和氨基酸代谢

5. 血糖的意义

血糖的意义	知识点
营养中枢神经	主要功能物质，脑组织对血糖极为敏感
为红细胞提供能量	唯一能量来源——成熟的红细胞无线粒体，不能进行有氧氧化
肌外燃料	运动中骨骼肌不断地吸收和利用血糖，以减少肌糖原的消耗，防止肌肉疲劳过早发生

6. 运动与糖

运动与糖	知识点
运动与肌糖原	糖原是运动中的主要能源，运动强度越大，肌糖原利用越多。运动前肌糖原的贮量对血糖吸收影响较大，高肌糖原贮备可以使运动肌摄取和利用血糖量减少，有利于维持运动中正常血糖水平，延缓运动性疲劳的发生；外源性葡萄糖并不能替代肌糖原；50% VO_2max 强度时，摄入的葡萄糖才能取代肌糖原为活动肌肉利用
运动对血糖的影响	短时间极量运动初始阶段：肌细胞不吸收血糖，糖酵解供能为主，所以短时间大强度运动时血糖变化不大
	运动中：交感神经兴奋，升血糖类激素分泌增多，胰岛素分泌减少，血糖明显上升
	长时间运动：有氧氧化供能为主，血糖下降

▲注意：运动中升高血糖的激素多，但降低血糖的激素只有胰岛素。

7. 运动的乳酸代谢

肌肉收缩时可产生乳酸，乳酸的清除率随着乳酸浓度的升高而相应的加快，运动可以加速乳酸清除。

二、运动对脂代谢的影响

脂代谢	知识点
血脂	甘油三酯、磷脂、胆固醇和非酯化脂肪（游离脂肪酸）
甘油三酯	人体内最多的脂类
脂肪酸	肝和肌肉是脂肪酸最活跃的组织
	大于 30 分钟的运动以脂肪供能为主，小于 30 分钟的运动以糖供能为主
胆固醇	最丰富的醇类化合物，生物膜、维生素 D 的前体物质
脂蛋白	低密度脂蛋白（LDL）——含胆固醇（TC）最高
	乳糜微粒（CM）——含甘油三酯（TG）最高
运动与脂代谢	脂肪酸氧化、酮体、糖异生

三、蛋白代谢

氨基酸的主要功能是合成蛋白质。

四、激素

激素	知识点
定义	是内分泌细胞分泌的经体液传递信息的生物活性物质，是控制人体物质代谢和生理功能的重要因子
作用方式	远距分泌：大多数激素借助血液的运输到远距离的靶细胞发挥作用
	旁分泌：通过细胞间液弥散到邻近的细胞发挥作用
	自分泌：通过局部弥散又返回作用于该内分泌细胞，发挥反馈作用
	神经分泌：神经细胞分泌的神经激素通过轴浆运输到末梢释放，再经血液的运输作用于靶细胞
激素分类	含氮激素：包括蛋白质激素（如胰岛素、甲状旁腺激素等）、肽类（如神经垂体激素、降钙素、胰高血糖素等）、胺类（如肾上腺素、去甲肾上腺素、甲状腺素）
	类固醇激素：肾上腺皮质激素与性激素
激素调节	激素以相对恒定的速度（如甲状腺素）或一定节律（如皮质醇、性激素）释放；生理或病理因素可影响激素的基础性分泌，反馈调节系统是内分泌系统中的重要自我调节机制

续表

激素	知识点
激素与受体	激素需与特异的受体结合以启动其生理活性，激素与受体的结合为特异性的，并且是可逆性的，符合质量与作用定律

五、水与电解质

体液和 PH 值	知识点
体液成分（水与电解质）	细胞内液男性约占体重 40%，女性约占体重 35%
	细胞外液：约占体重 20%（血浆 5%+ 组织液 15%）
血液 pH 值	7.35 ～ 7.45

第四节　肌肉运动的神经控制

一、反射

反射	知识点
保护反射	肢体受到伤害刺激时，受刺激的肢体出现屈曲反应，关节的屈曲收缩，伸肌松弛，也称屈肌反射
牵张反射	有神经支配的骨骼肌，受到外力的牵拉使其伸长时，产生反射反应使受牵拉的肌肉收缩，即使牵张反射；对维持骨骼肌的张力，维持直立姿势非常重要；临床上刺激肌腱、骨膜、肌肉引起的种种反射均属于牵张反射；其反射弧都比较简单，但它们受高级中枢的控制，失去高级中枢的控制时，可以亢进，如果脊髓反射弧中断时，可以消失
反射的异常	反射的消失或减弱：反射弧的任一部位遭破坏
	反射增强（亢进）：最常见锥体束病变
	病理反射：神经系统发生器质性病变时出现的异常反射

▲注意：反射是神经活动的基本形式。

二、随意运动

　　皮质的随意运动冲动经中央前回皮质细胞（上运动神经元）发出纤维经皮质脊

髓束传导到脊髓前角细胞，然后脊髓前角运动细胞（下运动神经元），经脊髓前根和周围神经到达肌肉来支配肌肉的运动。

三、不随意运动

不随意运动主要是锥体外系和小脑系统对横纹肌的不随意收缩来调节；可维持肌张力，管理骨骼肌的协调运动，保持正常的体态姿势，促使伴随运动的顺利进行。

第四章 生理学

第一节 细胞生理

第 1 版块 细胞膜

一、细胞膜的基本结构和功能

知识点	内容
化学组成	脂质、蛋白质、糖类
细胞膜的功能	屏障作用、跨膜物质转运、跨膜信息传递、能量转换

二、细胞膜的跨膜物质转运功能

1. 单纯扩散

单纯扩散	知识点
概念	脂溶性小分子物质由膜的高浓度区一侧向膜的低浓度区一侧顺浓度差跨膜的转运过程
转运物质	O_2、CO_2，乙醇、类固醇类激素、尿素等
特点	顺浓度差，不耗能
	无须膜蛋白帮助
	最终使转运物质在膜两侧的浓度差消失

2. 易化扩散

易化扩散	知识点
概念	某些非脂溶性或脂溶性较小的物质，在特殊蛋白的"协助"下，由膜的高浓度一侧向低浓度一侧扩散的过程
载体转运	定义：以载体蛋白为中介的易化扩散
	【举例】血液中的葡萄糖和氨基酸进入到组织细胞
通道转运	定义：以通道蛋白为中介的易化扩散
	【举例】Na^+ 通道阻断剂——河豚毒素

3. 主动转运

主动转运	知识点
概念	细胞通过本身的耗能过程，在细胞膜上特殊蛋白质（泵）的协助下，将某些物质分子或离子经细胞膜逆浓度梯度或电位梯度转运的过程
原发性主动转运	钠泵、钙泵、H-K 泵
继发性主动转运	肠道和肾小管上皮细胞吸收葡萄糖、氨基酸；神经递质的再摄取、甲状腺细胞聚碘作用

4. 出胞和入胞

出胞和入胞	知识点
概念	大分子物质或物质团块进出细胞的过程
出胞	递质的释放、激素的分泌
入胞	吞噬作用（病毒、细菌、异物等）

▲【记忆小结】

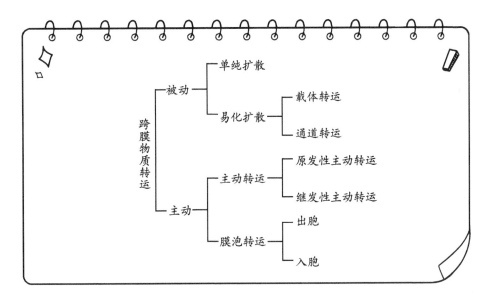

第2版块　细胞的生物电

生物电现象：神经在受到刺激时，在受刺激的部位产生了一个可传导的电变化，并且以一定的速度传向肌肉。

▲【思考一下】

- 生物电在哪产生的？在细胞膜两侧！
- 生物电怎么产生的？带电离子的流动！
- 带电离子为什么可以在细胞膜两侧流来流去？

（1）细胞膜内外离子分布不均匀——胞外高 Na^+、胞内高 K^+。

（2）细胞膜在不同的情况下对不同的离子有不同的通透性。

那么，生物电长成什么样子呢？见下图。

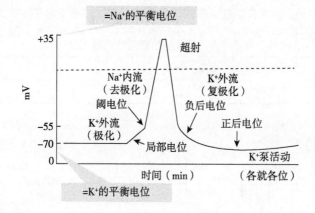

一、静息电位

静息电位	知识点
定义	指细胞未受刺激时存在于细胞膜内外两侧的电位差
意义	是动作电位产生的基础
产生机制	细胞内外各种离子的浓度分布不均，即存在浓度差
	在不同状态下，细胞膜对各种离子的通透性不同
本质	静息电位和 K^+ 平衡电位

二、膜电位几种状态

膜电位	知识点
极化	安静时存在于膜两侧的稳定的内负、外正的状态（由钠钾泵作用，将 3 个 Na^+ 运出细胞，并运入 2 个 K^+ 所致）

续表

膜电位	知识点
极化	【对应离子】静息电位和 K^+ 平衡电位
去极化	内电位向负值减少的方向变化，称膜的去极化或除极化
	【对应离子】Na^+ 内流
复极化	细胞先发生去极化，然后再向正常安静时膜内所处的负值恢复，则称作复极化
	【对应离子】K^+ 外流
超极化	当静息时膜内外电位差的数值向膜内负值加大的方向变化时，称作膜的超极化
	【对应离子】Cl^- 内流

三、动作电位（局部电流）

动作电位	知识点
定义	细胞膜受刺激后在原有的静息电位基础上发生的一次膜两侧电位的快速倒转和复原，即先出现膜的快速去极化而后又出现复极化
意义	是细胞兴奋的标志
产生条件	刺激强度达到阈值时才能产生
特点	只要刺激达到足够的强度，再增加刺激强度并不能使动作电位的幅度有所增大，始终保持某种固有的大小和波形
	双向传递、速度快、相对不疲劳性、安全性、不衰减、生理完整性、绝缘性
	"全或无"现象：在同一细胞上动作电位大小不随刺激强度和传导距离而改变的现象
传导特征	双向性、不衰减性、绝缘性、相对不疲劳性、生理完整性
锋电位	一次短促而尖锐的脉冲样变化，把这种构成动作电位主要部分的脉冲样变化，称为锋电位
	【对应离子】Na^+ 的平衡电位

四、兴奋

概述	知识点
兴奋	是指细胞在受刺激时产生动作电位的能力

续表

概述	知识点
引起兴奋的条件	3个临界值：①刺激强度；②刺激持续时间；③刺激强度对于时间的变化率
阈刺激（阈强度）	产生动作电位所需的最小刺激强度
绝对不应期	可兴奋组织在接受前一刺激而兴奋后的极短时间内，无论再受到多么强大的刺激，都不能产生兴奋
相对不应期	在绝对不应期之后，第二个刺激有可能引起新的兴奋，但使用的刺激强度必须大于该组织正常的阈强度，这个时期称为相对不应期

五、局部兴奋（局部电位）

局部兴奋	知识点
定义	阈下刺激引起该段膜中所含 Na^+ 通道的少量开放，少量内流的 Na^+ 和电刺激造成去极化叠加，在受刺激的膜局部出现一个较小的膜的去极化反应，称为局部反应或局部兴奋
基本特性	不是"全或无"，而是随着阈下刺激的增大而增大
	不能在膜上远距离的传播
	局部兴奋互相叠加：空间性总和 + 时间性总和

▲【记忆小结】

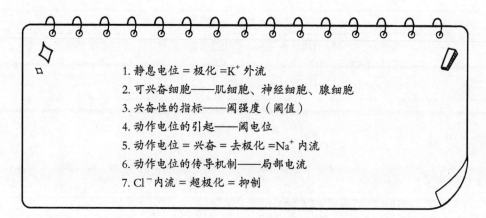

1. 静息电位 = 极化 = K^+ 外流
2. 可兴奋细胞——肌细胞、神经细胞、腺细胞
3. 兴奋性的指标——阈强度（阈值）
4. 动作电位的引起——阈电位
5. 动作电位 = 兴奋 = 去极化 = Na^+ 内流
6. 动作电位的传导机制——局部电流
7. Cl^- 内流 = 超极化 = 抑制

第 3 版块　神经细胞与突触

一、神经细胞

神经细胞	知识点
神经元	定义：神经细胞，是神经系统的功能单位
	构成：胞体和突起（轴突和树突）
	功能：接受刺激、产生兴奋、传导兴奋
神经胶质细胞	神经组织的间质细胞是神经胶质细胞，其数量是神经数量的 10～50 倍；神经胶质细胞与细胞间液共同构成神经元生存的微环境
神经元亚细胞结构	胞体：由细胞膜、细胞核、核周质组成，核周质是维持和指导整个神经元代谢和功能活动的中心
	树突：较短，负责接受刺激，并把刺激传向胞体
	轴突：较长，每个神经元只有一个轴突，作用是传导刺激到它联系的各种细胞

二、突触

突触	知识点
定义	突触是实现神经元与神经元之间或神经元与效应器之间信息传递的功能性接触部位，这类信息传递需要动作电位来传导
分类	化学性突触：哺乳动物几乎所有的突触均为化学性突触
	电突触（缝隙连接）：主要见于鱼类与两栖类
	混合型突触
突触构成	突触前成分：突触小泡（神经递质——神经细胞间神经信息传递所中介的化学物质）、突触前膜
	突触间隙
	突触后成分：临近神经元的树突末梢或胞体内的一定部位，后膜含有分子受体

▲化学性突触和电突触区别：①化学性，递质释放、受体结合、单向传递、有突触延搁、易受影响；②电突触，无递质、无受体、多为双向传递、无突触延搁、不易影响。

三、兴奋的突触传递

1. 化学性突触的传递

化学性突触的传递	知识点
传递特征	单向传递原则、突触延搁、突触传递的易疲劳性、空间和时间的总和、对内环境变化的敏感性、对某些药物的敏感性
突触后 电位	兴奋性递质→ Na^+ 内流→去极化→（兴奋性突触后电位 EPSP） 抑制性递质→ Cl^- 内流→超极化→（抑制性突触后电位 IPSP）

2. 突触传递的可塑性

突触传递的可塑性	知识点
定义	化学性突触传递的一个显著特点是易受环境因素的影响，尤其是传递能力可受其已进行的传递活动的影响，称为突触可塑性
表现	突触易化：当突触前末梢接受一短串刺激时，虽然每次刺激都引发递质释放产生突触后电位，但后来的刺激引发的突触后电位要比前面的刺激引发的为大，引发的递质释放量也多，此效应消失得很快，这种现象称为突触易化
	突触强化：当突触前末梢接受连续强直刺激后，突触后电位可延续数秒或更长时间，在此期间来到的突触前末梢的刺激将引起较大突触后反应，称为突触强化
	长时程强化：由于突触连续活动而产生的可以延续数小时乃至数月的该突触活动增强，称为长时程强化

▲【理解记忆】骨骼肌的收缩原理

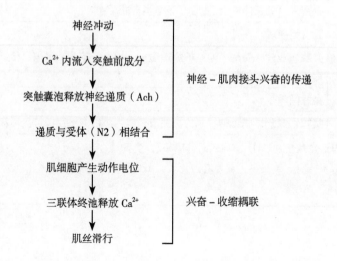

▲【记忆小结】

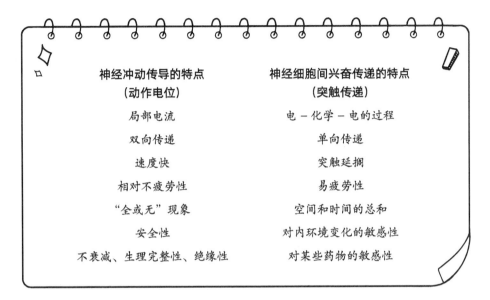

神经冲动传导的特点 （动作电位）	神经细胞间兴奋传递的特点 （突触传递）
局部电流	电－化学－电的过程
双向传递	单向传递
速度快	突触延搁
相对不疲劳性	易疲劳性
"全或无"现象	空间和时间的总和
安全性	对内环境变化的敏感性
不衰减、生理完整性、绝缘性	对某些药物的敏感性

第二节 循环生理

第1版块 循环系统解剖

一、心脏

1. 心脏的位置和外形

心脏	知识点
位置	心脏位于胸腔纵隔内，膈肌中心腱的上方，夹在两侧胸膜囊之间；其位置相当于第 2 ～ 6 肋软骨或 T_5 ～ T_8 之间，整个心脏 2/3 偏在身体正中线的左侧
外形	一底——心底
	一尖——心尖
	二面——胸肋面、膈面
	三缘——下缘、右缘、左缘
	四沟——冠状沟（呈环形）、前室间沟、后室间沟、房间沟

2. 认识心脏

认识心脏	知识点		
心脏内部结构	两室两厅	左心房、左心室（体循环——长途运输功能）	
		右心房、右心室（肺循环——短途运输功能）	
	两面墙	房间隔，室间隔	
	四道门	二尖瓣、主动脉瓣（左）	▲记忆口诀：左2主，右3肺
		三尖瓣、肺动脉瓣（右）	
心脏外部连接的管道	泵出	左——主动脉	
		右——肺动脉	
	回流	左——肺静脉	
		右——腔静脉	
心脏血液的流动方向	左心室→主动脉→右心房→右心室→肺动脉→左心房		

3. 心脏构造

心脏构造	知识点
心壁	心内膜：覆盖在心腔的表面，与血管内膜相连
	心肌：心房肌薄弱，心室肌较肥厚，其中左心室肌最发达
	心外膜：覆盖在心脏表面（心包脏层）
心脏传导系统	窦房结——心脏的起搏点

4. 主动脉及其重要分支

主动脉重要分支	知识点
升主动脉	起自左心室，在起始部发出左、右冠状动脉营养心壁
主动脉弓	主动脉弓，是升主动脉的直接延续，在右侧第2胸肋关节后方，呈弓形向左后方弯曲，到T_4椎体的左侧移行为胸主动脉
	主动脉弓的凸侧：自右向左发出头臂干、左侧颈总动脉、左侧锁骨下动脉（头臂干的分支——右颈总动脉、右锁骨下动脉）
降主动脉	分为胸主动脉和腹主动脉

二、淋巴

淋巴	知识点
淋巴系统	淋巴管道：内流动的无色透明液体，称为淋巴
	淋巴器官：淋巴结、脾、胸腺、腭扁桃体、舌扁桃体、咽扁桃体
	淋巴组织广泛分布于消化道和呼吸道等器官的黏膜内
淋巴管	毛细淋巴管、淋巴管、淋巴干（9 条）
	淋巴导管——胸导管的起始膨大叫乳糜池，位于 $T_{11} \sim L_2$ 之间
淋巴结	产生淋巴细胞和浆细胞，参与免疫反应
脾	最大的淋巴器官，位于左季肋部第 9 ~ 11 肋之间

三、组织液

组织液	知识点
生成	血液通过毛细血管时，血液中的部分液体和一些物质，透过毛细血管壁进入组织间隙，成为组织液，也可以认为组织液是血浆滤过毛细血管壁而形成的
回流	细胞自组织液中直接吸收所需要的物质，同时又将代谢产物排入组织液内，组织液内这些物质的大部分又不断透过毛细血管壁，再渗回血液
影响因素	毛细血管压、组织液静水压、血浆胶体渗透压、组织液胶体渗透压

四、淋巴液

　　小部分组织液进入毛细淋巴管，称为淋巴液。淋巴经淋巴管、淋巴结向心流动，最后通过左右淋巴导管注入静脉角而归入血液，返回心脏。淋巴系统可以看作静脉系统的辅助部分。

第 2 版块　循环系统生理

一、心脏的泵血功能

1. 心动周期——什么节拍？

心动周期	知识点
定义	心脏一次收缩和舒张活动的时间称为心动周期

续表

心动周期	知识点
计算	正常心率：60 ～ 100 次 / 分，按平均心率为 75 次 / 分计算——60/75=0.8 s
特点	心房和心室机械活动周期的时间相等
	舒张期＞收缩期
	心房和心室同时处于舒张状态，称为全心舒张期
	心室血液的充盈主要依靠全心舒张期心室舒张的抽吸作用（70%），而不是心房的收缩（30%）

2. 心脏泵血过程中的要点

要点	知识点
泵血的原动力	心室肌的收缩和舒张
泵血的直接动力	心房 - 心室、心室 - 动脉之间的压力
单向流动的前提	心脏瓣膜的完整

3. 心泵功能的评价——功率多大？性能怎样？

心泵功能的评价	知识点	
每搏输出量	定义：一次心跳一侧心室射出的血液量 ≈ 70 mL	
每分输出量 （心输出量）	定义：每搏输出量 × 心率 ≈ 5 L/min，是评价心功能最基本的指标	
	【举例】	心衰早期→每搏出量↓、心率↑→心输出量不变
		心衰后期→心输出量↓
	不足：没有考虑个体差异，不能在个体之间比较心功能	
射血分数	定义：每搏输出量 / 心室舒张末期容积 = 50% ～ 75%——比每搏输出量能更敏感的反应心功能	
	【举例】高血压患者代偿期	
心指数	定义：心输出量 / 体表面积（m^2）——可用于比较不同身材个体的心功能	
心脏泵功能储备 （心力储备）	定义：心输出量随机体代谢需要而增加的能力	
	特点：静息状态时——5 L/min；剧烈运动时——25 ～ 30 L/min（运动为静息时的 5 ～ 6 倍）	
	指标：最大输出量—— 一侧心室每分钟射出的最大血量，反映心力储备能力	

▲ 记忆要点：一定范围内——心率增加，心输出量增加；超过一定范围（＞ 170 ～ 180 次 / 分或＜ 40 次 / 分）——心输出量下降；心率受体温影响——体温每升高 1℃，心率增加 12 ～ 18 次。

▲ **理解记忆——每搏输出量的调节**

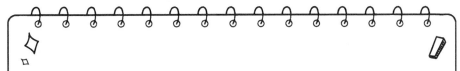

1. 前负荷——血量——心房血液充盈心室，牵张心肌形成心室的前负荷。

问：前负荷对搏出量有何影响？

答：前负荷越大，搏出量越大（回来的多，射出的多）。这是因为前负荷↑→心肌初长度↑→收缩力↑→每搏输出量↑。

2. 后负荷——阻力。

左心后负荷——主动脉压（体循环血压）

右心后负荷——肺动脉压

问：血压增高，每搏输出量如何变化？血压减低，每搏输出量如何变化？

答：心脏有代偿功能，血压在一定范围内变化时，每搏输出量不变，而心肌的收缩力改变！

二、血管的功能分类

功能分类	知识点
弹性贮器血管	主动脉、肺动脉主干及其发出的最大的分支
分配血管	从弹性储器血管以后到分支为小动脉前的动脉管道，其功能是将血液输送至各器官组织
毛细血管	前阻力血管、后阻力血管、毛细血管前括约肌、交换血管（真毛细血管）
容量血管	安静状态下，循环血量的 60% ～ 70% 容纳在静脉中，静脉称为容量血管

三、血压

1. 概念

血压	知识点
定义	血液对单位面积血管壁的侧压力

续表

血压	知识点	
单位	kPa/mmHg；换算方法为 1 mmHg = 0.133 kPa	
动脉血压	收缩压：心室收缩中期，动脉压升到的最高值	▲此处为是心室的收缩和舒张
	舒张压：心室舒张末期，动脉压降到的最低值	
	脉压：收缩压和舒张压的差值	
静脉血压	中心静脉压：右心房和胸腔内大静脉的血压	反映心血管功能的指标
	外周静脉压：各器官静脉的血压	
	影响因素——心脏射血能力和静脉回心血量之间的相互关系	

2. 影响血压的因素

影响因素	结果
每搏输出量	主要影响收缩压
心率	主要影响舒张压
外周阻力	主要影响舒张压
主动脉和大动脉的弹性贮器作用	老年人的动脉管壁硬化，大动脉弹性贮器作用减弱→收缩压↑、舒张压↓、脉压↑（老年人）
循环血量与血管系统容量的比例	收缩压和舒张压

四、心血管失健和健化

任何减少运动以及卧床休息超过 2～4 周，均可出现心血管系统的失健现象，表现为安静心率增快，每搏量减少，心肌收缩做功效率降低，从而使亚极量运动不以增高每搏量而是以增快心率来保证运动中足够的心输出量。这些失健现象是可逆的，只要坚持进行合适的运动锻炼，不仅可产生外周性效应（约占 85%），还可产生相应的中心性效应（约占 15%），即可直接提高心功能。

第三节　呼吸生理

第 1 版块　呼吸系统解剖

一、呼吸道

分类	知识点	
上呼吸道	鼻腔、咽、喉	
下呼吸道	气管：上端平 C_6 椎体，下缘与喉相连，向下至胸骨角平面分为左、右支气管为止；全长 10 ～ 13 cm，含 15 ～ 20 个软骨环	
	支气管：右支气管短粗陡直，异物易落入	
	重点内容	(1) 气管和支气管均以软骨、肌肉、结缔组织和黏膜构成 (2) 软骨为 "C" 字形的软骨环，缺口向后 (3) 管腔衬以黏膜，黏膜分泌的黏液可黏附吸入空气中的灰尘颗粒 (4) 表面覆盖纤毛上皮，纤毛不断向咽部摆动可将黏液与灰尘排出，以净化吸入的气体

二、肺和胸膜

1. 肺

肺	知识点	
位置形态	肺位于胸腔内，纵隔的两侧左肺被斜裂分为上、下 2 叶，右肺被斜裂和水平裂分为上、中、下 3 叶	▲记忆口诀：左二右三
肺门	内侧面中央的支气管、血管、淋巴管和神经出入处	

2. 气管、支气管

气管、支气管	知识点
走行	左、右支气管在肺门→第 2 级支气管→第 3 级支气管
肺叶	第 2 级支气管及其分支
肺段	第 3 级支气管及其分支
肺泡	支气管在肺内反复分支 23 ～ 25 级

3. 肺泡表面活性物质

肺泡表面活性物质	知识点
组成	脂蛋白混合物，肺泡Ⅱ型细胞合成并释放
作用	肺泡表面活性物质降低表面张力，减弱表面张力对肺毛细血管中液体的吸引作用，防止液体渗入肺泡，使肺泡保持相对干燥
	小肺泡表面活性物质的密度大，降低表面张力的作用强，使小肺泡内压力不致过高，防止小肺泡的塌陷
	大肺泡表面活性物质分子的稀疏，表面张力不致明显下降，维持了肺内压力与小肺泡相等，不致过度膨胀

▲注意：这些活性物质保持大、小肺泡的稳定性，有利于吸入气体在肺内得到较为均匀地分布。

4. 胸膜

部位	知识点
胸膜	脏胸膜：贴在肺表面
	壁胸膜：贴在胸廓内表面、膈上面和纵隔外侧面
胸膜腔	为脏胸膜与壁胸膜在肺根处互相延续围成的潜在性密闭的腔隙
	胸膜腔左右各一，互不相通，呈负压状态
	腔内含有少量的浆液，起润滑作用

❄ 第 2 版块　呼吸系统生理

一、呼吸运动的原理

　　气体进出肺是由大气压和肺内压（肺泡内的压力）的压力差所驱动的。自然呼吸的压力差（大气压与肺内压）产生于肺的张缩所引起的肺容积变化。但肺本身不具有主动张缩的能力，是由横膈的升降和胸廓的张缩所引起呼吸运动。

呼吸运动	生理
吸气运动	平静呼吸时，吸气是主动过程，主要吸气肌是膈肌，其次是肋间外肌
呼气运动	平静呼吸时，呼气是被动过程，呼气运动是肺依靠本身的回缩力量而回位，并牵引胸廓缩小，产生呼气。（用力呼吸时，呼气肌参与收缩，呼气也有了主动的成分；主要用力呼气肌是腹肌，其次是肋间内肌）

二、正常呼吸动力学

吸气初	呼气初
膈肌收缩 ↓ 胸廓增大 ↓ 支气管、肺泡受到牵伸而扩张 （肺内压＜大气压） ↓ 气体流入肺内	肺回缩力 ↓ 胸廓缩小 ↓ 肺泡受压而缩小 （肺内压＞大气压） ↓ 气体从肺泡顺利呼出
吸气末，肺内压＝大气压	呼气末，肺内压＝大气压

▲注意：因正常支气管壁具有一定的抗压能力而不被压瘪。

三、呼吸过程

1. 外呼吸

通过气道和肺完成气体机械性摄入／释放，与外界空气进行交换。以及在肺泡／肺血管进行交换的过程。

外呼吸	知识点		内容
肺通气	定义		肺泡和气道内的气体与外界空气进行交换
	通气阻力	弹性阻力 （70%）	肺和胸廓的弹性阻力，是平静呼吸时主要阻力
		非弹性阻力 （30%）	气道阻力（为主）、惯性阻力和组织的黏滞阻力
			【思考】为什么哮喘、慢性阻塞性肺疾病（COPD）患者是呼气性呼吸困难？
肺换气	定义		通过肺泡壁，毛细血管内的二氧化碳的弥散进入肺泡并随呼气排出，同时将吸入肺泡内的氧气输入毛细血管与血红蛋白结合，并运输到组织进行代谢
	影响因素		呼吸膜的厚度
			呼吸膜的面积
			通气血流比例的影响：通气血流比例是指每分肺通气量（VA）和每分肺血流量（Q）之间的比值（VA/Q），正常成年人安静时约为 0.84

2. 气体运输

气体运输由心血管系统完成，主要功能是产生循环系统内的血液驱动力，即心脏射血能力。

气体运输	知识点
O_2 的运输	物理溶解——1.5% 化学结合——98.5%
O_2 的结合形式	氧合血红蛋白（HbO_2）
氧离曲线	PO_2 与 Hb 氧结合量或 Hb 氧饱和度关系的曲线——温度升高，曲线右移，促使 O_2 释放
呼吸商	二氧化碳排出量与氧摄取量的比值

3. 内呼吸

内呼吸指体内细胞的气体交换过程，即氧气进入细胞，参加有氧代谢，产生能量、二氧化碳和水，同时又将二氧化碳排出细胞释放到血液中的过程。

四．呼吸中枢

呼吸中枢	知识点
脑桥和延髓	呼吸节律产生于下位脑干，呼吸运动的变化因脑干横断的平面而异
脊髓	脊髓中支配呼吸肌的运动神经元位于 $C_3 \sim C_5$ 颈段（支配膈肌）和胸段（支配肋间肌和腹肌等）前角，脊髓是联系上（高）位脑和呼吸肌的中继站和整合某些呼吸反射的初级中枢

五、肺容量

1. 基本肺容积

基本肺容积是指相互不重叠、全部相加后等于肺总量的指标。

基本肺容积	知识点
潮气量	每次呼吸时吸入或呼出的气量为潮气量（VT）
	平静呼吸时，潮气量为 400 ~ 600 mL，一般以 500 mL 计算
补吸气量	平静吸气末，再尽力吸气所能吸入的气量
补呼气量	平静呼气末，再尽力呼气所能呼出的气量

续表

基本肺容积	知识点
残气量	最大呼气末尚存留于肺中不能再呼出的气量为残气量

2. 其他指标

其他指标	知识点
深吸气量	从平静呼气末做最大吸气时所能吸入的气量为深吸气量，是潮气量和补吸气量之和，也是衡量最大通气储备的重要指标
功能残气量	平静呼气末尚存留于肺内的气量为功能残气量，是残气量和补呼气量之和
肺活量	最大吸气后呼出的最大气量，是潮气量、补吸气量和补呼气量之和
	正常值——男 3.5 L；女 2.5 L
时间肺活量	即用力呼气量，是单位时间呼出的气量占肺活量的百分比
	不仅反映肺活量容量，而且反映了呼吸道阻力变化，因此是评定肺通气功能的较好指标
	阻塞性肺疾病患者往往需要 5 ～ 6 秒或更长的时间才能呼出全部肺活量

六、肺通气量

肺通气量	知识点
每分通气量	定义：每分钟进或出肺的气体总量，等于呼吸频率×潮气量
	计算：呼吸频率（12 ～ 18 次）×500 mL = 6 ～ 9 L
生理无效腔	解剖无效腔：每次吸入的气体，一部分将留在从上呼吸道至呼吸性细支气管以前的呼吸道内，这部分气体不参与肺泡与血液之间的气体交换，为解剖无效腔，其容积约 150 mL 肺泡无效腔：进入肺泡内的气体因血流在肺内分布不均而未能与血液进行气体交换，未能发生气体交换的这一部分肺泡容量称为肺泡无效腔
肺泡通气量	每分钟真正吸入肺泡能进行气体交换的气量 =（潮气量 − 解剖无效腔气量）× 呼吸频率

第四节 内分泌生理

第 1 版块 内分泌系统解剖

一、系统组成和特点

系统组成和特点	知识点
系统组成	内分泌腺：以独立的器官形态存在于体内，如甲状腺、甲状旁腺、肾上腺、垂体、松果体、胸腺等
	内分泌组织：以细胞团块形式分散存在于其他器官内，如胰腺内的胰岛、睾丸内的间质细胞、卵巢内的卵泡和黄体等
系统特点	内分泌腺和内分泌组织都没有排泄管，分泌的物质称为激素，直接透入血液和淋巴液，随血液循环送到全身，作用于特定的器官或细胞（靶器官或靶细胞），影响其活动；内分泌腺的功能亢进或减退，都将影响机体的正常功能，甚至产生疾病

二、位置和形态

位置和形态	知识点
垂体	垂体呈椭圆形，位于颅中窝、蝶骨体上面的垂体窝内，其又分为腺垂体和神经垂体两部分
甲状腺	甲状腺位于颈前区，呈"H"形，分为左、右 2 个侧叶和中间的峡部
	甲状腺峡部多位于第 2～4 气管软骨环的前面
	两侧叶贴附在喉和气管上部的侧面，上达甲状软骨中部，下抵第 6 气管软骨环
甲状腺	甲状腺有两层被膜：纤维膜即腺的外膜，伸入腺实质内，将腺体分隔成若干小叶；外层是来自颈深筋膜的气管前筋膜，称为甲状腺鞘，即假被膜
甲状旁腺	甲状旁腺为上下两对扁椭圆形的小体，形状大小略似绿豆；活体上呈棕黄色或淡红色，表面有光泽
肾上腺	左肾上腺略呈半月形，右肾上腺呈三角形；肾上腺实质由皮质和髓质两部分构成，皮质在外，呈浅黄色；髓质在内，呈棕色
胰岛	胰岛是胰腺内散在分布、大小不等和形状不定的细胞团，为胰腺的内分泌部分

第 2 版块 内分泌系统生理

一、垂体

部位	分泌激素	功能
垂体前叶	分泌生长激素、促甲状腺激素、促肾上腺皮质激素、促性腺激素（尿促卵泡素和黄体生成素）、催乳激素等	生长激素能促进肌肉、骨骼和内脏的生长，参与机体多种代谢过程；未成年期，生长激素分泌不足可致垂体性侏儒症，分泌过多则引起巨人症；成年期时，生长激素分泌过多会引起肢端肥大症
垂体后叶	贮存和释放抗利尿激素（加压素）和催产素	抗利尿激素分泌不足可引起尿崩症

二、甲状腺

概述	知识点	
甲状腺功能的调节	主要受下丘脑与垂体的调节；下丘脑、垂体和甲状腺三个水平紧密联系，组成下丘脑 - 垂体 - 甲状腺轴；另外，甲状腺还可进行一定程度的自身调节	
甲状腺激素	主要有甲状腺素，又称 T3 和 T4	
甲状腺激素的生理作用	促两大代谢	能量代谢——影响最显著
		物质代谢——蛋白质、脂肪和糖
甲状腺激素的生理作用	促进生长和发育	促进神经系统的发育分化和骨骼的生长
		缺乏	婴幼儿——呆小症
		成人——黏液性水肿
	促兴奋	

三、甲状旁腺

甲状旁腺	知识点	
生理作用	分泌甲状旁腺激素和甲状腺 C 细胞分泌的降钙素以及 1, 25- 二羟维生素 D3 共同调节钙、磷代谢，控制血浆中钙和磷的水平	
分泌	不足——导致手足搐搦症	主要受血浆钙浓度变化的调节
	亢进——引起骨质过度吸收，容易发生骨折	

四、肾上腺

1. 肾上腺皮质

肾上腺皮质由外向内为球状带、束状带和网状带。

肾上腺皮质	组织结构	合成与分泌的激素	代表物
知识点	球状带	盐皮质激素	醛固酮
	束状带	糖皮质激素	皮质醇
	网状带	性激素	脱氢雄酮和雌二醇

（1）盐皮质激素

盐皮质激素	知识点	
代表物	主要为醛固酮，对水盐代谢的作用最强，其次为脱氧皮质醇	
生理作用	调节机体水盐代谢的重要激素，促进肾远曲小管及集合管重吸收钠、水和排出钾	记忆技巧：保钠、排钾、保水——升高血压
分泌过多	使钠和水潴留，可引起高血钠、高血压和血钾降低	

（2）糖皮质激素

内容	知识点	
物质代谢	①糖代谢：促进糖异生→血糖↑（严重糖尿病→不能用激素）	
	②蛋白质代谢：促进肝外组织特别是肌肉组织蛋白质分解，加速氨基酸转移至肝生成肝糖原（大量用激素→影响生长发育、创伤不易愈合）	
	③脂肪代谢：糖皮质激素促进脂肪分解，肾上腺皮质功能亢进时，四肢脂肪组织分解增强，而腹、面、肩及背部脂肪合成有所增加，以致呈现面圆、背厚、躯干部发胖而四肢消瘦的特殊体形（向心性肥胖→满月脸、水牛背）	
水盐代谢	较弱的贮钠排钾作用	
	肾小球滤过率↑→有利于水的排出	
	肾上腺皮质功能不足患者，排水能力明显降低，严重时可出现"水中毒"，如补充适量的糖皮质激素即可得到缓解，而补充盐皮质激素则无效	
血液系统	红细胞↑、中性粒细胞↑、血小板↑	▲记忆口诀：血液3多磷酸少（红中白板多）
	淋巴细胞↓、嗜酸性粒细胞↓	

内容	知识点
循环系统	增强血管平滑肌对儿茶酚胺的敏感性
	抑制具有血管舒张作用的前列腺素的合成
	降低毛细血管的通透性，有利于维持血容量
应激反应	当机体受到各种有害刺激，如缺氧、创伤、手术、饥饿、疼痛、寒冷以及精神紧张和焦虑不安时，血中促肾上腺皮质激素（ACTH）浓度立即增加，糖皮质激素也相应增多；能引起 ACTH 与糖皮质激素分泌增加的刺激称为应激刺激，而产生的反应称为应激；通过应激反应，可增强机体对有害刺激的抵抗力，大剂量糖皮质激素具有抗炎、抗毒、抗过敏、抗休克等药理作用

2. 肾上腺髓质激素（应急反应）

嗜铬细胞分泌肾上腺素和去甲肾上腺素，都是儿茶酚胺激素；能使心跳加快、心脏收缩力加强、小动脉收缩，以维持血压和调节内脏平滑肌活动。髓质与交感神经系统组成交感 - 肾上腺髓质系统或称交感 - 肾上腺系统，髓质激素的作用与交感神经紧密联系，难以分开。

五、胰腺

1. 胰岛细胞

胰岛细胞	知识点
α 细胞	约占胰岛细胞的 20%，分泌胰高血糖素
β 细胞	占胰岛细胞的 60% ～ 70%，分泌胰岛素（唯一的降糖激素）

2. 胰岛素的作用

血糖浓度是调节胰岛素分泌的最重要因素。

（1）糖代谢

糖代谢	知识点
生理作用	促进组织、细胞对葡萄糖的摄取和利用
	加速葡萄糖合成为糖原，贮存于肝和肌肉中
	抑制糖异生，促进葡萄糖转变为脂肪酸，贮存于脂肪组织，导致血糖水平下降

▲注意：胰岛素缺乏→血糖浓度↑→超过肾糖阈→尿中将出现糖→引起糖尿病。

（2）脂肪代谢

脂肪代谢	知识点
生理作用	促进肝合成脂肪酸，然后转运到脂肪细胞贮存；在胰岛素的作用下，脂肪细胞也能合成少量的脂肪酸
	促进葡萄糖进入脂肪细胞，除了用于合成脂肪酸，还可转化为 α- 磷酸甘油，脂肪酸与 α- 磷酸甘油形成甘油三酯，贮存于脂肪细胞中；抑制脂肪酶的活性，减少脂肪的分解

▲注意：胰岛素缺乏→脂肪分解增强→血脂↑→生成大量酮体→酮血症与酸中毒。

（3）蛋白质代谢

蛋白质代谢	知识点
生理作用	促进氨基酸通过膜的转运进入细胞
	可使细胞核的复制和转录过程加快，增加 DNA 和 RNA 的生成
	作用于核糖体，加速翻译过程，促进蛋白质合成；胰岛素还可抑制蛋白质分解和肝糖异生；由于胰岛素能增强蛋白质的合成过程，所以对机体的生长也有促进作用，但胰岛素单独作用对生长的促进作用并不很强，只有与生长素共同作用时，才能发挥明显的效应

▲注意：胰岛素缺乏→蛋白质分解→消瘦；小儿——影响生长发育；成人——创伤不易愈合。

3. 胰岛素受体

几乎体内所有细胞的膜上都有胰岛素受体。胰岛素受体本身具有酪氨酸蛋白激酶活性，胰岛素与受体结合可激活该酶，使受体内的酪氨酸残基发生磷酸化，这对跨膜信息传递、调节细胞的功能起着十分重要的作用。

4. 胰高血糖素

胰高血糖素	知识点	
生理作用	促进糖原分解和糖异生作用，使血糖明显升高；糖异生增强是因为激素加速氨基酸进入肝细胞，并激活糖异生过程有关的酶系	代谢效应的靶器官是肝
	可激活脂肪酶，促进脂肪分解，同时又能加强脂肪酸氧化，使酮体生成增多	
	促进胰岛素和胰岛生长抑素的分泌	
	药理剂量的胰高血糖素可使心肌细胞内 cAMP 含量增加，心肌收缩增强	

第五节 泌尿生殖生理

第1版块 泌尿生殖系统解剖

一、泌尿系统

1.肾

具有泌尿功能的实质器官。

肾	知识点
形态	肾呈蚕豆形，左、右各一，呈红褐色，每个肾重 120 ～ 150 g
	内侧缘的中央部凹陷为肾门，是肾血管、肾盂、淋巴管和神经出入之处。它们被结缔组织包裹称为肾蒂，内有肾静脉、肾动脉和肾盂通过
	肾门伸入肾实质的空隙称肾窦，窦内有肾盂、肾大盏和肾小盏、肾血管的分支及神经、淋巴管和脂肪组织
结构	肾皮质（表层）：由肾小体组成，是肾的泌尿部；皮质深入髓质的部分称为肾柱
	肾髓质（深层）：由 15 ～ 20 个圆锥形的肾锥体构成，是肾的排泄部
位置	肾位于脊椎两侧，紧贴腹后壁，左肾高
	左肾上端平 T_{11}，下端平 L_2 右肾上端平 T_{12}，下端平 L_3 ▲ 记忆方法——左肾 112，右肾 123
	肾门的体表投影点位于竖脊肌外侧缘和第 12 肋的夹角处，称为肾区；肾炎和肾盂肾炎时，肾区可有叩击痛

2.输尿管

输尿管为一对细长的肌性管道，左右各一，上接肾盂，下通膀胱。成人长 20 ～ 30 cm，管径 4 ～ 7 mm。输尿管可分为腹段、盆段和壁内段 3 段。

3.膀胱

膀胱	知识点
容量	成人容量 350 ～ 500 mL，女性膀胱容量较男性的略小
形态	空虚时呈锥体形，分尖、体、底和颈四部分
	膀胱三角（左右输尿管末端和膀胱出口间）

续表

膀胱	解剖
结构	膀胱壁自外向内，由外膜、肌层、黏膜下层、黏膜层组成
	肌层为平滑肌，统称为逼尿肌；分为外纵、中环和内纵三层
	在尿道内口周围环形肌增厚形成膀胱括约肌
位置	成人膀胱位于小骨盆内，耻骨联合的后面
	膀胱底上部与直肠之间隔以直肠陷凹
	男性膀胱颈下方为前列腺

4. 尿道

尿道	知识点	
女性尿道	起于膀胱的尿道内口，穿过尿生殖膈，止于阴道前庭的尿道外口，长约 4 cm，管径 6 mm	
	由于女性尿道短而直，距阴道和肛门较近，故尿路逆行感染，女性多见	
男性尿道	起于膀胱的尿道内口，止于尿道外口，成人长 16～22 cm，管径平均 5～7 mm	
	男性尿道可分 3 部分：前列腺部、膜部、海绵体部	
	男性尿道特点	3 个狭窄：尿道内口、尿道膜部和尿道外口（外口最窄，尿道结石易嵌顿）
		3 个膨大：前列腺部、球部和舟状窝
		2 个弯曲：耻骨下弯、耻骨前弯

二、生殖系统

生殖系统	知识点
男性内生殖器	睾丸、输送管道、附属腺
女性内生殖系统	卵巢（女性生殖腺）、输卵管、子宫、阴道
固定子宫的韧带	子宫阔韧带（限制子宫向两侧移动）
	子宫圆韧带（维持子宫前倾）
	子宫主韧带
	子宫骶韧带

第 2 版块　泌尿生殖生理

一、肾脏功能

（1）排出机体的大部分代谢终产物以及进入体内的异物。

（2）调节细胞外液量和渗透压。

（3）保留重要电解质，如钠、钾、碳酸氢盐以及氯离子等，排出氢离子，维持酸碱平衡。

二、尿的生成与调节

内容	知识点
肾内自身调节	略
神经和体液调节	球小动脉和出球小动脉收缩，而前者血管收缩比后者更明显，因此肾小球毛细血管的血浆流量↓和肾小球毛细血管的血压↓→肾小球的有效滤过压↓→肾小球滤过率↓
	刺激近球小体中的颗粒细胞释放肾素，导致循环中的血管紧张素 II 和醛固酮含量增加，增加肾小管对 NaCl 和水的重吸收
	增加近球小管和髓袢皮质细胞重吸收 Na^+、Cl^- 和水
抗利尿激素	又称血管升压素，主要是提高远曲小管和集合管上皮细胞对水的通透性，从而增加水的重吸收，使尿液浓缩，尿量减少（抗利尿）
	抗利尿激素能增加髓袢升支粗段对 NaCl 的主动重吸收和内髓部集合管对尿素的通透性，从而增加髓质组织间液的溶质浓度，提高髓质组织间液的渗透浓度，有利于尿浓缩
	调节抗利尿激素的主要因素是血浆晶体渗透压和循环血量、动脉血压
肾素	血管紧张素醛固酮系统肾素主要是由近球小体中的颗粒细胞分泌的一种蛋白水解酶，能催化血浆中的血管紧张素原使之生成血管紧张素 I（十肽）；血液和组织，特别是肺组织中有血管紧张素转换酶，转换酶可使血管紧张素 I 降解，生成血管紧张素 II（八肽）；血管紧张素 II 可刺激肾上腺皮质球状带合成和分泌醛固酮
心房利尿钠肽	是心房肌合成的激素，有明显的促进 NaCl 和水排出的作用

三、膀胱功能

膀胱功能	知识点
膀胱控制的相关因素	中枢神经支配、自主神经支配、膀胱功能、肾脏功能、膀胱收缩和舒张能力
副交感神经	$S_2 \sim S_4$ 节段
交感神经的作用	$T_{11} \sim L_1/L_2$ 节段
躯体神经的作用	$S_2 \sim S_4$ 神经组成阴部神经，支配尿道外括约肌，使其收缩并维持其紧张性
中枢性排尿反射	使膀胱完全排空

四、运动对肾脏的影响

运动时，体内水分因蒸发和水分子跨膜运动的综合影响而丢失，尤其是剧烈运动开始时，水分从血液中分布至活动肌细胞中，导致肌组织的高渗性。以后，再从细胞间隙或肌细胞内丧失水分。剧烈运动后尿 Na^+ 排出量减少，汗中 Na^+ 浓度可达 50 mmol/L（安静时为 20 mmol/L），但在活动时肌细胞中 Na^+ 浓度不变，血浆中 Na^+ 浓度可增高至 600 mmol/L。

第六节　消化生理

消化生理	知识点
消化方式	机械消化：通过消化道肌肉的舒缩活动，将食物磨碎，与消化液充分混合，将食物不断地向消化道远端推送
消化方式	化学性消化：消化液中的消化酶，分解糖类、脂肪、蛋白质，使其称为小分子的过程
消化液	稀释食物、改变消化腔内的 pH、水解复杂的食物、保护消化道黏膜
吸收	食物经过消化后，透过消化道的黏膜进入血液和淋巴循环的过程；不能被消化和吸收的食物残渣，以粪便的形式排出体外

第七节　慢性疼痛

一、伤害性感受器致痛物质的激活

激活方式	知识点
直接溢出	K^+、H^+、组胺、5-HT、ACh、ATP
局部合成	缓激肽（BK）、前列腺素、白三烯
自身释放	P 物质

二、疼痛的中枢

（1）痛觉的初级中枢——脊髓背角。

（2）疼痛的高级中枢——大脑皮质。

（3）最重要的痛觉整合中枢——丘脑。

三、神经生理学

疼痛的神经生理学	知识点
痛觉的发生（电活动）	【举例】以皮肤感觉为例，刺激触发的顺序如下： 第一阶段（Aδ 纤维兴奋）——触觉→压觉→震动觉→灼烧觉→锐痛 第二阶段（C 纤维兴奋）——锐痛→钝痛
疼痛的分类	表层疼痛：皮肤躯干黏膜→ Aδ 纤维→定位准确、分辨清晰→快痛或锐痛
	深层疼痛：关节肌肉→ C 纤维→弥散、分辨较差→钝痛为主
	内脏疼痛：C 纤维→定位不准确、较为弥散→牵拉、缺血、炎症等刺激可加重疼痛
	中枢疼痛：致痛源在中枢神经系统，是严重的顽固性疼痛
	神经病理性疼痛：周围和（或）中枢神经系统、原发和（或）继发性损害、功能障碍或短暂性紊乱

第五章 物理学基础

第一节 电疗法

一、电学基础知识

基础知识	具体内容
电与电荷	电荷存在和电荷变化的现象称为电；有电性的物体称为带电体或荷电体，即电荷
电场	电荷电力所作用周围的空间称为电场
磁场	磁体的磁力所能作用到的周围空间
电磁场	任何电场的变化都会使其周围产生磁场
电磁波	定义：电磁场在空间以波的形式迅速传播扩大称为电磁波
	波长：从一个波峰到下一个波峰的长度为波长（λ）
	速度：传播速度 300 000 000 m/s
	换算公式：1 GHz = 1000 MHz；1 MHz = 1000 KHz；1KHz = 1000 Hz
常见单位	电压——伏特（V、mV）；电流——安培（A、mA）；电阻——欧姆（Ω）；频率——赫兹（Hz、KHz）；波长——米（m、cm、mm、nm）；电功率——瓦（W、Kw）
导体和绝缘体	优导体：血清、血浆、血液、淋巴液、脑脊液、胆汁、胃液（液体）
	良导体：神经、肌肉、脑、肝、肾
	不良导体：干皮肤、骨、脂肪、结缔组织
	绝缘体：干头发、指甲、牙齿

二、电疗法安全知识

1.安全电压和安全电流

类型	安全电压		安全电流
直流电	干燥——不超过 65 V		50 mA 以下
	潮湿——不超过 40 V		
	绝对安全——24 V		

类型	安全电压	安全电流
交流电	不超过 36 V	10 mA 以下
	绝对安全 12 V	

2. 安全操作要求

（1）使用仪器前应检查仪器及其各部件是否完整无损，能否正常工作。

（2）操作者手足、皮肤和衣服保持干燥。

（3）治疗部位有金属物品或体内金属异物、治疗部位潮湿（汗水、尿液）或有湿敷料时采用高频电时应谨慎。

（4）患者接受治疗时必须保持安静，不得看书、报或入睡，不得任意挪动体位，也不得自行调节治疗仪。

（5）植有心脏起搏器者不得进行高频电疗，也不得接近高频电。

（6）手表、助听器、移动电话均应远离高频电。

3. 电烧伤的原因与处理

（1）原因：设备不合格、使用者缺乏电学知识、安全意外。

（2）触电伤的现场急救措施：迅速切断电源、就地人工呼吸、体外心脏按压。

三、电疗法基础知识

1. 直流电疗法

内容	知识点	
直流电	电荷流动方向不随时间改变的电流	
电解质	在水溶液中或熔融状态下能形成离子，因而能导电的化合物	
电解	阳极产 HCl 和 O_2；阴极产 $NaOH$ 和 H_2	
电介质	又称绝缘体，在一般情况下不能导电的物质	
胶体	分散质和分散剂＝溶质和溶剂≈蛋白质和水	
电泳和电渗	是直流电通过胶体时同时出现的两种现象	电泳——分散质的移动 电渗——分散剂的移动
偶极子	定义：电介质中有正负电荷，正负电荷抵消，所以电介质不带电，称为无极分子；但在电场中电介质内正负电荷不重合，分子一端呈正电性，一端呈负电性，为有级分子，或偶极子	

续表

内容	知识点	
偶极子	分类	弹性偶极子——偶极子离开电场，正负电荷取向现象立即消失
		刚性偶极子——偶极子离开电场，正负电荷取向现象不能复原
离子水化	电解质溶液中的离子四周为水偶极子包围，即离子水化；包绕离子的水分子层称为水化膜	

2. 低频电疗法（0 ~ 1）kHz

内容	知识点
交流电	向与强度随时间作周期性变化的电流
脉冲电流	电流或电压按一定规律反复地由某一电位水平上瞬间出现，然后又瞬间消失的电流
通断比	脉冲电流持续时间与脉冲间歇时间的比值

3. 中频电疗法（1 ~ 100）KHz

内容	知识点
电容	两个互相靠近的导体被电介质隔开，构成电容，电容可以储存电荷
容抗	交流电通过电容时的阻力；容抗的大小与电流的频率和电容成反比

4. 高频电疗法 > 100 KHz

内容	知识点
等幅振荡电流	振荡电流在传播过程中由于能量得到不断的补充，各质点振荡的能量保持不变，振荡的幅度不变
减幅振荡电流	振荡电流在传播过程中由于能量不断消耗而致耗尽，各质点振荡的能量也逐渐减少，振荡的幅度逐渐变小以致消失
脉冲等幅振荡电流	呈现有规律的脉冲波组的等幅振荡电流
脉冲减幅振荡电流	呈现有规律的脉冲波组的减幅振荡电流
传导电流	电荷在导体中流动传导所产生的电流
位移电流	偶极子内束缚电荷位置移动所产生的电流
介电常数	表示某介质加入电场后对电场特性影响的程度

第二节　光疗法

一、光学知识

内容	知识点	
光的本质	波粒二象性（电磁波和粒子流）	
光谱根据	波长分类	红外线（最长）：长波红外线、短波红外线
		可见光：红、橙、黄、绿、青、蓝、紫
		紫外线（最短）：长波紫外线、中波紫外线、短波紫外线
光的发生	红外线、可见光、紫外线属于自发辐射	
光照度定律	因素：物体单位面积上所接受光的能量与投射的距离和角度有关	
	定律	照度平方反比定律：点光源垂直照射时，物体表面接收的照度与光源强度成正比，与光源的距离平方成反比
		照度余弦定律：平行光照射到物体表面的照度与光线入射角的余弦成正比，透射光入射角越大，被照射面的照度越小

二、激光

（1）产生：受激辐射光放大而产生的光。

（2）特点：亮度高、方向性好、单色性好、相干性好。

第三节　超声波疗法

一、概述

概述	内容
声波	声源的机械振动可引起周围弹性介质的振动，该振动在介质内由近及远地传播所形成的机械波
超声波	是一种机械振动波；超出人耳听觉界限的声波（人耳能听到的声音频率 16 Hz ～ 20 KHz，高于 20KHz 的声波为超声波）
常用频率	800 ～ 3000KHz

二、超声波的物理特性

物理特性	内容
传播方式	超声波的传播必须依赖介质,超声波不能在真空中传播
	超声波在介质中主要以纵波形式传播,波的传播方向与介质质点的振动方向平行
传播方向	普通声波频率低,球面传播
	超声波发散角很小,近乎直线传播。超声波的频率越高,波长越短,发散角越小
声速	超声波的传播速度与频率无关,与介质的弹性、密度、温度、压力等因素有关
	固体>液体>气体,介质温度升高,传播速度加快
声阻	介质的密度与声速的乘积为声阻抗或声阻,声阻是反应声波传播的重要参数
穿透	是指超声波在介质中的传递
吸收	是指超声波能量的衰减
	吸收能量越多,穿透能力越差,穿透距离越小
	吸收能量越少,穿透能力越强,穿透距离越大
	频率越高,吸收越多,穿透越浅
	同一频率的超声波的吸收——固体<液体<气体
半价层	指超声波能量衰减至原来的一半时,超声波在介质中穿行的距离
驻波	在一条直线上传播,振幅相同、方向相反的叠加
声压	定义:介质质点在波动时往复偏离平衡位置而产生的正负压力
	规律:声压与频率和振幅成正比,与声阻成反比
声强	定义:单位时间内通过单位面积的声能,是治疗的剂量单位,W/cm^2,通常 |3 W/cm^2 以下
	规律:声强与频率的平方、振幅的平方、声压的平方、介质密度成正比,与声阻成反比

第四节　冲击波疗法

内容	知识点
体外冲击波	定义:是一种压力瞬间急剧变化的高能量机械波
	特性:声学特性、光学特性、力学特性

内容	知识点
脉冲声波的特性	峰值压力高（500 bar 或 0 ~ 100 MPa）
	周期短（10 ms）
	压力上升时间短（< 10 ns）
	频谱范围广（16 Hz ~ 20 MHz）
产生方式	聚焦式冲击波——液电式、电磁式、压电式
	发散式冲击波——气压弹道式

第五节　磁场疗法

一、磁感应强度

垂直通过单位面积的磁通量，单位 T（特斯拉）。

二、磁性

分类	磁导率	举例
铁磁性物质	远大于 1	铁、镍、钴
顺磁性物质	略大于 1	铝、镁、稀土金属、空气
抗磁性物质	小于 1	铜、铋、硼、锑、水银、玻璃、水

第六节　温热疗法

内容	知识点
热容量	物体每升高 1℃所吸收的热量（焦 / 开，J/K）
热传递方式	传导：通过接触
	辐射：直接空间发散热量
	对流：本身流动，如液体、气体
石蜡的理化性质	石蜡是高分子的碳氢化合物，是石油的蒸馏产物，白色或黄色半透明固体，无色无味，不溶于水，微溶于酒精，易溶于乙醚、汽油、三氯甲烷等有机溶剂

续表

内容	知识点
石蜡的理化性质	医用石蜡的熔点为 50 ～ 60℃，精炼石蜡的熔点为 52 ～ 54℃，沸点 110 ～ 120℃
	石蜡的热容量大，导热性差，其中无水分和其他液体，气体不能通过，几乎无对流现象，因而有很好的储热性能；加热时吸收大量热能，冷却时热量释放缓慢，保温时间长，是一种很好的热源物质
	石蜡有很好的可塑性、黏滞性和延展性，随着热能的释放，石蜡逐渐变硬，其体积可缩小 10% ～ 20%
	石蜡与皮肤之间的温度差可使其迅速形成蜡膜，阻止热的快速传导，使热缓慢地向体表较深组织传递

第七节　水疗法

一、按水温分类

水疗	分类	温度	作用
知识点	冷水浴	26℃以下	提高神经系统兴奋性
	凉水浴	26 ～ 33℃	
	不感温水浴	34 ～ 36℃	镇静
	温水浴	37 ～ 38℃	
	热水浴	39℃以上	发汗

二、按水压分类

水疗	水压	数值
知识点	低压淋浴	水压在 1 个大气压力以下
	中压淋浴	水压为 1 ～ 2 个大气压力
	高压淋浴	水压为 2 ～ 4 个大气压力

三、静水压力

静水压力可影响肺扩张，因此胸部对静水压力的变化最敏感。

第六章 人体发育学

第一节 正常发育

一、生长发育的一般规律

一般规律	发育特点
不平衡性	身高和体格明显增大的两个高峰期——婴儿期和青春期
渐进性	从头到尾、从近到远、由粗到细、由动到静、由低级到高级、由简单到复杂
个体性	遗传因素、环境因素等

二、中枢神经系统的发育

中枢神经	发育特点
脑发育	最早：中枢神经系统的发育领先于其他各系统，尤其脑的发育最为迅速
	重量：5 岁接近成人，出生后脑重量的增加主要由于神经细胞体的增大和树突的增多、加长，以及神经髓鞘的形成和发育
	外观和结构：沟回浅、皮质薄、细胞分化差、脑干和脊髓发育较好（保证生命中枢功能）
	神经细胞分化：大脑皮质 5 个月开始增殖分化，出生时数目和成人相同，树突和轴突少而短；3 岁时神经细胞基本完成分化完成，8 岁时接近成人
	神经髓鞘：4 岁完成，故婴儿期神经冲动传导慢、泛化、不易形成局部兴奋灶，所以小儿注意力不集中、易疲劳
	皮质和皮质下中枢：出生时的活动主要由皮质下系统调节，故 3～4 个月前的婴儿肌张力较高，克尼格（Kerning）征可为阳性，2 岁以下儿童巴宾斯基（Babinski）征阳性亦可为生理现象
	生理生化特点：脑组织耗氧大，占总耗氧的 50%，营养缺乏导致脑的生长发育
脊髓的发育	胎儿期：脊髓下端 L_2 椎体下缘
	四岁时：上移至 L_1，穿刺时注意

三、神经反射和生理反应的发育

反射和张力	知识点
反射发育	原始发射：婴儿所特有的一过性反射，又称新生儿反射，反射中枢位于脊髓、延髓和脑桥，是胎儿得以娩出的动力，是婴儿初期各种生命现象的基础，也是后来分节运动和随意运动的基础，一般 2～6 个月消失
	常见有拥抱发射、吸吮反射、觅食反射、手持握反射、足持握反射、阳性支持反射、侧弯反射、紧张性颈反射、紧张性迷路反射
	立直反射（调正反射）：身体的位置在空间发生变化时，颈部和躯干主动恢复正常姿势的反射；中枢位于中脑和间脑；6 个月婴儿出现降落伞反射
	平衡反射：略
肌张力发育	分类：静止性张力、姿势性张力、运动性张力

四、运动发育

运动发育	发育特点		
发育规律	从头到尾、从近到远、由粗大到精细、由动到静、由低级到高级、由简单到复杂、从泛化到集中		
发育顺序	粗大运动	2 个月会抬头，3 个月会翻身，6 个月会坐	▲记忆口诀： 2 抬 3 翻 6 会坐； 7 滚 8 爬周会走； 1，2，3，走，跳，跑 2 抬 4 才稳，3 翻 7 才有意识，6 坐 8 稳
		7 个月会打滚，8 个月会爬，12 个月会走	
		1 岁会走，2 岁会跳，3 岁会跑	
		4 个月头能抬稳，7 个月有意识翻身，8 个月能坐稳	
		8～9 个月爬；11 个月能独站；15 个月独自走稳，24 个月双足跳，30 个月单足跳	
	精细运动	3～4 个月：持握反射消失	
		6～7 个月：换手、捏、敲等探索性动作	
		9～10 个月：拇指、示指拾物，喜撕纸	
		12～15 个月：会用匙，乱涂画	
		18 个月：堆 2、3 块方积木	
		2 岁：堆 6、7 块儿方积木，并会翻书	

五、语言发育

▲【记忆口诀】

新生儿咿呀叫，二月微微笑；

三到四月笑出声，十月能把爸爸妈妈叫；

一岁说再见，三岁唱歌谣。

第二节　异常发育

一、肌张力异常表现

异常	表现
肌张力低下	蛙位姿势，W字姿势，折刀状姿势，倒"U"字形姿势，翼状肩姿势，躯干上凸姿势，头后垂姿势
肌张力增高	头背屈，角弓反张，下肢交叉，尖足，特殊坐位姿势，非对称性姿势，上肢硬性伸展，手握拳，下肢内收内旋

二、运动功能障碍分类

障碍分类	具体内容
先天性	定义：指在分娩结束前所造成的运动功能障碍，包括遗传性或分娩期所造成的伤害
	【举例】脑性瘫痪、肢体缺如、脊柱裂、髋关节脱位、肌营养不良和遗传性髓性肌萎缩症
后天性	定义：由于外伤、感染或其他原因在儿童期造成的运动功能障碍
	【举例】臂丛神经损伤、多发性周围性神经炎、急性脊髓灰质炎、颅脑损伤、脑炎及脑膜炎后遗症、脊髓损伤、骨关节损伤和少年类风湿关节炎

三、运动功能障碍的进程

进程	具体内容
暂时性	臂丛神经损伤、格林巴利综合征、小儿暂时性运动发育落后
稳定性	脑瘫、脊柱裂、肢体残缺、脊髓损伤、脑外伤、外伤后截肢、脊髓灰质炎
进展性	肌营养不良、遗传性脊髓性肌萎缩、少年性类风湿关节炎和胶原血管病

第七章 ▷ 微生物和免疫基础

第一节　微生物

一、定义和分类

微生物	知识点
定义	微生物是广泛存在于自然界中的一群肉眼看不到的，必须借助光学显微镜或电子显微镜放大数百倍、数千倍甚至数万倍才能观察到的微小生物的总称；它们具有形态微小、结构简单、繁殖迅速、容易变异及环境适应力强等特点
分类	真核细胞型微生物：真菌、原虫
	原核细胞型微生物：细菌（侵袭力和毒素）、螺旋体、支原体、衣原体、放线菌
	非细胞型微生物：病毒、亚病毒、朊粒

二、感染的发生、发展和结局

病原菌在一定条件下侵入机体，与机体相互作用，并产生病理生理过程称为感染或传染，传染过程的发展与结局，取决于病原菌的毒力、数量、机体的免疫状态，以及环境因素的影响。

三、球菌（革兰染色阳性）

球菌	具体内容
葡萄球菌	最常见的化脓性球菌，是医院交叉感染的重要来源
链球菌	化脓性球菌的另一类常见细菌，广泛存在于自然界和人及动物粪便和健康人鼻咽部，引起各种化脓性炎症、猩红热、丹毒、新生儿败血症、脑膜炎、产褥热以及链球菌变态反应性疾病等

四、杆菌（革兰染色阴性）

大肠埃希菌（大肠杆菌）：一般不致病，为人和动物肠道中的常居菌，在一定条件下可引起肠道外感染。某些血清型菌株的致病性强，引起腹泻，统称致病大肠埃希菌。

第二节 免疫基础

一、定义

免疫是指机体免疫系统识别自身与异己物质，并通过免疫应答排除抗原性异物，以维持机体生理平衡的功能。而这种反应对机体是有利的，但在某些条件下也是有害的。

二、分类

分类	特点
非特异性免疫	先天具有、无特异性、无记忆性、作用快而弱
特异性免疫	后天获得、有特异性、有记忆性、作用慢而强
	B 细胞——体液免疫；T 细胞——细胞免疫

第八章　心理学基础

第一节　心理学概论

一、心理过程

1. 认知过程

概述		知识点
感觉	定义	人脑对直接作用于感官的客观事物的个别属性的反映
	分类	内部感觉——运动觉、平衡觉、机体觉
		外部感觉——视觉、听觉、嗅觉、味觉、触觉
知觉	定义	人脑对直接作用于感觉器官的客观事物的各种属性的整体反映
	特点	具有整体性、恒常性、选择性、理解性和适应性
		错觉是知觉的一种特殊形态
记忆	定义	记忆是人脑对过去经验的反映
	分类	按内容分——形象记忆、运动记忆、情绪记忆、逻辑记忆
		按记忆保持时间长短分——感觉记忆、短时记忆、长时记忆
思维	定义	是借助语言、表象或动作实现的对客观事物的概括和间接的认识，是认识的高级形式
	分类	动作思维、形象思维、抽象思维
想象	分类	根据有无目的性和计划性——随意想象、不随意想象
		根据想象时创造性的成分——再造想象、创造想象
注意	特点	指向性、集中性
	分类	不随意注意、随意注意、随意后注意

2. 情绪和情感过程

情绪和情感		知识点
情绪	定义	人对客观事物是否符合自身需要而产生的态度体验
	分类	快乐、愤怒、悲哀、恐惧
情感	定义	是同人的社会性需要相联系的态度体验
	分类	道德感、理智感、美感

3. 意志过程

意志	知识点
定义	自觉的确定目的，根据目的支配、调节自己的行动，克服各种困难，从而实现目的的心理活动
过程	确定目的→拟定计划和步骤→付诸行动
特点	意志行为为人类所特有

二、个性心理

1. 个性心理倾向

心理倾向	知识点
动机	是由一种目标或对象所引导、激发和维持的个体活动的内在心理过程或内部动力
需要	有机体内部的一种不平衡；它表现在有机体对内部环境或外部生活条件的一种稳定的要求，并成为有机体活动的源泉
	在需要得满足后，这种不平衡状态暂时得到消除；当出现新的不平衡时，新的需要又会产生
	马斯洛认为，人的需要从低到高分为生理的需要、安全需要、归属和爱的需要、尊重的需要、自我实现的需要

2. 个性心理特征

心理特征	知识点
气质	是人格结构中最基本的成分；希波克拉底提出气质分为：胆汁质、多血质、黏液质、抑郁质
性格	是指个体对客观现实一种稳定的态度及与之相应的习惯性行为方式
能力	成功地完成某项活动所需的心理特征，是人格特征的综合表现

三、心理发展和心理实质

概述	知识点
心理发展	3 个阶段——感觉阶段、知觉阶段、思维的萌芽阶段
心理实质	心理是脑的功能，是客观现实的反映

续表

概述	知识点
心理实质	脑是心理的器官
	心理是客观现实主观的能动的反映
	大脑的视觉中枢——枕叶
	感觉和运动——顶叶

第二节　心理健康与心理卫生

一、心理健康的标准

（1）智力正常。

（2）情绪稳定与愉快。

（3）良好的人际关系。

（4）良好的适应能力。

二、不同阶段的心理卫生特点

阶段	心理卫生特点
儿童期	正常心理开始成长和发育阶段
青少年期	心理活动是活跃而波动的阶段，是心理卫生保健最关键时刻
中年期	心理活动和生理发育是稳定的阶段
更年期	由于机体生理功能，特别是内分泌系统功能变动，心理活动不稳定、情绪易脆弱、易伤感、易于敏感、激动等
老年期	躯体的生理衰老、内分泌系统功能衰退，随之心理活动也逐步减弱或改变，如遇某些生活事件时，如家庭成员分居、经济困难、配偶疾病或死亡和子女诸问题等，常感孤独、寂寞、悲观、失望、消极或表现为沉默、少动、怪僻、空想等

第三节 医患关系和医患沟通

一、医患关系模式

（1）主动–被动模式。

（2）指导–合作模式。

（3）共同参与模式。

二、医患沟通的原则和技巧

（1）以人为本。

（2）诚实诚信。

（3）平等尊重。

（4）主动沟通。

（5）整体全面。

（6）严格保密。

（7）同情和理解。

（8）共同参与（互动）。

第四节 残疾人的心理及残疾适应

残疾人心理变化过程（6期）	具体表现
无知期	认为病情不重，可以痊愈
震惊期	听到或意识到病情严重，大脑一片空白
否认期	坚信自己能好，否认病情严重
抑郁期	完全意识到病情严重及可能的后果
反对独立期	不积极、行为倒退、依赖他人
适应期	愿意参与家庭和社会活动，积极

第二篇

相关专业知识

第九章 影像学

第一节　X 线基础与诊断

一、概念

X 线是高速运行的电子流撞击物质突然受阻时产生的一种电磁波，用于 X 线成像的波长为 0.008 ～ 0.31 nm。

二、相关特性

特性	具体	应用
穿透性	X 线有很强的穿透性，能穿透可见光不能穿透的物体，在穿透过程中有一定程度的吸收即衰减	成像的基础
荧光效应	X 线能激发荧光物质，并转换成肉眼可见的荧光	透视检查的基础
感光效应	涂有溴化银的胶片经 X 线照射后，感光产生潜影，经显影、定影处理后形成灰阶不同的 X 线照片	摄影的基础
电离效应	X 线通过任何物质被吸收时都可产生电离作用，电离程度与 X 线量成正比	放射剂量学和数字化探测器成像的基础
生物效应	X 线通过生物体，可使机体与细胞机构发生生理和生物学改变，其损害程度与 X 线的剂量成正比	放射治疗学的基础，也是 X 线检查注意防护的原因

三、X 线成像的基本原理

成像原理：①基于 X 线穿透性、荧光效应和感光效应；②基于人体组织之间有密度和厚度的差异，这种差异在 X 线穿透人提示被吸收的程度不同，从而在荧光屏、胶片或数字探测器上形成不同的强度影像。

四、天然对比成像（不同人体组织对 X 线吸收）

对比项	密度	组织	在 X 线片上显示的颜色
知识点	高密度	骨骼和钙化	白色
	中等密度	肌肉、内脏、结缔组织、软骨和液体等	灰白色
	低密度	脂肪和气体	灰黑色和深黑色

五、人工对比成像（造影检查）

对于缺乏自然对比的结构和器官，可以导入密度高于或低于该结构或器官的物质，人为地使之产生密度差别而形成影像，这就是人工对比成像的原理，此法又称造影检查，导入的物质称为对比剂。

六、普通检查和特殊检查

1.普通检查

普通检查	知识点
透视	常用的检查方法，最适于人体天然对比好的部位
	优点：简便易行，可同时检查器官的形态变化和动态活动，并可多方位观察
	缺点：影响的对比度和清晰度欠佳，不利于防护和不能留下永久记录
普通 X 线摄影	临床上常用的检查方法
	优点：分辨率相对较高，可观察微小病变和有客观记录，便于会诊和复查对照
	缺点：检查范围受胶片大小所限制，且不能评估动态运动功能

2.特殊检查

体层摄影、高千伏摄影、软 X 线摄影、放大摄影。

3.造影检查

造影检查明显扩大了 X 线检查的范围和应用广泛。

方式	知识点
直接引入	口服法（钡餐检查）、灌注法（钡灌肠法）、穿刺注入或导管法（心血管造影、经皮肝穿刺胆道造影等）
间接引入	对比剂引入体内，经吸收或聚集，使脏器显影，如静脉肾盂造影、排泄性胆道造影等

4. 计算机 X 线成像（CR）和数字 X 线成像（DR）

对比项	计算机 X 线成像（CR）	数字 X 线成像（DR）
成像原理	X 线间接转换，用影像板替代胶片，形成数字化平片影像	X 线直接转换，直接创建有数字格式的图像
工作效率	操作复杂，工作效率低	工作效率高
优点	数字化存储、再现及传输	同 CR，分辨率更高，细节更清楚
缺点	时间和空间分辨率不足，不能满足动态器官和结构的显示	需高分辨率电视摄像头或探测器的专用 X 线机
X 线剂量	低	更低

第二节　CT 基础与诊断

一、CT 成像原理

　　CT 全称为 X 线计算机体层扫描（computer tomography），是用 X 线束对人体某部一定厚度的层面进行扫描，由探测器接收通过该层面衰减后的 X 线，经模 / 数转换输入计算机进行处理，得到扫描层面组织衰减系数的数字矩阵，然后将矩阵内的数值通过数 / 模转换，有黑白不同的灰度等级在荧光屏上显示出来，即构成 CT 图像。

二、CT 基本概念

基本概念	知识点
体素	即 CT 图像将选定层厚的断面分成以矩阵排列的若干个体积相同的长方体，其高度即为层厚

续表

基本概念	知识点
像素	通过计算得到每个体素 X 线衰减值（CT 值），再经数模转换器把数字矩阵中的每个数字转为多个黑白不等灰度的小方块，即像素
	像素的大小由矩阵的大小决定，矩阵越大，像素越小
空间分辨率	在保证一定的密度差前提下，显示组织几何形态的能力
	CT 图像的空间分辨率不如 X 线图像高
密度分辨率	分辨两种组织之间最小密度差异的能力
	CT 的密度分辨率比普通 X 线高 10 ~ 20 倍
CT 值	CT 图像测量中用于表示组织密度的统一计量单位。CT 值的标度单位为 Hu，规定水的 CT 值为 0 Hu，其中骨皮质 CT 值为 +1000 Hu，空气 CT 值为 –1000 Hu。其他各种组织属于 2000 个分度之间

三、检查技术

CT 平扫、CT 增强扫描、CT 造影扫描、CT 特殊扫描（薄层扫描、重叠扫、靶扫描、高分辨率 CT 扫描）、CT 计算机重建扫描（螺旋 CT）。

第三节 MRI 基础

一、磁共振现象

具有单数电子的原子核（质子）形成一个小磁场，当人体被置放在一个强大的静磁场内，人体内原来杂乱无章排列的质子排列整齐形成一个磁矩，当外加一个频率与质子振动频率相同的射频场时，磁矩发生与主磁场方向和强度的变化，射频场停止后，磁矩又回到原来主磁场的方向和强度，这种现象就是磁共振。目前用于磁共振成像的只有 1H，1H 在人体内含量最高，且只有一个电子。

二、主要设备

设备	知识点
主要设备	主磁体、梯度线圈、各种发射射频和接收信号的线圈以及计算机系统等
主磁体结构	永久磁体、常导磁体和超导磁体三种
主磁体强度	低场< 0.5 T、中场 0.5 ~ 1.5 T、高场> 1.5 T

三、弛豫与弛豫时间

（1）纵向弛豫时间：纵向磁化由 0 恢复到原来数值的 63% 时所需的时间，简称 T1。

（2）横向弛豫时间：横向磁化由最大衰减到原来值的 37% 时所需的时间，简称 T2。

四、弥散成像扫描弥散成像（DWI）

DWI 是脑功能成像扫描的方式之一，由于其对脑梗死的脑细胞水肿有特异性，临床上已将其作为脑梗死检查的常规扫描。

五、MRI 图像特点

（1）多参数成像。

（2）多方位成像。

（3）流动效应。

（4）质子弛豫增强与对比增强。

第四节 核医学基础

一、概念

概念	知识点
核医学	用放射性核素诊断、治疗疾病和进行医学研究的医学学科，分为实验核医学与临床核医学

续表

概念	知识点
核医学影像	核医学影像是显示器官及病变组织的解剖结构、代谢、功能相结合的显像
	临床上主要有单光子发射断层显像术（SPECT）和正电子发射断层显像术（PET）

二、特点

特点	具体内容
基本特点	核医学影像将器官及病变组织的解剖结构、代谢、功能有机的结合
SPECT 特点	SPECT 现象是反映放射性核素在体内的分布图，因此 SPECT 既反映解剖结构又反映器官的生理和功能
PET 特点	正电子同位素标记的化合物的检测技术，是最新发展。PET 的主要优势在于能够在体外无创地"看到"或体内的生理和病理的生化过程
PETCT 特点	显示人体的生理和病理的生化过程同时，显示人体的解剖结构。特别适用于在没有形态学改变之前，早期诊断疾病；它主要应用于肿瘤诊断、心肌梗死、神经系统疾病诊断、受体功能成像及脑功能定位等方面

第五节　超声诊断基础

一、概述

　　利用超声波的物理特性和人体器官组织声学特性相互作用产生的信号，将其接受、放大和信息处理后形成图形、曲线或其他数据，以此进行诊断的方法称为超声诊断或者超声成像。

二、成像原理

知识点	具体内容
成像的基础	不同正常组织间、正常组织与病理组织间、不同病理组织间存在声阻抗的差别和衰减的差别，超声波入射后会产生反射和衰减的差别

续表

知识点	具体内容
超声成像	发射超声，超声在穿透人体时产生不同强度的反射和衰减，从而产生不同的回声；接收回声，并按照顺序用灰阶和（或）频谱等方式表现出来
衰减	超声通过人体组织产生的衰减主要为大分子（蛋白质，尤其是胶原蛋白）引起；水得衰减最小，骨骼和气体衰减最大，后方回声反映了衰减的程度，后方回声强度越大，说明衰减程度越小

三、特点

分类	特点
脉冲回声式B超	强回声组织：骨骼、钙化组织、结石、含气肺等，后方伴声影；血管壁、脏器包膜、瓣膜、肌腱、组织纤维化等，不伴后方声影
	中等回声组织：包括肝、脾、胰实质等
	典型低回声组织：脂肪组织
	真正的无回声组织：有尿液、胆汁、囊肿液、胸腹腔漏出液等
彩色多普勒血流显像	能以不同的颜色表示血流方向，如红色表示血流朝向探头，蓝色表示血流背离探头
	能显示各部位的平均（或相对）血流速度的快慢，即色调越明亮，速度越快，暗淡者速度也慢
	能根据血液动态特点分辨动脉或静脉
	受超声入射角影像，即声束与血流平行时可获得最佳彩色血流显示

第十章 临床检验

第一节 血液检查

一、血红蛋白（Hb）

血红蛋白	知识点
参考区间	成年男性 120 ~ 160 g/L；成年女性 110 ~ 150 g/L； 新生儿 170 ~ 200 g/L
临床意义	血红蛋白增减大致与红细胞增减意义相似，但其更能反映贫血的程度
	血红蛋白的增减和红细胞的增减度不一定成正比

二、红细胞计数（RBC）

红细胞计数	知识点
参考区间	成年男性（4.0 ~ 5.5）×10^{12}/L；成年女性（3.5 ~ 5.0）×10^{12}/L； 新生儿（6.0 ~ 7.0）×10^{12}/L
生理变化	新生儿高，生后 2 周后下降
	男性 6 ~ 7 岁最低，逐渐上升，25 ~ 30 达高峰，30 岁以后逐年下降； 女性 13 ~ 15 岁达高峰
	体力劳动或运动量较大者，气候寒冷及高原居民红细胞多
	妊娠期相对减少，称生理性贫血
病理性增多	真性红细胞增多症
	机体长期缺氧，继发性红细胞增多，常继发于慢性肺源性心脏病、发绀性先天性心脏病
	一时性增多，如严重烧伤、严重脱水，血液浓缩，造成红细胞相对增多，称假性红细胞增多症
病理性减少	见于各种贫血，贫血分为红细胞生成减少、红细胞丢失过多、红细胞破坏过多

三、白细胞计数（WBC）

白细胞计数	知识点
参考区间	成人（4～10）×10⁹/L；儿童（5～12）×10⁹/L；新生儿（15～20）×10⁹/L
临床意义	生理性增加：初生儿、妊娠末期、分娩期、经期、饭后、剧烈运动、冷水浴后、极度恐惧与疼痛
	病理性增加：化脓性细菌（球菌多见）、中毒、急性出血、急性溶血、手术后、粒细胞性白血病等
	病理性减少：白细胞总数低于4×10⁹/L为白细胞减少；见于病毒感染、血液病、化学药品及放射损害、脾功能亢进

四、白细胞分类计数

1. 五种白细胞正常百分数和绝对值

细胞类型	百分数（%）	绝对值（×10⁹/L）
中性粒细胞（N）	50～70	2～7
嗜酸性粒细胞（E）	0.5～50	0.02～0.5
嗜碱性粒细胞（B）	0～1	0～0.1
淋巴细胞（L）	20～40	0.8～4
单核细胞（M）	3～8	0.12～0.8

注意：白细胞总数的增多或减少主要受中性粒细胞数量的影响。其次，嗜酸性粒细胞、淋巴细胞等数量上的改变也会引起白细胞总数的变化。

2. 临床意义

白细胞	指标异常	临床意义
中性粒细胞	增多	化脓性细菌所致的急性感染
	减少	格兰阴性杆菌感染，射线等
淋巴细胞	增多	病毒感染性疾病、杆菌感染、淋巴细胞恶性疾病、自身免疫性疾病和营养不良
	减少	接触放射线、应用肾上腺皮质激素、烷化剂等

白细胞	指标异常	临床意义
嗜酸性粒细胞	增多	常见于某些寄生虫疾病（可达 10% 或更多）、变态反应性疾病、某些皮肤病（如湿疹、剥脱性皮炎、银屑病等）和恶性肿瘤
单核细胞	增多	感染性疾病：细菌性心内膜炎、伤寒、结核等
		原虫性疾病：疟疾、黑热病等
		血液疾病：单核细胞白血病、多发性骨髓瘤、恶性组织细胞病、淋巴瘤、骨髓增生异常综合征等

▲粒细胞缺乏——绝对值低于 $0.5 \times 10^9/L$；粒细胞减少——绝对值低于 $1.5 \times 10^9/L$。

五、血小板计数（PLT）

正常值：$(100 \sim 300) \times 10^9/L$。

六、红细胞沉降率（血沉，ESR）

红细胞沉降率	知识点
临床意义	血沉测定不是特异性试验，不能单独诊断疾病，需结合临床协助诊断
生理性增快	见于 12 岁以下儿童、60 岁以上高龄者、月经期、妊娠 3 个月以上
病理性增快	各种炎症性疾病：如急性细菌性感染、风湿性疾病、结核病等。疾病活动期血沉加快；病变渐趋于静止，血沉也逐渐正常
	组织损伤及坏死：较大的组织损伤或手术创伤，或脏器梗死后造成的组织坏死
	恶性肿瘤：增长迅速的恶性肿瘤血沉增快，良性肿瘤血沉多正常
	血浆球蛋白：各种原因导致血浆球蛋白相对或绝对增高时，血沉可加快
	其他：部分贫血患者、动脉粥样硬化、糖尿病、肾病综合征、黏液水肿等患者及血胆固醇高者
血沉减慢	真性或相对性红细胞增多症、弥散性血管内凝血（DIC）消耗性低凝期、继发性纤溶期等

第二节 尿液检查

一、一般检查

1. 24 小时尿量

24 小时尿量	知识点
概念	完整连续收集 24 小时尿以测定其容积，称 24 小时尿量。尿量反映肾小球过滤、肾小管重吸收和尿路通畅与否的综合情况；任何导致肾小球过滤、肾小管重吸收和尿路通畅的因素均可影响尿量改变
参考区间	成人——1000 ～ 2000 mL/24 h 儿童——按儿童每公斤体重计排尿量为成人的 3 ～ 4 倍
生理性增多	超过 2500mL 者为多尿，可因饮水过多、静脉输入盐水、葡萄糖、使用利尿剂等
病理性增多	多见于糖尿病，尿崩症、慢性肾炎、急性肾衰竭的多尿期、黏液性水肿、原发性甲状腺功能亢进、慢性肾盂肾炎、高血压性肾病、肾小管中毒等
生理性减少	如饮水少或者出汗多等情况
病理性减少	常见于休克、脱水、严重烧伤、急慢性肾炎、心力衰竭、肝硬化腹腔积液、急性发热性疾病、尿毒症、急慢性肾衰竭、毒性药物致肾小管坏死

2. 尿液检查

检查项	知识点
参考区间	清澈、淡黄
血尿	当尿沉渣用显微镜观察 10 个高倍视野（HP）、平均红细胞数＞ 3 个 /HP，称为血尿，仅靠显微镜检查出的血尿称镜下血尿
	若出血量达到或超过 1 mL/L，肉眼所见尿液呈淡红色或红色浑浊尿，称为肉眼血尿；常见于肾小球肾炎、肾结核、肾脏或尿道结石、肾肿瘤等严重的出血性疾病
尿液酸碱度	弱酸性
尿液比重	1.015 ～ 1.025

二、尿化学检查

1. 尿蛋白

每日尿中仅有 30 ～ 130 mg 微量蛋白排出。

尿蛋白	知识点
参考区间	0 ～ 150 mg/24 h
临床意义	尿蛋白定性试验阳性或尿蛋白定量＞ 150 mg/24 h 时，称为蛋白尿
类型	生理性蛋白尿：无泌尿系统器质性病变，因剧烈运动、发热、紧张等应激状态所致的一过性蛋白尿；多见于青少年，尿蛋白定性试验多不超过（+），定量检查多为轻度
	体位性蛋白尿：指出现直立尤其脊柱前突体位，而卧位消失的轻、中度蛋白尿；多见于瘦高体型的青少年，可能与直立时肾移位及前突的脊柱压迫肾静脉致肾淤血和淋巴回流受阻有关
	病理性蛋白尿：因各种肾脏及肾外疾病所致的蛋白尿，包括肾小球性蛋白尿、肾小管性蛋白尿、混合性蛋白尿、组织性蛋白尿、溢出性蛋白尿

2. 尿糖

尿糖	知识点
概念	原尿中的葡萄糖超出肾小管重吸收阈值（8.88 mmol/L）或肾小管重吸收葡萄糖阈值下降时，较多葡萄糖从尿中排出
参考区间	尿糖定性试验呈阴性；定量为 0.56 ～ 5.0 mmol/24 h 尿
临床意义	血糖过高性糖尿：血糖超出肾糖阈值为主要原因
	血糖正常性糖尿：血糖正常，由肾小管病变导致葡萄糖重吸收能力下降所致，也称肾性糖尿；见于慢性肾小球肾炎、肾病综合征等
	暂时性糖尿：一过性糖尿；如食入过多糖类、精神激动、妊娠后期、哺乳期等

3. 尿酮体

尿酮体	知识点
原因	糖分解不足→脂肪、蛋白质分解→产生酮体→酮尿
参考区间	定性试验呈阴性
临床意义	糖尿病性酮尿：常伴有酸中毒，酮尿是糖尿病性昏迷的前期指标
	非糖尿病性酮尿：中毒性休克、急性胃肠炎伴有脱水、有机物中毒、严重呕吐、分娩后、严重高热、严重饥饿、营养不良、剧烈运动；高脂、高蛋白饮食也偶见酮体

三、尿沉渣检查

1. 细胞

（1）红细胞——血尿。

（2）白细胞——泌尿系统化脓性炎症。

2. 管型

肾小管和集合管腔形成的圆管状体。

管型	临床表现
透明管型	健康人剧烈运动后及高热、心力衰竭患者可少量增加；大量透明管型特别是复合性透明管型，见于肾小球肾炎、肾病综合征、肾盂肾炎、恶性高血压、药物中毒导致的肾实质性病变；复合性透明红细胞管型、透明白细胞管型分别是肾出血和肾炎症的标志；复合性透明脂肪管型是肾病综合征的重要标志物
颗粒管型	少量细颗粒管型可见于无肾脏疾病者尿中，特别是在运动后、发热或脱水时。大量出现见于肾小球肾炎等肾病变；大量粗颗粒管型出现提示慢性肾小球肾炎、肾病综合征及药物毒性所致的肾小管损害
细胞管型	上皮细胞管型出现于各种原因所致肾小管损伤时；红细胞管型出现表明肾单位出血，常与肾小球性出血同时存在，有重要的临床意义；白细胞管型多见于肾盂肾炎、间质性肾炎等肾实质感染性疾病，并可作为上尿路感染标志物；混合管型常在肾小球肾炎、狼疮性肾炎、肾梗死、肾缺血性病变及肾病综合征等时出现
蜡样管型	多提示有严重的肾小管变性坏死，预后不良，如肾小球肾炎晚期、肾衰竭、肾淀粉样变性
其他管型	脂肪管型少见，可出现于肾病综合征、慢性肾小球肾炎急性发作及其他肾小管损伤疾病；宽管型（肾功能不全管型）可见于血型不合输血、挤压伤、大面积烧伤所致急性肾衰竭；细菌管型见于感染性肾疾病；结晶管型临床意义同相应的尿结晶体

3. 结晶体

尿液中出现的结晶多来自食物或盐类代谢结果，一般无临床意义。有临床意义的结晶多见于磺胺类药物结晶。

第三节　粪便检查

一、颜色和形状

正常参考区间、正常成人的粪便因粪胆素而呈棕黄色，成形，质软；婴儿粪便可呈黄色或金黄色。

二、临床意义

颜色性状	临床意义
稀汁样便	感染或非感染性腹泻、急性肠炎
黏液脓血便	细菌性痢疾：黏液脓血便，以脓为主
	阿米巴痢疾：暗红色果酱样，以血为主
	溃疡性结肠炎、克罗恩（Crohn）：病黏液脓血便
柏油样便	上消化道出血 50 ～ 70 mL 可出现柏油样便
鲜血便	下消化道出血（肠道下出血），如直肠、结肠息肉和肿瘤；肛裂及痔疮等
米泔样便	霍乱、副霍乱
白陶土样便	胆管阻塞

第四节　脑脊液检查

一般性状检查	知识点	内容
颜色	正常	脑脊液为无色透明液体
	红色	常因出血引起，穿刺损伤、蛛网膜下隙出血
	黄色	蛛网膜下隙出血、胆红素增高、椎管阻塞（蛋白增加→变黄）
	乳白色	白细胞增多——化脓性脑膜炎
	微绿色	铜绿假单胞菌、肺炎链球菌、甲型链球菌引起的脑膜炎
	褐色或黑色	见于脑膜黑色素瘤
透明度	结核性脑膜炎	毛玻璃样浑浊
	化脓性脑膜炎	乳白色浑浊

续表

一般性状检查	知识点	内容
凝固物	形成原因	当有炎症渗出时，因纤维蛋白原及细胞数增加，可形成薄膜及凝块
压力	正常压力	0.78～1.76 KPa 水柱
	压力↑	炎症性病变：化脓性脑膜炎、结核性脑膜炎等
		颅内非炎症性病变：脑肿瘤、脑出血、脑积水等
		颅外因素：高血压、动脉硬化等
	压力↓	脑脊液循环受阻、流失过多、分泌减少

第五节　临床生化检查

一、肝功能检查

肝功能检查	知识点	内容
酶学检查	谷丙转氨酶（ALT）谷草转氨酶（AST）	参考区间 0～40U/L
		ALT 升高幅度高于 AST，见于急性肝炎、病毒性肝炎、中毒性肝炎等肝病时
		AST 升高幅度高于 ALT，见于慢性肝炎尤其是肝硬化时
	γ-谷氨酰基转移酶（GGT）	可作为判断肝病活动性的指标之一
	血清碱性磷酸酶（ALP）	肝胆疾病时，其总活力可升高
		骨骼疾病患者由于成骨细胞增殖使血清 ALP 升高，畸形性骨炎（Paget 病）明显升高
		恶性肿瘤、妊娠期间、尿毒症、肠梗阻时，ALP 也可增加
		血清 ALP 活力降低可见于克汀病、维生素 C 缺乏症和磷酸酶过少症等
蛋白质测定	临床意义	体内许多蛋白由肝脏合成，如白蛋白、血浆纤维蛋白原等；此外，慢性肝脏疾病（自身免疫性慢性肝病、慢性活动性肝炎、肝硬化、慢性酒精性肝病等）时，球蛋白也可增高

二、肾功能检查

肾功能检查	知识点
肌酐（Cr）	肌酐作为清除率检查内生性物质较理想
	参考区间——88.4 ～ 176.8 μmol/L
	血清肌酐浓度升高：肾小球滤过率下降的疾病，如急性肾小球肾炎、慢性肾小球肾炎（失代偿期）、急性或慢性肾功能不全
	血清肌酐来自肌肉组织，其浓度与肌肉量成比例
	用于慢性肾功能不全的分期
	透析治疗前后，血清肌酐测定可用于选择透析指标，判断透析治疗效果

肾功能检查		知识点
尿酸（UA）	参考区间	男性 150 ～ 416 μmol/L；女性 89 ～ 357 μmol/L
	临床意义	痛风：尿酸是诊断嘌呤代谢紊乱所致痛风的最佳生化指标
		高尿酸血症：尿酸是诊断原发性高尿酸血症、继发性高尿酸血症的重要生化指标

三、心肌功能检查

心肌功能检查	知识点
酶	肌酸激酶（Ck）：诊断急性心肌梗死较好的血清酶
	肌酸激酶同工酶（CK-MB）：急性心肌梗死的主要诊断指标
	乳酸脱氢酶（LDH）：心肌的少量损伤就会引起血清 LDH 活性的显著增高
心肌蛋白	常用指标为肌钙蛋白 T（TnT），心肌梗死诊断特异的、高灵敏的标志物
	一般在症状出现 3 ～ 4 小时开始升高，持续时间达 14 天

四、胰腺功能检查

胰腺功能检查	知识点
脂肪酶	急性胰腺炎：发病后 24 小时内检测对急性胰腺炎诊断的灵敏度最高；与淀粉酶联合测定可使灵敏度高达 95%
血清淀粉酶（A/ns）	急性胰腺炎：尿液 AMS 于发病 12 ～ 24 小时开始增高，持续 3 ～ 10 天恢复正常

五、无机离子检查

无机离子	正常值
钾（K^+）	3.5～5.5 mmol/L
钠（Na^+）	135～145mmol/L
氯（Cl^-）	95～105 mmol/L
钙（Ca^{2+}）	总钙2.25～2.58 mmol/L；离子钙1.0～1.34 mmol/L
镁（Mg^{2+}）	0.74～1.0 mmol/L
磷（P）	0.97～1.61 mmol/L

六、血清蛋白质及代谢测定

血清蛋白质测定	临床意义
总蛋白（TP）	减少，提示营养不良和消耗增加等
白蛋白（ALB）	与肝脏病变的严重程度平行
白蛋白/球蛋白（A/G）	比值1.5/1～2.5/1，降低或倒转，常见于严重的肝功能损害和M蛋白血症

七、血糖及其代谢产物测定

测定项目	知识点	内容
血液葡萄糖	参考区间	葡萄糖氧化酶法3.9～6.1mmol/L
葡萄糖耐量试验	定义	口服或注射一定量葡萄萄后，间隔一定时间测定血糖水平，称为糖耐量试验，是检测人体葡萄糖代谢功能的试验
	应用	主要用于诊断症状不明显或血糖升高不明显的可疑糖尿病
	口服葡萄糖耐量试验（OGTT）	空腹＜6.1 mmol/L
		服糖后0.5～1小时，血糖达高峰，一般在7.8～9.0 mmol/L，应＜11.1 mmol/L
		服糖后2小时，血糖≤7.8 mmol/L
		服糖后3小时，血糖恢复至空腹水平
糖化血红蛋白测定	临床意义	糖化血红蛋白反应速度主要取决于血糖浓度及血糖与Hb的接触时间；其糖化反应过程缓慢且相对不可逆，不受短时间内血糖水平波动的影响，因此在高血糖及血糖、尿糖水平波动较大时更有诊断意义；参考值4%～6%；常用高效液相色谱法（HPLC）检测

八、血脂和脂蛋白测定

测定项目	知识点
血脂	血清总胆固醇、游离胆固醇、胆固醇脂、甘油三酯、血清磷脂
脂蛋白	高密度脂蛋白（HDL）——抗动脉粥样硬化的脂蛋白，冠心病的保护因子
	低密度脂蛋白胆固醇（LDL-C）——心、脑血管动脉硬化的危险因子

九、血液 pH 值及血气分析

测定项目	知识点
血液 pH	参考区间：动脉血 pH 值 7.35 ~ 7.45；静脉血 pH 值 7.31 ~ 7.42
	临床意义：pH 值 > 7.45 为碱血症，pH 值 < 7.35 为酸血症
血气分析	离子间隙（AG）：血清中所测的阳离子总数与阴离子总数之差

第六节　临床免疫学检查

一、常用抗原抗体凝集反应

指标	知识点
类风湿因子（RF）	定义：一种抗人和动物 IgG 分子 Fc 片段抗原决定簇的抗体，以变性 IgG 为靶抗原的自身抗体，无种属特异性；可与人或动物的变性 IgG 结合，而不与正常 IgG 发生凝集，最多见于类风湿关节炎患者
	参考区间：正常人为阴性反应
	临床意义：类风湿关节炎患者的阳性率约 85%
C‑反应蛋白（CRP）	定义：是一种能与肺炎链球菌 C 多糖发生的急性时相反应蛋白，具有激活补体，促进吞噬和免疫调理作用，主要由肝脏产生，其含量变化对炎症、组织损伤、恶性肿瘤等疾病的诊断及疗效观察有重要意义

二、乙型肝炎病毒感染的检验

序号	检查项目（两对半）	临床意义	大三阳（1、3、5）	小三阳（1、4、5）
1	表面抗原（HBsAg）	表明体内有病毒存在，不具有传染性	+	+
2	表面抗体（抗 -HBs）	为一种保护性抗体，表明人体具有一定的免疫力		
3	e 抗原（HBeAg）	反映有乙肝病毒复制，为传染性标志物	+	
4	e 抗体（抗 -Hbe）	HBV 部分被清除或抑制，复制减少，传染性降低		+
5	核心抗体（抗 -HBc）	IgM 型阳性——复制活跃，有强传染性 IgG 型阳性——有乙肝，正在感染	+	+

三、肿瘤标志物检查

肿瘤标志物	知识点
甲胎蛋白（AFP）	参考区间：血清＜ 25 µg/L
	临床意义：原发性肝细胞癌患者血清 AFP 明显升高，一般 AFP ＞ 300 µg/L
癌胚抗原（CEA）	广谱肿瘤标志物
前列腺特异抗原（PSA）	前列腺癌
CA19-9	胰腺癌及某些消化系统肿瘤
CA125	女性生殖系统（卵巢等）肿瘤
CA15-3	乳腺肿瘤

第十一章 ▶ 药理基础

第一节 概述

一、药物在体内的过程

过程	知识点
吸收和体内分布	吸收：药物经用药部位进入血液循环的过程为吸收
	分布：药物吸收后从血液循环到达机体各个部位和组织的过程
体内代谢	主要在肝脏
排泄	主要在肾脏

二、药物的吸收速度

不同给药途径药物的吸收速度不同，一般规律是静脉注射＞吸入＞肌肉注射＞皮下注射＞口服＞直肠＞贴皮。

第二节 抗高血压药

一、5 类常用一线降压药

1. 血管紧张素 I 转化酶抑制药（ACEI）——卡托普利、依那普利

知识点	内容
临床应用	适用于各型高血压，对伴有心力衰竭或糖尿病、肾病的高血压为首选药
	治疗充血性心力衰竭与心肌梗死
	治疗糖尿病性肾病和其他肾病，但对肾动脉阻塞或肾动脉硬化造成的双侧肾血管病，ACE 抑制药能加重肾功能损伤
不良反应	①首剂低血压；②咳嗽；③高血钾；④低血糖；⑤肾功能损伤；⑥妊娠禁忌用药；⑦血管神经性水肿；⑧低血锌以及由此引起的皮疹、味觉及嗅觉缺损，偶见白细胞缺乏症

2. 血管紧张素Ⅱ受体（AT1）拮抗药——氯沙坦、缬沙坦

（1）临床应用：各型高血压。

（2）不良反应：少。

3. β- 受体阻滞剂——美托洛尔、阿替洛尔、普萘洛尔、卡维地洛

药物	知识点
普萘洛尔	首选药单独使用
阿替洛尔	降压作用时间较长
卡维地洛	舒张血管，不影响血脂代谢。治疗轻中度高血压或伴肾功能不全、糖尿病的高血压患者

4. 钙通道阻滞剂——×× 地平

钙通道阻滞剂	知识点
药理作用	通过阻滞钙通道，减少细胞内钙离子含量，松弛小动脉平滑肌降低血压，还可逆转高血压所致的左心室肥厚
代表药物	硝苯地平：①主要用于轻中重度高血压，亦适用于合并伴有心绞痛或肾脏疾病、糖尿病、哮喘及恶性高血压患者；②扩张冠状动脉和外周小动脉作用强，抑制血管痉挛效果显著面对变异性心绞痛最有效，对伴高血压心绞痛患者适用，与 β- 受体阻断药合用
	氨氯地平：作用平缓、持续时间长；高血压、各型心绞痛、慢性心功能不全
	尼莫地平：轻、中度原发性高血压合并脑血管病的优选药物 ▲记忆口诀：你别摸我的头。

5. 利尿药

类型	效能	代表药物
噻嗪类利尿药	中效利尿药	氢氯噻嗪（口服降压药），可治疗尿崩症
袢利尿药	高效利尿药	呋塞米（速尿）
保钾利尿药	低效利尿药	螺内酯、氨苯蝶啶
渗透性利尿药	脱水药	20% 的甘露醇（降颅压）；50% 的高渗葡萄糖（脑水肿和急性肺水肿）

二、非一线降压药

类型	代表药物	知识点
α1 受体阻断药	哌唑嗪	主要降低动脉血管阻力，不良反应为首剂现象（低血压）
	特拉唑嗪	
扩张血管药	肼屈嗪	选择性扩张小动脉
	硝普钠	强、快、短效的扩动静脉，临床主要用于静脉滴注抢救高血压急症、手术麻醉性控制低血压，高血压合并心力衰竭

第三节　中枢神经用药

一、抗癫痫药

药物	知识点
苯妥英钠	大发作和局限性发作首选，小发作无效，抗心律失常
苯巴比妥	大发作和癫痫持续状态
卡马西平	广谱抗癫痫药，单纯性局限性发作和大发作首选，抗复合性局限性发作和小发作，癫痫并发的精神症状亦有效；神经痛优选、治疗尿崩症
乙琥胺	小发作首选药物
苯二氮䓬类药物	地西泮——持续状态首选 硝西泮——小发作、婴儿 氯硝西泮——广谱、婴儿
丙戊酸钠	各类癫痫都有一定疗效

▲记忆口诀：大苯小乙，丙戊全能；三精制药，卡马西平。

二、抗抑郁症药

类型	代表药物
三环类抗抑郁药	丙米嗪——抑郁症，遗尿症，焦虑和恐惧症
5-HT 再摄取抑制药	氟西汀
其他常用抗抑郁药	米氮平

三、镇静催眠药

（1）苯二氮䓬类——××西泮。

（2）巴比妥类。

四、抗帕金森病药

（1）左旋多巴。不良反应：①胃肠道反应——厌食、恶心、呕吐、腹泻；②心血管反应——直立性低血压、心律失常；③运动过多症；④精神症状；⑤症状波动；⑥白细胞减少、血小板减少。

（2）金刚烷胺。

（3）溴隐亭。

（4）苯海索。

第四节　降肌张力药

（1）地西泮（安定）。

（2）巴氯芬。

（3）盐酸替扎尼定。

（4）盐酸乙哌立松。

（5）左旋多巴。

（6）丹曲林。

（7）加巴喷丁。

（8）A型肉毒素。

第五节　镇痛药

一、麻醉性镇痛药（阿片类）

激动中枢神经系统特定部位的阿片受体——镇痛。

（1）吗啡：菲类生物碱类。

吗啡		知识点
药理作用	中枢神经系统	镇痛、镇静、镇咳、抑制呼吸、催吐、缩瞳、致欣快
	平滑肌兴奋作用	减慢胃肠蠕动——便秘
		胆道平滑肌痉挛性收缩
		支气管平滑肌收缩
		膀胱括约肌张力增加——尿潴留
		降低子宫张力、收缩频率和收缩幅度，延长产妇分娩时程
	心血管	扩张血管，使血压下降
	免疫系统	对细胞性免疫和人类免疫缺陷病毒蛋白诱导的免疫反应有抑制作用
临床应用		镇痛、缓解心源性哮喘、止泻
不良反应		眩晕、恶心、呕吐、便秘、耐受性和依赖性、急性中毒（导致呼吸抑制）

（2）哌替啶（杜冷丁）——人工合成。

（3）可待因。

（4）芬太尼。

（5）曲马多。

（6）布桂嗪。

二、解热镇痛抗炎药

1. 概念

解热镇痛抗炎药	知识点
定义	是一类化学结构不同，但都可抑制体内前列腺素（PG）合成，具有解热镇痛和消炎抗风湿作用的药物；因其化学结构与糖皮质激素的甾体结构不同，抗炎作用特点也不同，因此称为非甾体抗炎药（NSAIDs）
机制	抑制体内环氧化酶（COX）活性而减少局部组织前列腺素的生物合成
分类	根据其对 COX 作用的选择性可分为非选择性 COX 抑制药和选择性的 COX-2 抑制药

2. 常用药物

常用药物	知识点
阿司匹林 （乙酰 水杨酸）	非选择性 COX 抑制药
	药理作用：解热、镇痛、抗风湿、低浓度（抗凝）、高浓度（促进血栓形成）
	不良反应：胃肠道反应、加重出血倾向、过敏反应、水杨酸反应、瑞氏综合征、对肾脏的影响
对乙酰氨基酚 （扑热息痛）	非选择性 COX 抑制剂
	解热镇痛作用与阿司匹林相当，抗炎抗风湿作用极弱，无明显胃肠刺激作用
吡罗昔康、 美洛昔康	二者均属于选择性 COX-2 抑制剂
	吡罗昔康：对风湿关节炎、类风湿关节炎疗效与阿司匹林、吲哚美辛、萘普生相似而不良反应较少，患者易耐受
	美洛昔康：抗炎作用强而不良反应小，适应证与吡罗昔康相同

第六节 胰岛素及口服降血糖药

一、胰岛素

胰岛素的临床应用包括以下几点。

（1）1 型糖尿病。

（2）2 型糖尿病经饮食控制或用口服降血糖药未能控制者。

（3）酮症酸中毒及非酮症高血糖高渗性昏迷（要建立和维持电解质的平衡）。

（4）合并重度感染、消耗性疾病、高热、妊娠、创伤以及手术的各型糖尿病。

（5）细胞内缺钾者，胰岛素与葡萄糖同用可促进钾内流。

二、口服降血糖药

药物	知识点
胰岛素增敏剂	罗格列酮、吡格列酮
	对 2 型糖尿病及其心血管并发症均有明显疗效
磺酰尿类	格列本脲、格列奇特、格列吡嗪、格列美脲
双胍类	二甲双胍——肥胖者最适用

续表

药物	知识点
α- 葡萄糖苷酶抑制剂与餐时血糖调节剂	阿卡波糖、瑞格列奈（促进胰岛素生理性分泌曲线的恢复）
其他新型降糖药	①以胰高血糖素样肽 -1（GLP-1）为作用靶点的药物；②胰淀粉样多肽类似物

第七节 抗菌药物

一、概述

概述	知识点
抑菌药	定义：仅有抑制细菌生长繁殖而无杀灭作用的药物
	代表药物：四环素、红霉素类、磺胺类
杀菌药	定义：能够杀灭细菌作用的抗菌药
	代表药物：青霉素类、氨基糖苷类
最低抑菌浓度（MIC）	体外培养细菌 18 ～ 24 小时后能抑制培养基内病原菌生长的最低药物浓度
最低杀菌浓度（MBC）	能够杀灭培养基内细菌或使细菌数减少 99.9% 的最低药物浓度
抗菌药物的作用机制	抑制细胞壁的合成：青霉素类、头孢菌素类、磷霉素、环丝氨酸、万古霉素、杆菌肽——抑制细胞壁肽聚糖（黏肽）合成
	改变胞浆膜的通透性
	抑制蛋白质合成
	影响核酸和核酸代谢

二、β- 内酰胺类抗生素

（1）青霉素类。

（2）头孢菌素类。

（3）其他 β－内酰胺类：①青霉烯类；②头霉素类；③氧头孢类；④单环 β－内

酰胺类；⑤亚胺培南／西司它丁；⑥头孢西丁、头孢米诺；⑦拉氧头孢；⑧氨曲南。

三、大环内酯类、林可霉素类及多肽类抗生素

（1）大环内酯类：红霉素、阿奇霉素、罗红霉素、克拉霉素。

（2）林可霉素及克林霉素。

（3）多肽类抗生素：万古霉素、去甲万古霉素、替考拉宁。

四、人工合成抗菌药

（1）喹诺酮类：诺氟沙星、环丙沙星（铜绿假单胞菌有效）、左氧氟沙星。

（2）磺胺类：磺胺嘧啶、磺胺甲噁唑。

五、抗真菌药

（1）抗生素类：灰黄霉素、两性霉素 B。

（2）唑类：克霉唑、咪康唑、酮康唑、氟康唑。

（3）丙烯类：特比奈芬。

（4）嘧啶类：氟胞嘧啶。

第八节　抗凝血药

类型	知识点
抗凝血酶药	肝素：肝素在体内、体外均有强大抗凝作用
	低分子量肝素：选择性抗凝血因子 Xa 活性
	香豆素类：口服抗凝药，维生素 K 拮抗剂；主要药物——双香豆素、华法林、醋硝香豆素
抗血小板药	阿司匹林
	噻氯匹定
	双嘧达莫——对血小板聚集有抑制作用，在体内体外均有抗血栓作用
纤维蛋白溶解药	链激酶（SK）、尿激酶

第十二章　内科疾病

第一节　高血压

一、概述

概述		知识点
定义		高血压是以体循环动脉压增高为主要表现的临床综合征
分类	原发性高血压	95% 的高血压原因不明
	继发性高血压	不足 5% 的血压升高是某些疾病的一种临床表现
病因		原发性高血压的病因不明，与遗传、年龄、行为、饮食等多种因素有关
病理生理		高血压早期可无病理改变。长期高血压促进动脉粥样硬化的形成、导致体循环动脉血管硬化、心肌肥厚、脑功能减退、肾脏功能减退、视神经盘水肿和视网膜病变等

二、临床表现

1. 症状

症状	知识点
特点	起病缓慢，早期常无症状，仅在体检时发现血压升高
表现	偶有头痛、眩晕、气急、疲劳、心慌、耳鸣等症状
听诊	体检时主动脉区可听到第二心音亢进、收缩期杂音；伴有左心室肥厚时心尖可听到第四心音

2. 诊断标准

（1）我国统一标准——收缩压 ≥ 140mmHg 和（或）舒张压 ≥ 90mmHg。

（2）在非药物状态下，2 次或 2 次以上非同日多次重复血压测定所得的平均值为依据（两非一多）。

类别	收缩压（mmHg）	关系	舒张压（mmHg）
正常血压	< 120	和	< 80
正常高值	120 ~ 139	和（或）	80 ~ 89

续表

类别	收缩压（mmHg）	关系	舒张压（mmHg）
高血压1级（轻度）	140～159	和（或）	90～99
高血压2级（中度）	160～179	和（或）	100～109
高血压3级（重度）	≥180	和（或）	≥110
单纯收缩期高血压	≥140	和	＜90

3. 心血管危险度分层

分层	释义	治疗
低危	高血压1级，不伴有心血管疾病危险因素	改善生活方式为主，如6个月无效，给予药物治疗
中危	高血压2级	除改善生活方式外，给药治疗
	高血压1级，伴有1～2种危险因素	
高危	高血压3级	必须药物治疗
	高血压1～2级，至少伴有3种危险因素或患糖尿病或靶器官损伤	
极高危	高血压3级，伴有1种以上危险因素或伴有靶器官损害或糖尿病	尽快给予强化治疗
	高血压1～3级伴有相关疾病	

三、临床处理原则

1. 治疗目标

（1）主张血压控制目标值至少＜140/90 mmHg。

（2）伴有糖尿病或慢性肾脏病患者血压降至＜130/80 mmHg。

（3）脑卒中及老年收缩期性高血压，收缩压140～150 mmHg；舒张压＜90 mmHg（但≥65 mmHg）。

2. 治疗手段

药物、适当运动、危险因素控制、行为治疗。

3. 常用降压药物

详见第十一章第二节"抗高血压药"。

4.降压药物使用原则

（1）主张个体化原则，血管紧张素Ⅰ转化酶抑制药、血管紧张素Ⅱ受体拮抗药、β–受体阻滞剂、钙通道阻滞剂、利尿药均可作为一线首选药物。

（2）轻、中度高血压患者用药宜从小剂量开始，2～3周后血压控制不满意可增加剂量或换药，必要时选用2种或2种以上的药物。

（3）为防止靶器官损害，同时达到24小时稳定降压，宜选用长效制剂，每天1次，药物作用达到降压的谷峰比值50%以上。

5.降压药物的合理配伍

利尿剂、β–受体阻滞剂、钙通道阻滞剂、血管紧张素转换酶抑制剂、血管紧张素受体拮抗剂等均可作为一线降压药物。上述降压药物可以单独或联合使用，治疗一般先从小剂量开始，并逐步加量。

序号	降压药物的合理配伍
1	▲血压≥ 140/90 mmHg，经过改善生活方式6个月仍无效者，可选择一种降压药物 ▲主要根据患者心血管危险因素状况、靶器官损害、并发症、合并症、降压疗效、不良反应以及家庭经济情况等选择药物
2	▲对血压≥ 160/100 mmHg 者，一般在开始时即可采用两种药物联合治疗 ▲合理的两两联合治疗方案包括：利尿剂 +β- 受体阻滞剂、利尿剂 + 二氢吡啶类钙通道阻滞剂、利尿剂 + 血管紧张素转换酶抑制剂或血管紧张素受体拮抗剂、二氢吡啶类钙通道阻滞剂 +β- 受体阻滞剂、二氢吡啶类钙通道阻滞剂 + 血管紧张素转换酶抑制剂或血管紧张素受体拮抗剂 ▲血管紧张素转换酶抑制剂与血管紧张素受体拮抗剂一般不联合使用
3	▲对口服两种药物联合治疗仍不能将血压控制在 140/90mmHg 以下，或顽固性高血压患者，应考虑给予3种及以上种类降压药物治疗，并且其中至少包括一种利尿剂

第二节　冠状动脉粥样硬化性心脏病

一、概述

概述	知识点
定义	冠状动脉粥样硬化性心脏病（冠心病）是多种原因综合参与发病，导致冠状动脉管腔狭窄甚至闭塞，和（或）因冠状动脉功能性改变（痉挛）导致心肌缺血缺氧或坏死而引起的心脏病，表现为心肌供血相对不足（心绞痛）或绝对不足（心肌梗死）的疾病

续表

概述	知识点
病因	多因素的，遗传、饮食、行为等都参与了冠状动脉粥样硬化形成的过程
病理生理	血脂增高和血管壁损伤致使冠状动脉壁脂质沉积形成粥样硬化斑块
	在斑块破裂的基础上可以形成血栓，而导致血管狭窄乃至闭塞
	粥样斑块脱落和血栓形成都可以造成血管闭塞和心肌梗死
	病理生理的核心是心肌耗氧和供氧失平衡

二、心绞痛

心绞痛	知识点
定义	以发生于胸痛、颌部、肩部、背部或手臂的不适感为特征的临床综合征
其他	心绞痛常发生于冠状动脉狭窄的患者
	也可发生于瓣膜性心脏病、肥厚型心肌病、控制不良的高血压患者
	冠状动脉结构正常但由于冠脉痉挛或血管内皮功能失调而导致心肌缺血的患者也可出现心绞痛
	心绞痛还可是食管、胸壁或肺部等非心脏性疾病的临床症状

三、心绞痛分级法（加拿大心血管学会，CCS）

分级	具体内容
Ⅰ级	一般体力活动（散步、登楼）不受限；仅在强、快或持续用力时发作
Ⅱ级	一般体力活动轻度受限；快步、登梯、爬坡、餐后、寒冷或刮风中、情绪激动或醒后数小时内发作，平地步行＞200米或登楼＞1层
Ⅲ级	一般体力活动明显受限；平地200米或登楼1层
Ⅳ级	轻微活动或休息时可发作

▲记忆口诀：Ⅰ无Ⅱ轻Ⅲ明显，Ⅳ级休息也发作。

四、辅助检查

检查项目	临床意义
心电图	确定心肌缺血、梗死、心律失常等
动态血压和动态心电图	确定血压和心电图的动态变化

续表

检查项目	临床意义
心电运动试验	确定运动诱发的心肌缺血、心律失常
超声心动图	确定心功能
放射性核素扫描	确定缺血和心功能
PET	确定心肌代谢状态
冠状动脉造影	诊断和治疗——"金标准"
冠状动脉内超声显像	显示冠状动脉内的结构及斑块情况
电子束或多层螺旋X线计算机断层显像	可粗略显示左、右冠状动脉及其分支的结构
气体代谢测定	确定气体交换和运输功能

五、实验室检查

（1）血脂：冠心病患者总胆固醇↑，低密度脂蛋白↑，甘油三酯↑，高密度脂蛋白↓。

（2）心肌酶谱：冠心病患者乳酸脱氢酶↑，磷酸肌酸激酶同工酶↑，肌钙蛋白 I 和肌钙蛋白 T ↑。

六、诊断要点

类型	诊断要点
稳定型心绞痛	发作诱因明确，通常因劳力或情绪激动而加重，休息或服用硝酸甘油可迅速缓解
不稳定型心绞痛	胸痛的部位、性质与稳定型心绞痛相似，但具有以下特点之一： （1）原为稳定型心绞痛，在 1 个月内疼痛发作的频率、程度均加甚，持续时间延长，硝酸甘油缓解作用减弱 （2）1 个月内新发生的心绞痛，并因较轻的负荷所诱发 （3）休息时或轻微活动即发作的心绞痛，或发作时表现 ST 段抬高（以往所谓的"变异性心绞痛"）；另外，由于贫血、感染、甲亢和心律失常等原因诱发的心绞痛称之为继发性不稳定型心绞痛
急性心肌梗死（AMI）	诊断必须具备下列 3 条中的 2 条： （1）缺血性胸痛的临床病史 （2）心电图动态演变 （3）心肌坏死的血清心肌标志物浓度的动态改变
陈旧性心肌梗死	急性心肌梗死 3 个月后，且病情稳定

七、临床处理

1. 心绞痛

处理措施	知识点
抗心绞痛药物	主要为血管扩张剂、钙通道阻滞剂、β-受体阻滞剂等，通过降低心肌收缩力、减慢心率和降低外周血管阻力的方式，降低心肌耗氧量
休息	发作时立即停止体力活动和任何引起情绪激动的行为
吸氧	有助于缓解症状
溶栓治疗	严重发作者可以考虑溶栓治疗。溶栓治疗可以用于严重不稳定型心绞痛或者急性冠脉综合征，但是治疗必须早期进行
经皮冠状动脉介入治疗（PCI）	略
外科手术治疗	主动脉 - 冠状动脉旁路移植术（CABG）
运动训练疗法	略

2. 心肌梗死

（1）药物处理原则与心绞痛相似。

（2）再灌注心肌治疗：急性期立即行 PCI、溶栓治疗或 CABG 术。

（3）在不增加心脏负荷的前提下，逐步开始肢体和呼吸运动锻炼。

第三节　慢性充血性心力衰竭

一、概述

概述	知识点
定义	指心血管疾病发展至一定的严重程度，心肌收缩力和舒张功能障碍，心输出量减少，不能满足机体组织细胞代谢需要，同时静脉血回流受阻，静脉系统淤血，从而出现一系列症状和体征
分类	发展过程——急性衰竭和慢性衰竭
	部位——左心衰竭、右心衰竭和全心衰竭
	心脏收缩或舒张功能障碍的性质——收缩性心力衰竭和舒张性心力衰竭
特点	左心衰竭最常见，次则全心衰竭，单纯右心衰竭较少

二、临床表现

心力衰竭	知识点	临床表现
左心衰竭 （肺循环淤血）	症状	一般症状——劳力性呼吸困难或喘息（夜间阵发性呼吸困难）
		急性发作——端坐呼吸、咯粉红色泡沫样痰
		心脏病的表现——疲劳、心悸、呼吸急促
	体征	发绀、心脏病体征、奔马律、两肺底湿啰音、哮鸣音
右心衰竭 （体循环静脉 淤血）	症状	表现——恶心、呕吐、腹胀、上腹胀痛
	体征	颈静脉怒张、肝脏肿大、肝颈静脉回流征阳性、水肿（下肢、全身、胸腔积液、腹腔积液）、紫绀

三、辅助检查

（1）X线胸片：可以观察心胸比例和肺淤血情况。

（2）超声心动图：心脏的收缩和室壁情况。

四、功能评定

1. NYHA 心功能临床分级

分级	表现	活动时代谢当量水平
Ⅰ级	日常不受限，一般活动不引起	≥ 7 MET
Ⅱ级	轻度受限，一般活动引起	5 ～ 7 MET
Ⅲ级	严重受限，小于一般活动	2 ～ 5 MET
Ⅳ级	不能活动，静息下发生	< 2 MET

▲记忆口诀：Ⅰ无Ⅱ轻Ⅲ严重，Ⅳ级静息也发作。

2. 6 分钟步行试验

距离	米数	心功能
步行距离	< 150 m	重度心功能不全
步行距离	150 ～ 425 m	中度心功能不全
步行距离	426 ～ 550 m	轻度心功能不全

五、临床处理原则

临床处理原则	知识点
休息	根据病情适当安排患者的作息
减少钠盐的摄入	可减少体内水潴留，减轻心脏的前负荷，是治疗心力衰竭的重要措施
强心	洋地黄类——地高辛、毛花苷C和毒毛花苷K等
	肾上腺素能受体激动剂——多巴胺、多巴酚丁胺
	磷酸二酯酶抑制剂——氨力农、米力农
利尿剂	噻嗪类、袢利尿剂、保钾利尿剂、碳酸酐酶抑制剂
血管扩张剂	静脉滴注硝普钠或酚妥拉明以降低肺循环压力，注意勿引起低血压
	可舌下含化硝酸甘油或二硝酸异山梨醇降低肺循环静脉压
肾素血管紧张素醛固酮系统抑制剂	血管紧张素转换酶抑制剂——卡托普利、依那普利、贝那普利等
	血管紧张素受体阻滞剂——氯沙坦、缬沙坦、替米沙坦
	醛固酮受体拮抗剂——螺内酯
β-受体阻滞剂	美托洛尔、比索洛尔、卡维地洛等
其他处理	吸氧、减少静脉回流、激素类药物

第四节 慢性支气管炎

一、概述

概述	知识点	
定义	气管、支气管黏膜及其周围组织的慢性非特异性炎症	▲记忆口诀："烽火连3月，家书抵万金"
	临床上以咳嗽、咳痰为主要症状	
	每年发病持续3个月以上，连续2年或2年以上	
	排除咳嗽、咳痰、喘息症状的其他疾病	
病因	感染：病毒、支原体、细菌等感染是慢性支气管炎发生和发展的重要原因之一	
	有害气体和有害颗粒：冷空气、粉尘、刺激性气体或烟雾、香烟等损伤气道上皮细胞使纤毛运动减退，巨噬细胞吞噬能力降低，导致气道净化功能下降	
	其他因素：免疫、年龄和气候等因素均与慢性支气管炎有关	

二、临床表现

临床表现	知识点
症状	咳嗽：一般以晨间咳嗽为主，睡眠时有阵咳或排痰
	咳痰：一般为白色黏液和浆液泡沫性，偶可带血，清晨排痰较多，起床后或体位变动时可刺激排痰
	喘息或气急：喘息明显者常称为喘息性支气管炎；若伴肺气肿时可表现为劳动或活动后气急
体征	早期多无异常体征；急性发作期可在背部或双肺底听到干、湿啰音，咳嗽后减少或消失

三、辅助检查

（1）X 线胸片——早期可无异大多正常反复发作可表现为或有肺纹理增粗。

（2）呼吸功能检查——早期无异常。

四、实验室检查

（1）细菌感染时，白细胞总数及中性分叶正常或稍高。

（2）病毒感染时，白细胞总数减少，淋巴细胞可增多。

五、临床处理原则

临床处理原则	知识点
控制感染	喹诺酮类、大环内酯类、β- 内酰胺类或磺胺类口服，病情严重时静脉给药
镇咳祛痰	复方甘草合剂或复方氯化铵合剂，加用祛痰药盐酸氨溴索；干咳用右美沙芬
平喘	有气喘者可加用解痉平喘药，如氨茶碱、茶碱控释片，或长效 β_2 激动剂加糖皮质激素吸入

第五节 慢性阻塞性肺疾病

一、概述

概述	知识点
定义	慢性阻塞性肺疾病（COPD）是指一组气流受限为特征的肺部疾病，气流受限不完全可逆、呈进行性发展，它是可以预防和治疗的疾病
	COPD 主要累及肺部，但也可以引起肺外各器官的损害
病因和危险因素	吸烟、职业粉尘和化学物质、空气污染
	感染——肺炎链球菌和流感嗜血杆菌可为急性发作的主要病原菌
	蛋白酶 - 抗蛋白酶的失衡、氧化反应、炎症反应等
病理改变	气道：炎性细胞浸润气管、支气管及细支气管（内径＞ 2 ～ 4 mm）的表层上皮，黏液分泌腺增大和杯状细胞增多使黏液分泌增加
	肺实质：主要的病理表现为阻塞性肺气肿，其中以小叶中央型为多见
	肺血管：以血管壁增厚为特征，疾病早期便可出现

二、临床表现

临床表现	知识点
症状	主要为慢性咳嗽（随病程发展可终身不愈）、咳痰、气短或呼吸困难（早期在劳力时出现，随病程进展而加重）、喘息和胸闷、晚期患者有体重减轻和食欲下降等
体征	桶状胸，双侧语颤减弱，肺部叩诊呈过清音，心浊音界缩小，肺下界和肝浊音界下降，两肺呼吸音减弱，呼气延长，部分患者可闻及干、湿啰音

三、辅助检查

胸部 X 线早期无变化，以后可见肺纹理增多、紊乱、肺野扩大、透亮度增加、肋膈角变浅、横膈运动减弱；合并肺心病时出现水滴样心脏影。

四、实验室检查

合并感染时可出现白细胞增高，中性粒细胞增多。血气检查对确定发生低氧血症、高碳酸血症、酸碱平衡失调及判断呼吸衰竭的类型有重要意义。

五、肺功能检查

（1）第一秒用力呼气容积占用力肺活量的百分比（FEV1/FVC）：是评价气流受限的一项敏感指标。

（1）第一秒用力呼气容积占预计值的百分比（FEV1% 预计值）：是评估 COPD 严重程度的良好指标。

（3）吸入支气管舒张药后 FEV1/FVC < 70% 及 FEV1 < 80% 预计值，可确定为不完全可逆的气流受限。

（4）患者肺功能 FEV1/FVC < 70%，FEV1 > 80%，在除外其他疾病后亦可诊断为 COPD。

六、诊断要点

（1）慢性支气管炎、肺气肿患者肺功能检查出现气流受限、并且不能完全可逆时，则能诊断 COPD。如患者只有"慢性支气管炎"和（或）"肺气肿"，而无气流受限，则不能诊断为 COPD，可将有咳嗽、咳痰症状的慢性支气管炎视为 COPD 的高危期。

（2）肺气肿是指肺部终末细支气管远端气腔出现异常持久的扩张，并伴有肺泡壁和细支气管的破坏而无明显的肺纤维化。X 线片示胸廓扩张，肋间隙增宽，肋骨平行，两肺野透亮度增加，膈降低且变平，肺血管纹理内带增粗紊乱，外带纤细、稀疏、变直。FEV1 < 70% 总用力肺活量，最大通气量 < 80% 预计值，残气量 > 40% 肺总量，即可确诊阻塞性肺气肿。

七、临床处理原则

（1）舒张支气管药物如氨茶碱、β_2 受体激动剂或肾上腺皮质激素。

（2）抗生素根据病原菌或经验应用有效抗生素。

（3）避免发作诱因。

（4）增强体质。

第六节　哮喘

一、概述

概述	知识点
定义	由多种细胞（肥大细胞、嗜酸粒细胞、T淋巴细胞）和细胞组分参与的慢性气道炎症性疾病，多种刺激均可诱发支气管痉挛，表现为发作性呼吸困难
病因	哮喘的病因还不十分清楚，患者个体过敏体质及外界环境的影响是发病的危险因素
病理	早期因病理的可逆性，肉眼观解剖学上很少器质性改变

二、临床表现

临床表现	知识点
症状	发作性伴有哮鸣音的呼气性呼吸困难或发作性咳嗽、胸闷等
	长期发作可以导致肺气肿和桶状胸
	夜间和清晨发作较多
	发作后呼吸困难可自行或经过支气管扩张剂治疗后缓解
体征	发作时胸部呈过度充气状态，有广泛的哮鸣音，呼气音延长
	轻度哮喘或非常严重的哮喘哮鸣音可不出现
	严重的哮喘患者出现心率增快、奇脉、胸腹反常运动、发绀

三、辅助检查

胸部X线片示两肺透亮度增加，呈过度充气状态，在缓解期多无明显异常。

四、实验室检查

发作时可有血液嗜酸性粒细胞增高，如并发感染可有白细胞总数增高及分类中性粒细胞比例增高。

五、诊断要点

根据有反复发作的哮喘史，发作时有带哮鸣音的呼气性呼吸困难，可自行缓解或支气管解痉剂得以缓解等特征以及典型的急性发作症状和体征，除外可造成气喘或呼吸困难的其他疾病，一般诊断并不困难，但过敏原常不明确。

六、哮喘病情严重程度分级

严重程度	肺功能
轻度	FEV1：≥ 80% 预计值，PEF 变异率：20% ～ 30%，用支气管舒张剂后上述指标恢复正常
中度	FEV1：60% ～ 80% 预计值，PEF 变异率：> 30%，治疗后 FEV1 和 PEF 恢复正常
重度	FEV1：≤ 60% 预计值，PEF 变异率：> 30%，经积极治疗 FEV1 或 PEF 仍然低于正常

七、处理原则

处理原则	知识点
消除病因	略
控制急性发作	（1）拟肾上腺素药物 （2）茶碱（黄嘌呤）类药物 （3）抗胆碱能类药物 （4）钙通道阻滞剂 （5）肾上腺糖皮质激素（简称激素） （6）理疗
促进排痰	祛痰剂、气雾吸入、机械性排痰、积极控制感染
增强体质	略
脱敏治疗	略

第七节　糖尿病

一、概述

概述	知识点
定义	以高血糖为特征的代谢性疾病；由于胰岛素分泌和（或）作用缺陷所引起的碳水化合物、蛋白质、脂肪代谢紊乱，可造成多系统损害

续表

概述	知识点
病因	1 型糖尿病：遗传、病毒感染、化学毒性物质和饮食因素、自身免疫
	2 型糖尿病：遗传、人口老龄化、现代生活方式、营养过剩、体力活动不足、子宫内环境以及应激、化学毒物等

二、临床表现

临床表现	知识点
代谢紊乱综合征	"三多一少"——多尿、多饮、多食、体重减轻
	1 型糖尿病：常有明显症状
	2 型糖尿病：多因疲乏无力、视物模糊、皮肤瘙痒及慢性并发症而就诊发现，也可在体检或因其他疾病就诊化验时发现
并发症和伴发疾病	急性并发症：指糖尿病酮症酸中毒和高血糖高渗状态
	慢性并发症：大血管病变、微血管病变（糖尿病肾病和视网膜病变）、神经病变、糖尿病足、感染性并发症

三、实验室检查

血糖测定和口服葡萄糖耐量试验（OGTT）糖化血红蛋白测定、胰岛 β 功能检查。

四、诊断标准

检查项目	血糖水平
空腹血糖（FPG）	≥ 7.0 mmol/L（126 mg/dL）
OGTT 试验 2 小时血糖（2hPG）	≥ 11.1 mmol/L（200 mg/dL）
症状 + 随机血糖	≥ 11.1 mmol/L（200 mg/dL）

五、治疗

糖尿病治疗的 5 个要点：医学营养治疗、运动疗法、血糖监测、药物治疗和糖尿病教育。

第八节　消化系统疾病

一、慢性胃炎

知识点	内容
病因	原因和发病机制不明，可能与急性胃炎的遗患、刺激性食物和药物、十二指肠液的反流、自身免疫因素有关
病理分类	非萎缩性胃炎：病变限于胃小凹和黏膜固有层的表层；主要见于胃窦，也可见于胃体
	萎缩性胃炎：病变深入黏膜固有膜时影响胃腺体，使之萎缩
临床表现	一般表现：进展缓慢，反复发作，中年以上好发病
	浅表性胃炎：有慢性不规则的上腹隐痛、腹胀、嗳气等，尤以饮食不当时明显，部分患者有反酸、上消化道出血
	胃体胃炎：消化道症状较少
	胃窦胃炎：有胆汁反流时，常表现为持续性上、中腹部疼痛，进食后即吐，呕吐物含胆汁，伴胸骨后疼痛及烧灼感
诊断	胃镜检查及胃黏膜活组织检查
治疗要点	病因治疗、药物治疗、物理治疗、手术治疗

二、消化性溃疡

知识点	内容
病因和病理	发生于胃和十二指肠的慢性溃疡；发病机制较为复杂，基本原理是胃、十二指肠局部黏膜损害（致溃疡）因素和黏膜保护（黏膜屏障）因素之间失去平衡，局部黏膜损害因素增强和（或）保护因素削弱都可引起溃疡
	胃溃疡多位于胃小弯侧及幽门前区，有时也可发生在小弯上端或贲门，偶见于大弯
	十二指肠溃疡多位于球部，前壁较后壁常见，偶位于球部以下十二指肠乳头以上，称为球后溃疡
临床表现	一般表现：慢性、周期性、节律性上腹痛
	胃溃疡：疼痛多在餐后半小时出现，持续 1～2 小时——餐后痛
	十二指肠溃疡：疼痛多在餐后 2～3 小时出现——空腹痛、夜间痛

续表

知识点		内容
诊断		初步诊断：慢性病程，周期性发作及节律性上腹痛等典型表现
		确诊：钡餐 X 线和（或）内镜检查
治疗原则		整体治疗与局部治疗相结合，发作期治疗与巩固治疗相结合
治疗要点	一般治疗	发作期或缓解期均保持乐观的情绪、规律的生活、避免过度紧张与劳累；饮食要定时，进食不宜太快，避免过饱过饥，忌粗糙、过冷过热和刺激性大的食物。禁用损伤胃黏膜的药物
	降胃酸药物	制酸药包括：包括碳酸氢钠、碳酸钙、氧化镁、氢氧化铝、三硅酸镁等
		抗分泌药：①组胺 H_2 受体拮抗剂——西咪替丁、雷尼替丁、法莫替丁；②质子泵抑制剂——奥美拉唑
	抗生素治疗	抗幽门螺杆菌的治疗
	加强保护胃黏膜治疗	可选用胶态次枸橼酸铋（GBS）、前列腺素 E、硫糖铝、三钾二枸橼酸络合铋、甘珀酸等
	促进胃动力药	如甲氧氯普胺、多潘立酮、西沙必利等
	物理治疗	改善血液循环，缓解疼痛，促进溃疡愈合
	外科治疗	主要适用于急性溃疡穿孔、穿透性溃疡、大量或反复出血、内科治疗无效者、器质性幽门梗阻、胃溃疡癌变或癌变不能除外者、顽固性或难治性溃疡（如幽门管溃疡、球后溃疡）

第九节　泌尿系统疾病

一、急性肾衰竭

知识点	内容
定义	由多种原因引起的肾功能迅速恶化、代谢产物潴留、水电解质和酸碱平衡紊乱为主要特征的一组综合征，包括肾前性氮质血症、肾性和肾后性原因引起的急性肾衰
临床表现	少尿期（12 ～ 24 小时，尿量 50 ～ 400 mL 或无尿）、多尿期（尿量＞ 500 mL/d）、恢复期
诊断依据	急性肾衰竭确诊的"金标准"是肾组织活检病理诊断

二、急性肾盂肾炎

知识点	内容
定义	肾盂肾炎是由病原微生物侵入肾盂、肾间质和肾实质所引起的炎症性病变
病因	病原菌：主要为非特异性细菌，其中以大肠埃希菌为最多
	诱因：尿流不畅、膀胱-输尿管反流、机体抵抗力降低、尿路手术或器械操作，留置导尿管 4 天以上者可高达 90%
	感染途径：上行感染（主要感染途径）、血行感染、淋巴道感染和邻近组织感染的直接蔓延

第十三章 外科疾病

第一节 外科急性感染

一、概论

1.定义

需要手术治疗的感染性疾病和发生在创伤或手术后的感染。

2.分类

分类	具体
非特异性感染	又称化脓性感染或一般感染，如疖、痈、丹毒、急性乳腺炎，急性阑尾炎等
	病菌入侵→急性炎症反应→红、肿、热、痛大多感染属此类
特异性感染	如结核病、破伤风、气性坏疽等，这些感染性疾病的致病菌、病程演变和防治方法都不同于非特异性感染

3.分期

急性感染——病程3周以内；慢性感染——超过2个月；亚急性感染——介于两者之间。

4.导致化脓性感染的致病菌

致病菌	具体
葡萄球菌	革兰染色阳性，常存在于人的鼻、咽部黏膜和皮肤及其附属的腺体
链球菌	革兰染色阳性，存在于口、鼻、咽和肠腔内；常见的致病链球菌
	溶血性链球菌
	绿色链球菌：一些胆道感染和亚急性心内膜炎的致病菌
	粪链球菌：肠道和阑尾穿孔引起急性腹膜炎的混合致病菌之一，也常引起泌尿道的感染
大肠埃希菌	革兰染色阴性，大量存在于肠道内
铜绿假单胞菌	革兰染色阴性，常存在于肠道内和皮肤上；特别是大面积烧伤的创面感染
变形杆菌	革兰染色阴性，存在于肠道和前尿道，为尿路感染、急性腹膜炎和大面积烧伤感染的致病菌之一

5. 病理

病理	知识点	内容
化脓性感染的病理过程	早期浸润	化脓性细菌侵入早期，血管通透性增加、渗出增加、组织水肿
	化脓坏死	病灶血液循环障碍加重，组织营养障碍、变性、液化、坏死
	吸收修复	炎症局限、坏死组织被清除后，病灶边缘肉芽再生，长入脓腔填补缺损组织，创缘上皮生长覆盖创面而愈合
	慢性迁延	急性感染不能彻底消灭，持续存在，迁延2个月以上成为慢性感染。慢性感染可形成溃疡、窦道或瘘管
感染的结局	局限化、吸收或形成脓肿	当机体抵抗力占优势，感染易局限化，可自行吸收，或形成脓肿
	转为慢性感染	当机体抵抗力与致病菌毒力处于相持状态，感染病灶被局限，形成溃疡、瘘或窦、硬结，不易愈合；病灶内仍有致病菌
	感染扩散	在致病菌的毒力超过人体抵抗力时，感染不能局限，可迅速扩散或进入淋巴系统、血液循环，引起严重的全身性感染

6. 临床表现

（1）局部症状：红、肿、热、痛和功能障碍（5个典型症状）。

（2）全身症状：发热、呼吸心率加快，头疼乏力、食欲减退等。

7. 诊断

（1）波动感是诊断浅部脓肿的主要依据。深部脓肿波动感不明显，但脓肿表面组织常有水肿，局部压痛，全身症状明显，用穿刺帮助诊断。

（2）对疑有全身感染者应抽血液作细菌培养检查。

8. 治疗原则

消除感染病因和毒性物质（脓液、坏死组织等），增强人体的抗感染和修复能力。

9. 治疗要点

（1）局部治疗：患部制动、休息、物理治疗、手术治疗。

（2）全身治疗：用于感染较重，包括支持疗法和抗生素治疗。

康复医学治疗技术必备学习笔记

二、具体疾病

1. 疖

概述	知识点
病因和病理	单个毛囊及其周围组织的急性化脓性感染，致病菌主要为金黄色葡萄球菌和表皮葡萄球菌
临床表现	局部表现：红、肿、痛的小结节，以后逐渐肿大，呈锥形隆起
	全身表现：一般无明显的全身症状；但若发生在面部，特别是在"危险三角区"的上唇周围和鼻部疖，如被挤压或挑刺，感染容易沿内眦静脉和眼静脉进入颅内的海绵状静脉窦，引起化脓性海绵状静脉窦炎，出现结膜充血、眼球突出、固定，瞳孔散大，眼部周围组织的进行性红肿和硬结，疼痛和压痛，伴头痛、寒战、高热甚至昏迷等，死亡率很高
治疗要点	避免机械性摩擦、搔抓和挤捏，尤以上唇和鼻部的疖
	局部物理治疗
	疖病患者口服抗生素
	如有糖尿病，依病情调整饮食及给予胰岛素等治疗

2. 痈

概述	知识点
病因和病理	痈是多个相邻的毛囊及其所属的皮脂腺或汗腺的急性化脓性感染，或由多个疖融合而成，致病菌为金黄色葡萄球菌
临床表现	痈中央部的表面有多个脓栓，破溃后呈蜂窝状；痈易向四周和深部发展，周围呈浸润性水肿，局部淋巴结肿大和疼痛；多数伴明显的全身症状，如畏寒、发热、食欲缺乏
实验室检查	血常规检查白细胞计数明显增加
治疗要点	全身治疗、局部治疗（唇痈不宜采用手术治疗）

3. 蜂窝织炎

概述	知识点
病因和病理	急性蜂窝织炎是皮下、筋膜下、肌间隙或深部蜂窝组织的急性弥漫性化脓性感染，致病菌主要是溶血性链球菌，其次为金黄色葡萄球菌，亦可为厌氧性细菌
临床表现	不易局限，扩散迅速，与正常组织无明显界限
实验室检查	血常规检查白细胞计数明显增加

续表

概述	知识点
治疗要点	患部休息
	局部物理治疗
	全身加强营养和抗生素治疗
	必要时给予止痛、退热药物
	如经上述处理仍不能控制其扩散者，应作广泛的多处切开引流

4. 丹毒

概述	知识点
病因和病理	丹毒是皮肤及其网状淋巴管的急性炎症，感染蔓延很快，很少有组织坏死或化脓β-溶血性链球菌，从皮肤、黏膜的细小伤口入侵所致
临床表现	好发部位为下肢和面部；起病急，患者常有头痛、畏寒、发热；局部典型表现为色鲜红、中间稍淡、境界较清楚，局部烧灼痛、触痛的硬肿性红斑，手指压之褪色；红肿处可出现水疱、大疱或脓疱
治疗要点	患部休息，抬高患肢
	局部物理治疗
	全身抗生素治疗
	对因足癣引起的下肢丹毒，应治疗足癣

5. 急性淋巴管炎和急性淋巴结炎

概述	知识点
病因和病理	致病菌为金黄色葡萄球菌和溶血性链球菌
急性淋巴管炎	网状淋巴管炎：丹毒是网状淋巴管炎
	管状淋巴管炎：①浅层淋巴管炎——在伤口近侧出现一条或多条"红线"硬而有压痛；②深层淋巴管炎——不出现红线，但患肢肿胀，有压痛
急性淋巴结炎	轻者，局部淋巴结肿大略有压痛，并常能自愈；重者，局部有红、肿、痛、热，并伴有全身症状
治疗要点	及时治疗原发病、早期物理治疗、伴全身症状者，给予抗生素治疗、急性淋巴结炎形成脓肿后，应切开引流

6. 脓肿

概述	知识点
病因和病理	致病菌为金黄色葡萄球菌；常继发于各种化脓性感染，如急性蜂窝织炎、急性淋巴结炎、疖等；也可发生在局部损伤的血肿或异物存留处；此外，还可从远处感染灶经血流转移而形成脓肿
临床表现	浅部脓肿：表现为局部红、肿、痛及压痛，继而出现波动感
	深部脓肿：为局部弥漫性肿胀，疼痛及压痛，波动不明显，试验穿刺可抽出脓液
治疗要点	及时切开引流、术后及时更换敷料、合理选择物理治疗、全身抗生素治疗、必要时给予支持治疗

7. 甲沟炎

概述	知识点
病因和病理	甲沟炎是甲沟及其周围组织的感染；致病菌为金黄色葡萄球菌。
临床表现	指、趾甲一侧或双侧甲沟之近端发红，肿胀，疼痛，继而出现脓点，流脓后可见肉芽组织；感染蔓延至甲床时，局部积脓使整个指（趾）甲浮起、脱落
治疗要点	早期物理治疗
	已有脓液的，在甲沟处纵行切开引流；甲床下已积脓，将指甲拔去，或将化脓腔上的指甲剪去
	必要时全身抗生素治疗

8. 乳腺炎

概述	知识点
病因和病理	致病菌为葡萄球菌
	因乳管阻塞、乳液淤积，细菌直接侵入所致，或细菌自乳头或乳晕的皲裂侵入乳管，并沿淋巴管引起乳腺小叶感染
临床表现	起病时常有高热、寒战等全身中毒症状，患侧乳房体积增大，局部变硬，皮肤发红，有压痛及搏动性疼痛。如果短期内局部变软，说明已有脓肿形成。患侧的腋淋巴结常有肿大
实验室检查	白细胞计数增高
治疗要点	暂停患侧乳房哺乳，促进乳汁排泄，凡需要切开引流者应终止哺乳
	局部物理治疗
	全身使用抗生素治疗
	脓肿形成后应及时切开引流

9. 阑尾炎

概述	知识点
病因和病理	分类：急性单纯性、急性化脓性（蜂窝织炎性）、急性穿孔性（坏疽性）
	结局：炎症消散、感染局限、感染扩散
临床表现	主要表现为转移性右下腹疼痛，常见体征为右下腹压痛、腹肌紧张和反跳痛等
实验室检查	白细胞总数和中性白细胞有不同程度的升高，核左移现象
治疗要点	手术为主

第二节　周围血管和淋巴血管疾病

一、下肢深静脉血栓

概述	知识点	
病因	静脉血流滞缓、静脉壁损伤、血液高凝状态	
临床表现	周围型：为小腿肌肉静脉丛血栓形成	
	中央型：为髂股静脉血栓形成，左侧多见	
	混合型：临床表现为两个表现相加	
治疗要点	手术治疗：适用于病期在 3 日以内的中央型和混合型患者	
	非手术治疗：适用于周围型及超过 3 日以上的中央型和混合型患者	
	卧床休息：卧床休息 1 ～ 2 周，避免用力排便或加压治疗，以防血栓脱落导致肺栓塞	
	抬高患肢：垫高患肢，使患肢高于心脏平面	
	弹力袜或弹力绷带	小腿肌肉静脉丛血栓——1 ～ 2 周
		腘静脉、股静脉血栓——不超过 6 周
		髂股静脉血栓——3 ～ 6 个月
	溶血栓疗法：急性深静脉血栓形成或并发肺栓塞，在发病 1 周内的患者可应用纤维蛋白溶解剂，包括链激酶及尿激酶治疗	
	抗凝血疗法：常作为溶栓疗法与手术取栓术的后续治疗，常用的抗凝药物有肝素和香豆素类衍生物	
	物理治疗：直流电、超短波等；切忌用正压顺序循环治疗	

二、四肢血栓性浅静脉炎

知识点	内容
病因和病理	与感染、肢体外伤、静脉内置留插管超过 24 小时、静脉内注射高渗溶液和硬化剂、长期卧床的患者、手术后恢复期的患者、血液凝固性增高等因素有关
临床表现	病变静脉区成红肿索条状，明显疼痛和压痛，局部皮温升高；急性炎症消散后，索条状硬度增加，皮肤留有色素沉着，一般无全身症状
治疗要点	抬高患肢、局部物理治疗、酌情应用抗生素

三、血栓闭塞性脉管炎

知识点	内容
病因与病理	主要累及四肢中、小动脉和静脉，以下肢血管为主；病变动脉缩窄变硬，血管全层程非化脓性炎症，原因不明
临床表现	多见于 20 ～ 40 岁的男性吸烟者，起病时肢体发凉、怕冷、麻木、酸痛继而出现间歇性跛行，最后发展为静息痛，尤其以夜间为甚
治疗要点	治疗原则：改善侧支循环，改善肢体血供，减轻和消除疼痛，促进溃疡愈合及防止感染，保存肢体
	非手术治疗要点：戒烟，保暖和防外伤，应用血管舒张药和物理治疗缓解血管痉挛和促进侧支循环

第三节　泌尿系感染

一、膀胱炎

知识点	内容
致病菌	膀胱的非特异性感染 70% 以上的常见致病菌是革兰阴性杆菌，包括大肠埃希菌、变形杆菌、产气杆菌、福大肠杆菌、铜绿假单胞等
诱因	所有可破坏膀胱黏膜正常抗菌能力、改变膀胱正常组织结构及适合于细菌滞留、生长和繁殖的一切因素
感染途径	上行性感染：细菌经尿道进入膀胱，这一感染途径最为常见，如留置尿管后诱发膀胱炎

续表

知识点	内容	
感染途径	下行性感染：继发于肾脏的感染，细菌随尿液经输尿管进入膀胱	
	局部直接感染：膀胱造瘘后于外界直接相通，细菌经瘘管直接侵入膀胱引起感染	
临床表现	急性膀胱炎	发病急骤，病程一般持续 1～2 周后自行消退或治疗后消退；其特点是发病"急"、炎症反应"重"、病变部位"浅"
		常见的症状有尿频、尿急、尿痛、脓尿和终末血尿，甚至全程肉眼血尿；单纯急性膀胱炎全身症状轻微，多不发热
	慢性膀胱炎：程度较轻，其特点是发病"慢"、炎症反应"轻"、病变部位"深"	
诊断依据	急性膀胱炎：症状多较典型，有尿频、尿急和尿痛的病史	
	尿液常规检查：可见红细胞、脓细胞	
	尿液细菌培养：每毫升（mL）尿细菌计数超过 10 万即可明确诊断	
治疗要点	一般治疗：适当休息，多饮水，注意营养，忌食刺激性食物，热水坐浴，解痉	
	抗生素治疗：根据尿细菌培养、药物敏感试验结果选用有效的抗菌药物；抗生素用药剂量要足、时间要长，一般应用至症状消退、尿常规正常后继续使用 1～2 周	
	物理治疗：短波或超短波疗法	

二、前列腺炎

1. 急性前列腺炎

知识点	内容
病理与病因	劳累、着凉、酗酒、性生活过度、损伤、经尿道器械操作、全身或局部抵抗力弱时，致病菌由身体其他部位的病灶经血运或尿道进入前列腺，最主要的致病菌为大肠埃希菌、葡萄球菌、变形杆菌和链球菌
临床表现	发病急、全身感染症状或脓毒血症表现，高热、尿频、尿急、尿痛、排便排尿困难
实验室检查	白细胞升高
诊断依据	典型症状、B 超、尿检可见红细胞和脓细胞
	直肠指诊可触及前列腺增大，有压痛
	急性前列腺炎只可以做指诊断检查，不能按摩，防止炎症扩散
治疗要点	卧床休息、多饮水以及通便，解痉、合理使用抗生素药、物理治疗

2. 慢性前列腺炎

知识点	内容
病因和病理	致病微生物主要是细菌，其次有病毒、支原体、衣原体以及其他致敏原等；性欲过旺、前列腺充血、下尿路梗阻、会阴部压迫、损伤，邻近器官炎症病变波及前列腺以及全身抵抗力下降等，都可造成慢性前列腺炎
临床表现	大部分患者有不同程度的膀胱刺激症状，尿频、尿急、夜尿增多和尿痛，腰骶部或会阴部不适或疼痛，性功能障碍；直肠指检前列腺可正常，凹凸不平或局部有硬结；偶有初期或终末期血尿、血性精液或尿道分泌物
诊断依据	前列腺液检查是慢性前列腺炎简单、最有用的方法（每高倍视野 10 个以上白细胞或脓细胞）

第四节 烧伤

一、3 度 4 分法

分级	知识点
Ⅰ度烧伤	出现红斑，基底层存在，1 周内痊愈，不留瘢痕
Ⅱ度烧伤	浅Ⅱ度：伤及真皮浅层，大面积的水疱，基底的细胞充血、水肿，2 周可愈，不留瘢痕
	深Ⅱ度：伤及真皮层，3～4 周可愈，愈后留有轻度瘢痕
Ⅲ度烧伤	全层坏死，深达肌层、骨和骨髓等；由植皮覆盖创面；愈合后皮肤挛缩、功能障碍

二、烧伤面积计算方法

方法	知识点
手掌法	患者本人手掌占体表面积的 1%
九分法	头部占 9%
	一侧上肢占 9%
	一侧下肢占 18% ＝大腿 9% ＋小腿 9%
	躯干前面占 18% ＝胸部 9% ＋腹部 9%
	躯干后面占 18% ＝背部 9% ＋腰部 9%
	会阴部占 1%

第十四章 神经疾病

第一节 脑卒中

一、概述

脑卒中		知识点
定义		也称为脑血管事件，指突然发生的，由脑血管病变引起的局限性或全脑功能障碍，并持续时间超过 24 小时或引起死亡的临床综合征
分类	缺血性	短暂性脑缺血发作
		脑梗死——脑血栓形成、脑栓塞、腔隙性脑梗死
	出血性	脑出血
		蛛网膜下隙出血

二、具体疾病

1. 短暂性脑缺血发作（TIA）

TIA		知识点
定义		指由脑或视网膜局灶性缺血所致的、不伴有急性梗死的短暂性神经功能缺损发作，神经功能缺失持续时间不足 24 小时，多在 1 ~ 2 小时恢复，不留神经功能缺损症状和体征
症状和体征	颈内动脉系统	常见症状——对侧单肢无力或轻偏瘫，可伴面部轻瘫
		特征性症状——眼动脉交叉瘫和 Horner 征交叉瘫
	椎 - 基底动脉系统	常见症状——眩晕和平衡功能障碍，多不伴有耳鸣
		特征性症状——跌倒发作、短暂性全面性遗忘和双眼视力障碍
辅助检查		EEG、CT、MRI 检查大多正常
		DSA 可见颈内动脉粥样硬化斑块
		TCD 检查可显示血管狭窄、动脉粥样硬化
临床处理	药物治疗	抗血小板聚集药物、抗凝治疗、钙通道阻滞剂和其他如中药
	病因治疗	积极查找病因、有效干预危险因素、建立健康生活方式、合理运动、避免酗酒、适度降低体重等；病因治疗是预防复发的关键
	手术和介入治疗	颈动脉内膜切除术和动脉血管成形术

2. 脑梗死

脑梗死	知识点
定义	又称缺血性卒中，因脑部血液循环障碍，缺血、缺氧所致的局限性脑组织的缺血性坏死或软化；脑梗死是最常见的脑血管病，约占全部急性脑血管病的 70%
病因	大动脉粥样硬化是导致本病的主要病因（血栓形成）
	心源性脑栓塞最常见的原因是心房颤动
症状和体征	常在安静或睡眠中发病，部分病例有 TIA 前驱症状如肢麻、无力等，局灶性体征多发在发病后 10 余小时或 1～2 日达到高峰，患者意识清楚或有轻度意识障碍
	依据梗死部位症状亦有不同，常见的症状为"三偏征"，优势半球受累常有失语
辅助检查	常规 CT 检查，多数病例发病 24 小时候逐渐显示低密度灶
	MRI 可清晰显示早期缺血性梗死，梗死后数小时即出现 T1 低信号，T2 高信号病灶。
	腰穿检查只在不能做 CT 检查、临床上难以区分脑梗死与脑出血时进行
临床处理	一般治疗：保持呼吸道通畅及吸氧，控制血压、血糖，降颅内压，控制各种并发症如感染、上消化道出血等、对症和支持治疗
	特殊治疗：溶栓治疗、抗血小板聚集治疗、抗凝治疗、降纤治疗、神经保护治疗

▲注意：研究证实，脑缺血超早期治疗的时间窗为 6 小时之内。

3. 脑出血

脑出血	知识点
定义	原发性非外伤性脑实质出血，也称自发性出血，占脑血管病的中的 20%～30%
病因	主要为高血压合并细小动脉硬化
症状和体征	常发生于 50 岁以上患者，多有高血压病史
	多在活动中或情绪激动时突然起病，少数在安静状态下起病
	患者一般无前驱症状，少数可有头晕、头痛及肢体无力等
	发病后症状在数分钟至数小时内达到高峰
	血压常明显增高，并出现头痛、呕吐、肢体瘫痪、意识障碍、脑膜刺激征和痫性发作等
	临床表现的轻重主要取决于出血量和出血部位
	高血压性脑出血最常见的出血部位是壳核，占 50%～60%
辅助检查	头 CT 是确诊脑出血的首选检查
	头 MRI 对幕上出血的诊断价值不如 CT，对幕下出血的检出率优于 CT
	头 MRA、CTA 和 DSA 等可显示脑血管的位置、形态及分布等，并易于发现脑动脉瘤、脑血管畸形及烟雾病（moyamoya）病等出血病因

续表

脑出血		知识点
临床处理	基本治疗	脱水降颅压、减轻脑水肿、调整血压、防止继续出血、保护血肿周围脑组织、促进神经功能恢复，防止并发症
	外科治疗	主要目的：清除血肿、降低颅内压、尽量早期减少血肿对周围脑组织的损伤，降低致残率
		主要方法：去骨瓣减压术、开颅血肿清除术、钻孔或椎孔穿刺血肿抽吸术、内镜血肿清除术、微创血肿清除术、脑室出血穿刺引流术

4. 蛛网膜下隙出血

项目	知识点
定义	通常为颅底部动脉瘤或脑动静脉畸形破裂，血液直接流入蛛网膜下隙所致，又称为自发性蛛网膜下隙出血
病因	粟粒样动脉瘤是常见病因；其他病因包括动静脉畸形、梭形动脉瘤、烟雾病等；动脉瘤随着年龄增长，由于动脉粥样硬化、高血压等因素影响，形成囊状动脉瘤，直径在 5 ~ 7 mm 时极易破裂出血；脑动静脉畸形血管薄弱处处于破裂临界状态，激动或不明显诱因可导致破裂
症状和体征	突发异常剧烈全头痛是经典临床表现，发病多有激动、用力或排便等诱因，短暂意识丧失很常见，可伴有呕吐、畏光、项背部或下肢疼痛，严重者突然昏迷并短时间内死亡
辅助检查	首选 CT 检查，安全、敏感，利于早期诊断
	CT 不能确诊时，可行腰穿和 CSF 检查，肉眼呈均匀一致血性脑脊液，压力明显增高
	DSA 可发现动脉瘤、动静脉畸形等，并为进一步的外科治疗提供依据
临床处理	目的是防治再出血、血管痉挛及脑积水等并发症，降低死亡率和致残率
	一般处理及对症治疗
	降低颅内压
	防治再出血——安静休息、监控血压、抗纤溶药物、外科手术或介入治疗
	防治脑血管痉挛——维持血容量和血压、早期使用钙通道阻滞剂、早期手术或介入治疗
	防治脑积水——药物治疗如轻度的脑积水可给予乙酰唑胺减少脑脊液分泌，脑室穿刺脑脊液外引流术、脑脊液分流术

三、脑卒中并发症——最终导致患者死亡的是脑卒中并发症

并发症	知识点
内科并发症	呼吸系统：肺部感染是最常见的死亡原因之一
	循环系统：脑 - 心综合征、肺栓塞及深静脉血栓形成
	消化系统：消化道出血、呕吐和呃逆
	泌尿系统：尿路感染、尿失禁
	发热：有效降温，以物理降温为主，慎用解热药，必要时可用亚低温疗法
	电解质紊乱：及时化验电解质，发现电解质紊乱及时予以纠正
神经并发症	症状性癫痫：首选地西泮（安定）治疗
	肩手综合征：指脑卒中 3 个月内瘫痪上肢的肩部及手指腕关节的疼痛、肿胀、活动受限等临床综合征
	吞咽困难、抑郁症、痴呆

第二节　脑外伤

一、概述

脑外伤	知识点
定义	多见于交通、工矿等事故、自然灾害、爆炸、火器伤、坠落、跌倒，以及各种锐器、钝器对头部的伤害
病因机制	冲击伤和对冲伤：通常将受力侧的脑损伤称为冲击伤，其对侧者称为对冲伤
	颅内压增高机制：颅内压增高的原因包括颅腔内容物体积增大、颅内占位性病变使颅内空间相对变小和先天性畸形使颅腔的容积变小，上述因素使颅内压的调节与代偿失效，导致颅内压增高
	脑疝的形成机制：脑部病变导致脑组织、血管及脑神经等重要结构受压和移位，有时被挤入硬脑膜的间隙或孔道中，从而出现一系列症状和体征，称为脑疝；脑疝的常见类型有小脑幕切迹疝、枕骨大孔疝和大脑镰下疝等
病理生理	原发性脑损伤：指暴力作用于头部时立即发生的脑损伤，包括脑震荡、脑挫裂伤、弥漫性轴索损伤、原发性脑干损伤和下丘脑损伤
	继发性脑损伤：继发性脑损伤指受伤一定时间后出现的脑受损病变，主要包括脑水肿和颅内血肿

二、具体疾病

疾病	知识点
脑震荡	一过性脑功能障碍、无肉眼可见的神经功能障碍，仅短暂意识障碍＋逆行性遗忘
颅内血肿 （易导致脑疝）	硬膜外血肿：颅骨内板与脑表面之间有双凸镜形或弓形密度增高影，昏迷－清醒－昏迷
	硬膜下血肿：颅骨内板与脑表面之间出现高密度、等密度或混合密度的新月形或半月形影
	脑内血肿：略
弥漫性轴索损伤	长昏迷-好转-昏迷，CT多个点状或小片状出血
脑挫伤	脑组织遭遇破坏轻，软脑膜完整
脑裂伤	软脑膜、血管、脑组织同时有破裂，伴蛛网膜下隙出血
脑干损伤	临床上表现为受伤后即昏迷，昏迷程度较深，持续时间较长
下丘脑损伤	受伤早期的意识或睡眠障碍、高热或低温、尿崩症、水与电解质紊乱、消化道出血或穿孔以及急性肺水肿等；这些表现如出现在伤后晚期，则为继发性脑损伤所致
开放性颅脑损伤	损伤病因包括火器损伤、非火器损伤（利器伤、钝器伤）
	与闭合性脑损伤比较，开放性脑损伤有伤口、可存在失血性休克、易导致颅内感染
颅内压增高	颅内压增高的疾病——颅脑损伤、颅内肿瘤、颅内感染、脑血管疾病、脑寄生虫病、颅脑先天性疾病、脑缺氧等
	颅内压增高的"三主征"：头痛、呕吐、视盘水肿

三、临床处理

1. 处理原则

　　重点是处理继发性脑损伤，着重于脑疝的预防和早期发现，特别是颅内血肿的早期发现和处理，以争取良好的疗效。

2. 治疗

知识点	治疗措施
病情监护	严密观察病情变化，包括意识、瞳孔、神经系统体征、生命体征的观察。特殊监测包括CT检查、颅内压监测和脑诱发电位等

续表

知识点	治疗措施
昏迷患者	保证呼吸道通畅，防止气体交换不足
	头部升高 15°以利脑部静脉回流
	维持合理充足营养，正确处理尿潴留
	促醒治疗包括药物应用、高压氧舱等
脑水肿和颅内压增高	一般处理包括生命体征、意识状态和瞳孔的监测，颅内压监测，吸氧，必要时行气管切开术，注意补充电解质和维持酸碱平衡等
	必要时行病变切除术、减压术或脑脊液分流术等
	降低颅内压治疗可选用高渗利尿药物、甘露醇、血清白蛋白等
	激素应用可减轻脑水肿，有助于缓解颅内压增高
	冬眠低温、亚低温疗法或巴比妥治疗能降低脑的新陈代谢和耗氧量，防止脑水肿的发生和发展
	脑脊液体外引流可以缓解颅内压增高
	辅助过度换气促进体内 CO_2 排出，使脑血流量减少
急性脑疝	第 1 步——快速静脉输注高渗降颅内压药物，以缓解病情，争取时间 第 2 步——尽快手术去除病因或实施姑息性手术治疗
手术	开放性脑损伤原则上须尽早行清创缝合术，使之成为闭合性脑损伤
癫痫	预防发作——苯妥英钠 0.1 g、每天 3 次
	发作时——地西泮 10 ～ 20 mg 缓慢静脉注射，可重复注射直至抽搐消失，每天用量不超过 100 mg，连续 3 天
躁动	寻找其原因并作相应处理，随后考虑给予镇静剂

第三节　癫痫

一、定义

癫痫是一组反复发作的神经元异常放电所致的暂时性中枢神经系统功能失常的慢性疾病。其共同特点是突发性、短暂性、刻板性、反复发作性。

二、临床表现

1. 部分性发作

分类	知识点
单纯部分性发作	部分运动性发作的起始症状和脑电图特点提示发作起源于一侧脑组织；多数呈阵挛性发作，少数呈强直性发作，有局部肢体抽动，Jackson 发作
	Jackson 发作是异常运动从局部开始，沿皮层功能区移动，发作可从某一局部扩及整个一侧头面及肢体
	Todd 麻痹指身体某一局部发生不自主抽动的严重发作后，可使原有瘫痪暂时加重或出现暂时性局限性瘫痪
复杂部分性发作	也称颞叶发作 / 精神运动性发作，为部分性发作伴不同程度意识障碍；发作先兆常为特殊感觉或单纯自主神经症状，病灶在颞叶、额叶底部或边缘叶；始发症状为精神症状、特殊感觉症状，意识障碍，遗忘症，自动症，EEG 显示一侧或两侧颞区慢波，杂有棘波或尖波
单纯或复杂部分发作继发全面性发作	患者的先兆症状表现为单纯部分的形式，之后出现全面性强直 - 痉挛发作（GTCS）；患者醒来后往往能记起先兆感觉

2. 全面性发作

分类	知识点		
典型失神发作	意识中断 3 ～ 15 秒、可伴简单自动症、脑电背景正常		
不典型失神发作	起始和终止均较慢、脑电背景异常		
肌阵挛性发作	表现为两侧对称性快速、短暂、触电样肌肉收缩，不伴有意识障碍		
阵挛发作	有节律性的抽动，仅见于婴幼儿		
强直性发作	全身强烈的肌肉痉挛，常伴有明显的自主神经症状，如脸色苍白		
失张力发作	肌张力突然丧失，也称负性发作		
强直 - 阵挛性发作	也称大发作，以意识丧失和全身抽搐为特点		
	分为 3 期，全过程 5 ～ 10 分钟	强直期——持续 10 ～ 20 秒	
		阵挛期——30 秒～ 1 分钟	
		惊厥后期——呼吸、心率、血压、瞳孔恢复正常，意识逐渐恢复；醒后头痛，全身酸痛，对抽搐无记忆	

第四节　帕金森病

一、概述

帕金森病（PD）	知识点
定义	PD 又称震颤麻痹，是中老年人常见的进行性加重的中枢神经系统变性疾病
发病机制	由于黑质多巴胺（DA）神经元变性缺失，引起纹状体内的 DA 含量不足，乙酰胆碱（Ach）与 DA 两种神经递质失去平衡而发病
病理生理	黑质多巴胺能神经元及其他含色素的神经元大量变性丢失，尤其是黑质致密区多巴胺能神经元丢失最严重
	残留神经元细胞质内出现嗜酸性包涵体，即路易小体（Lewybody）

二、临床 4 大主要体征

主要体征	知识点
静止性震颤	首发症状
动作缓慢	启动困难、面具脸
肌肉僵直	铅管样或伴震颤时呈"齿轮样"僵直、小写症
姿势步态异常	慌张步态

三、药物治疗

类别	代表药物	作用特点
抗 ACH 能药	金刚烷胺和苯海索	可单独服用，亦可与左旋多巴并用，尤其对震颤疗效较好
左旋多巴制剂	美多芭（L- 多巴 + 卡比多巴）息宁（L- 多巴 + 苄丝肼）	至今控制 PD 最有效的药物
DA 受体激动剂	溴隐亭、吡贝地尔缓释片	一类在分子构象上同 DA 相似，能直接作用于 DA 受体的药物
单胺氧化酶抑制剂	盐酸司来吉兰	可抑制 DA 受体突触前膜对 DA 的再吸收，而对震颤及肌僵直有效，常合用左旋多巴，并对后者引起的开关现象及日内波动现象均有改善作用
神经元保护剂	神经节苷脂、神经营养因子	改善脑细胞代谢，保护易损伤的神经元，减轻或阻止疾病进展

第五节 阿尔茨海默病

阿尔茨海默病（AD）	知识点
概述	AD 是最常见的痴呆类型
临床表现	临床表现为记忆障碍、失语、失用、失认、视空间能力损害、抽象思维和计算力损害、人格和行为改变等
鉴别诊断	血管性痴呆、路易体痴呆、帕金森病痴呆、额颞叶痴呆

第六节 脊髓损伤

一、脊柱

最容易损伤的部位——下颈段 $C_5 \sim C_7$、中胸段 $T_4 \sim T_7$、胸腰段 $T_{10} \sim L_2$。

二、症状和体征

症状和体征	知识点
脊髓休克	脊髓受伤后节段以下立即发生完全性弛缓性瘫痪，可持续几小时到几周，可提示预后
运动和感觉障碍	肢体的瘫痪和感觉障碍
排便	排尿障碍（反射控制源 $S_2 \sim S_4$ 节段）
痉挛	高张性、高活动性牵拉反射和阵挛为特征

三、临床综合征

临床综合征	知识点
中央束综合征	原因：上肢的运动神经偏于脊髓中央，下肢的运动神经偏于脊髓的外周 结论：上肢障碍＞下肢障碍
半切综合征	原因：痛温觉神经在脊髓发生交叉 结论：同侧本体感觉、运动丧失，对侧温痛觉丧失
前束综合征	运动和温痛觉丧失，本体感觉存在

续表

临床综合征	知识点
后束综合征	运动和温痛觉存在，本体感觉丧失
脊髓圆锥综合征	膀胱、肠道和下肢反射消失
马尾综合征	膀胱、肠道和下肢反射消失
脊髓震荡	暂时性和可逆性脊髓或马尾神经生理功能丧失

四、防治泌尿道感染和结石

（1）鼓励患者多饮水，保证全天尿量在 1500 mL 以上。

（2）充分排空膀胱，控制残余尿量 80 mL 以下。

（3）留置尿管的患者每日定时夹放尿管，并进行膀胱功能训练。

（4）尽早拔出尿管，行间断清洁导尿。

第七节　急性脊髓炎

急性脊髓炎	知识点
定义	各种感染后变态反应引起的急性横贯行脊髓炎性病变，又称急性横贯行脊髓炎，是临床是最常见的一种脊髓炎
病变部位	胸段（$T_3 \sim T_5$）最常见，其次为颈段和腰段

第八节　视神经性脊髓炎

视神经性脊髓炎	知识点
定义	本病是免疫介导的主要累及视神经和脊髓的原发性中枢神经系统炎性脱髓鞘病
临床表现	单侧或双侧视神经炎以及急性脊髓炎是本病的主要表现，多先后出现，间隔时间不定

第九节 运动神经元病

运动神经元病（MND）	知识点
定义	MND 病是一系列以上、下运动神经元改变为突出表现的慢性进行性神经系统变性疾病
临床表现	为上、下运动神经元损害的不同组合 特征表现为肌无力和萎缩、延髓麻痹及锥体束征 通常感觉系统和括约肌功能不受累
分类	肌萎缩侧索硬化、脊肌萎缩症、原发性侧索硬化、进行性延髓麻痹

第十节 周围神经损伤

一、周围神经损伤后变性

分类	知识点
神经元变性	指参与构成周围神经的神经细胞的原发性损害
沃勒变性	神经纤维断裂后远侧端所发生的一系列变化
轴突变性	常继发髓鞘脱失
节段性脱髓鞘	指神经纤维有长短不等的节段性髓鞘破坏而轴突相对保留的病变发生

二、临床处理

临床处理	知识点
手术治疗	开放性：多为神经断裂，应早期手术治疗
	合并闭合性骨折及脱位：多为牵拉或挫伤所致，早期应整复骨折及脱位，对神经伤一般先采用非手术治疗，1～3个月后仍未恢复者，应手术探查
神经干叩击试验（Tinel 征）	定义：指在神经损伤后或损伤神经修复后，在相应平面轻叩神经，其分布区会出现放射痛和过电感
	原因：由于神经轴突再生较髓鞘再生快，神经轴突外露，被叩击时出现的过敏现象
	意义：对神经损伤的诊断和神经再生的进程有较大的判断意义
	随着再生过程的不断进展，可在远侧相应部位叩击诱发此过敏现象

续表

临床处理	知识点
电生理检查	本病定期进行电生理检查有助于观察神经再生情况，判断神经再生的质量和进展
	经过积极的治疗，3个月后电生理检查没有明显改善者，提示预后不佳

第十一节　吉兰-巴雷综合征

吉兰-巴雷综合征	知识点
定义	是一种自身免疫介导的周围神经病，主要损害多数脊神经根和周围神经，也常累及脑神经
特点	起病急，2周达高峰
首发症状	肢体对称性弛缓性肌无力，逐渐累及躯干肌和脑神经

第十二节　多发性硬化

一、概述

多发性硬化（MS）	知识点
定义	MS是一种中枢神经系统白质脱髓鞘为主要病理特点的自身免疫疾病
特点	好发于20～40岁青壮年，女性多于男性，女男发病比为2:1
最常累及部位	脑室周围白质、视神经、脊髓、脑干和小脑

二、临床表现

临床表现	知识点
运动障碍	临床最多见；开始多为下肢沉重无力，继而发展为痉挛性单瘫、偏瘫、截瘫或四肢瘫，伴腱反射亢进和病理征阳性
感觉异常	半数以上患者可有疼痛和异常感觉，查体时痛温觉、深感觉减退或缺失

临床表现	知识点
共济失调	发生率为 50%，表现为断续性言语、意向性震颤、共济失调步态和躯干节律性不稳
视力障碍	多从一侧开始，随后累及另一侧，常伴眼球疼痛；常发生较急，可有缓解和复发
眼球震颤和眼肌麻痹	两者同时出现高度提示脑干受损
认知障碍	注意力不集中、判断力受损及记忆力明显减退，最后发展为痴呆
精神障碍	精神淡漠，情绪易波动，欣快；疾病后期可发生躁狂等严重的精神障碍
自主神经障碍	75% 的患者可以出现尿急、排尿不畅、部分性尿潴留或轻度尿失禁；排便障碍多为无力性便秘，腹泻少见；晚期可出现大小便失禁

三、辅助检查

（1）敏感性最高——MRI。

（2）最可靠的实验室诊断方法——CSF-IgG 和 CSF-OB。

第十五章 骨科疾病

第一节 骨折

一、概述

骨折	知识点	
定义	骨或骨小梁的完整性和连续性发生断裂，为骨折	
原因	直接暴力、间接暴力、肌肉拉力、累积性劳损、病理性骨折	
分类	骨与外界是否相通	闭合性骨折和开放性骨折
	骨折损伤程度及形态	不完全性骨折：裂缝骨折、青枝骨折
		完全性骨折：横形骨折、斜形骨折、螺旋形骨折、粉碎性骨折、嵌插骨折、压缩骨折、骨骺分离
	骨折的稳定性	稳定性骨折：裂缝骨折、青枝骨折、嵌插骨折、横行骨折
		不稳定骨折：斜型骨折、螺旋骨折、粉碎性骨折

二、骨折专有体征

（1）畸形。

（2）活动异常。

（3）骨摩擦音或骨摩擦感。

▲只要具有上述体征其一，即可诊断骨折。

三、骨折并发症

并发症	具体
早期并发症	脂肪栓塞综合征、休克、感染、内脏及重要动脉损伤、周围神经损伤、脊髓损伤
晚期并发症	坠积性肺炎、压疮、骨化性肌炎、创伤性关节炎、关节僵硬、缺血性肌挛缩、缺血性骨坏死、下肢深静脉血栓形成等

四、骨折功能复位标准

类型	功能复位标准
旋转移位、分离移位	必须完全矫正
缩短移位	成人：下肢骨折缩短不超过 1 cm
	儿童：无骨骺损伤者下肢短缩不超过 2 cm
前臂双骨折	对位对线都好，否则影响前臂旋转
长骨干横骨折	端-端对接，对位少达 1/3
干骺端骨折	侧方移位经复位后，对位至少达 3/4

五、骨折愈合

1. 分期

分期	释义	时间
肉芽修复期	骨折局部出现的创伤性反应，形成血肿，来自骨外膜、髓腔和周围软组织的新生血管伸入血肿，大量间质细胞增生分化，血肿被吸收，机化而衍变为肉芽组织	2～3 周
原始骨痂期	骨折端附近的外骨膜增生，新生血管长入其深层，开始膜内骨化，髓腔内的内质膜也同时产生新骨，但较慢；而填充于骨折断端间和剥离的骨膜下，由血肿机化而形成的纤维组织大部分转变为软骨，经增生变性而成骨，即软骨内骨化	6～10 周
成熟骨板期（临床愈合期）	新生骨小梁逐渐增加，排列渐趋规则；经死骨吸收，新骨爬行替代，原始骨小梁被改造为成熟的板状骨	8～12 周
塑形期	根据人体运动，骨结构按照力学原理重新改造，最终达到正常骨骼结构	2～4 年

2. 影响因素

年龄、骨折部位的血液供应、感染、软组织损伤程度、软组织在骨折断端的嵌入、全身健康状况、施加的治疗方法。

3. 骨折临床愈合标准

（1）局部无压痛及纵向叩击痛。

（2）局部无异常运动。

（3）X线片显示骨折线模糊，有连续性骨痂通过骨折线。

（4）外固定解除后伤肢能满足以下条件：上肢能向前平举 1 kg 长达 1 分钟；下肢能不扶拐平地连续步行 3 分钟，并不少于 30 步。

（5）连续观察两周骨折处不变形；从观察开始之日起倒算到最后一次复位的日期，其所历时间为临床愈合所需时间。

第二节　骨质疏松症

一、定义

骨质疏松症是骨组织显微结构受损，骨矿成分和骨基质等比例地不断减少，骨质变薄，骨小梁数量减少，骨脆性增加和骨折危险度升高的一种全身骨代谢障碍的疾病。

二、骨代谢变化

分期	年龄	特点
正平衡期	0～20 多岁	不断生长发育
平衡期	20 多岁～40 岁	生成和吸收两个过程处于平衡状态
负平衡期	超过 40 岁	生成保持不变，但骨的吸收增加

三、分型

分型	释义
原发性骨质疏松	Ⅰ型为绝经后；Ⅱ型为老年性
继发性骨质疏松	皮质醇增多症、甲状旁腺功能亢进、甲状腺功能亢进、糖尿病、慢性肾病、胃肠切除、某些药物影响

四、临床表现

临床表现	知识点
症状	疼痛（腰背痛，骨量丢失12%以上）、骨折（最常见，最严重）、呼吸功能下降
体征	身长缩短、驼背

五、特殊检查

特殊检查	知识点
X线检查	定性检查，一般骨量丢失30%以上时，X线才能有阳性所见
骨密度定量测定	单光子吸收测定（SPA）
	超声波测定（USA）
	双能X线吸收测定（DEXA），WHO推荐为诊断骨质疏松症的标准
	定量CT（QCT）

六、治疗要点

1. 药物治疗

Ⅰ型骨质疏松症	Ⅱ型骨质疏松症
雌激素——防治绝经后骨质疏松的首选药物	蛋白同化激素（苯丙酸诺龙）
维生素D	维生素D
钙制剂	钙制剂
降钙素	氟化剂
双膦酸盐（EHIP）	维生素K
主要选用骨吸收抑制剂	主要选用骨形成促进剂

2. 物理治疗

减轻疼痛，促进骨钙沉积。

3. 健康宣教

（1）改变生活方式，戒烟、限酒、限咖啡。

（2）增加户外活动。

（3）增加富含钙、磷等矿物质饮食。

第三节 关节脱位

一、概述

关节脱位	知识点
分类	发育性：儿童的先天性髋关节脱位
	病理性：关节骨本身病变（如肿瘤、感染等）造成的脱位
	创伤性：外伤造成，外伤性关节脱位常伴有骨折
关节修复	关节脱位至少包括关节囊及韧带损伤，至少不短于 6 周
	为保障损伤组织顺利修复，需要固定，最早的关节功能活动为伤后 3 周
特殊表现	畸形、弹性固定、关节窝空虚
X 线检查	在关节脱位的复位前和复位后必须给予 X 线检查，目的如下： （1）准确判断脱位的程度和方向 （2）判断有无合并骨折 （3）判断有无其他病理改变 （4）检查关节复位和骨折复位是否完全

二、临床治疗要点

治疗要点	知识点
新鲜脱位	手法或持续牵引：大多可以复位成功
	手术复位：如果经临床和 X 线检查，发现关节内有障碍，手法复位困难者，考虑手术复位
陈旧性脱位	若关节脱位未能在伤后 3 周内复位，称之为陈旧性脱位；但是这仅是机械地从脱位的时间来划分的；陈旧性脱位需要手术复位

三、常见部位的关节脱位

常见部位	知识点	内容
肩关节脱位	特点	肩关节脱位占全身关节脱位总数最多，其中 95% 是前脱位
	Dugas 征阳性	将患侧肘紧贴胸壁时，手掌搭不到健侧肩部
		或手掌搭在健侧肩部时，肘部无法贴近胸壁

常见部位	知识点	内容
肩关节脱位	常见并发症	肱骨大结节撕脱骨折或肱骨颈骨折以及腋神经损伤，肩袖损伤
	治疗	肩关节复位稳定后，颈肩吊带固定 3 周
肘关节后脱位	特点	最常见，如家长牵着孩子走，用力不当易致桡骨头半脱位（▲记忆口诀：大手拉小手）
	Huter 线	正常肘关节于伸直位时，肱骨的内外髁及尺骨鹰嘴突 3 个骨性标志在同一条直线上
	Huter 三角	正常屈肘时，肱骨的内外髁及尺骨鹰嘴突 3 个骨性标志组成一个等腰三角形
	治疗	长臂石膏后托在功能位固定 3 周
髋关节脱位	特点	后脱位最常见
	体征与症状	屈曲、内收、内旋及短缩畸形
	Nelaton 线	髂前上棘与坐骨结节的连线
	治疗	复位后，皮牵引保持患肢伸直和外展位 3 周，开始扶拐下地活动

第四节　关节病变和损伤

一、肩关节周围炎

肩关节周围炎	知识点
定义	肩关节周围炎（肩周炎）又称粘连性关节囊炎，俗称五十肩、冻结肩
临床表现	临床特点：50 岁左右发作，病程数月，有明确的自愈倾向
	主要症状：肩关节疼痛，关节活动障碍；疼痛特点为肩关节钝痛，急性重者一触即痛，可能是组织有撕裂，有的按压时反而减轻，表现为慢性疼痛，夜间疼痛为著；运动功能障碍为外展、前屈、外旋和内旋受限；病程长者可因神经营养障碍及失用导致肌肉萎缩，三角肌最显著
治疗要点	一般治疗：口服消炎镇痛药物，痛点局部封闭
	物理治疗：超短波、红外线、磁疗、低中频电疗、运动训练

二、膝关节韧带损伤

膝关节韧带损伤：外伤造成膝关节韧带损伤，严重时有关节不稳。

膝关节韧带损伤	知识点	内容
临床表现	症状	膝部伤侧局部剧痛、肿胀、有时有瘀斑，膝关节不能完全伸直；内侧副韧带损伤时，股骨内上髁或胫骨内髁的下缘处压痛明显；外侧韧带损伤时，股骨外上髁或腓骨小头处压痛明显；交叉韧带损伤可出现疼痛、肿胀
	体征	侧副韧带损伤者有局部肿胀、压痛；交叉韧带损伤者，关节肿胀，关节积血或积液
查体	前交叉韧带（ACL）	Lachman 试验：患者平卧，膝关节屈曲 30°，检查者双手分别放于股骨下端和胫骨上端，向后推大腿和向前拉小腿，有松弛、错动感为阳性
		前抽屉试验：患者双足平置于床上，保持放松；检查者坐在床上，双手握住膝关节的胫骨端，向前方拉小腿，如果出现胫骨前移距离比健侧大 5 mm 为阳性
		轴移试验：取侧卧位，被动伸直膝关节，双手握住足跟使小腿内旋或取中立位，另一只手对胫骨近端施以外翻应力；膝关节自 0°开始逐渐屈曲；胫骨外侧髁开始向前半脱位，缓慢屈膝达 30°～40°时，胫骨突然向后复位，即可判断为轴移试验阳性，表示有前交叉韧带松弛
	后交叉韧带（PCL）	后抽屉试验
	侧副韧带	内外翻试验（膝侧搬试验）
治疗要点	一般治疗	急性损伤立即冰敷，或者向局部喷射冷冻剂，并加压包扎固定，抬高患肢，膝关节制动
	手术治疗	十字韧带断裂，或胫骨棘撕脱骨折有明显移位者，应早期手术修复断裂的韧带，术后长腿石膏固定 4～6 周
	物理治疗	保守治疗者：消炎镇痛，促进韧带再生，佩戴膝关节支具，ACL 损伤患者增强腘绳肌训练，PCL 患者增强股四头肌训练
		手术患者：抗感染、消肿治疗，渐进增加关节活动度、有针对性地增强肌力，提高本体感觉和进行关节稳定性训练

三、半月板损伤

半月板损伤	知识点
病因	多由扭转外力引起
临床表现	关节弹响、交锁、关节间隙的压痛、麦氏征（McMurray）阳性、Apley 研磨试验阳性
治疗要点	一般治疗：急性期冰敷，或向局部喷射冷冻剂，加压包扎固定，膝关节制动，抬高患肢
	关节镜的应用：半月板边缘撕裂可行缝合修复，通常行半月板部分切除。早期处理半月板损伤，缩短疗程，提高治疗效果，减少损伤性关节炎的发生
	物理治疗：消炎、镇痛，促进炎性产物吸收或改善血液循环促进半月板修复；维持或增强肌力，防止肌肉萎缩，维持正常步态
	健康教育：减少登山、上下楼梯、下蹲、屈伸膝练习等动作，减重或防止创伤性关节炎发生

四、髌骨软化症

髌骨软化症	知识点
定义	髌股关节软骨退行性病变，晚期在髌软骨边缘形成骨赘
临床表现	多有外伤史，膝部半蹲位时易损伤，多为青年和中年人；膝前区不适和疼痛，局限在髌骨后方，半蹲位时疼痛加重为本病特点——股四头肌抗阻试验阳性
X 线检查	髌股关节间隙变窄、边缘骨刺以及髌骨关节面粗糙、硬化和残缺等
治疗要点	一般治疗：急性期尽量休息，在扶拐下作无痛范围内的关节活动，不要制动关节，应避免抗阻力强烈伸屈运动
	物理治疗：可暂时缓解症状，可选择超短波（无热量或微热量）、脉冲磁疗、氦 - 氖激光照射、石蜡疗法
	肌力训练：正确的运动治疗可以帮助恢复关节周围组织运动的协调性；恢复肌力，缓解疼痛，恢复关节稳定性
	手术治疗：保守治疗无效时可行手术治疗；对病变较局限者行软骨面病区削剪术，或行关节镜下刨削清理术；如病变是由髌股关节的异常引起的，要行手术纠正

五、踝关节扭伤

踝关节扭伤	知识点
最常见	外侧韧带损伤
治疗要点	冰敷，加压包扎，抬高患肢，制动休息
	物理治疗，包括超短波、磁疗、蜡疗、红外线
	适当进行功能训练，逐渐增加负荷训练
	加强预防措施，提高踝关节肌力，减少复发率
	手术治疗适应证：完全断裂，或合并有撕脱骨折，踝关节半脱位者，早期手术治疗

第五节　骨关节炎

一、概述

概述	知识点
定义	骨关节炎（OA）是一种慢性关节病，也称退行性关节病、骨性关节病或增生性关节炎
特征	关节软骨发生原发性或继发性退行性改变，并在关节边缘有骨赘形成，病理变化以软骨变性及软骨下骨质病变为主
分类	原发性：无明显局部致病原因，多见于老年人，其发生往往受遗传和体质的影响；老年性组织变性再加积累劳损是起病因素；手指末节骨关节炎的 Heberden 结节，有明显的遗传因素
	继发性：是在局部原有病变的基础上发生的骨关节炎；畸形、创伤和疾病都能造成软骨的损害，从而导致日后发生骨关节炎；因而继发性骨关节炎可以发生于任何年龄

▲注意：临床上以原发性骨关节炎为多见，其发病原因主要是关节软骨磨损和透明质酸合成减少。

二、症状和体征

症状和体征	知识点
年龄、性别	原发性骨关节炎多发生在 50 岁以后，女略多于男

续表

症状和体征	知识点
最常受累	膝、髋、手指、腰椎、颈椎等关节
酸胀痛	起病缓慢，有时因受凉、劳累或轻微外伤才感到关节有酸胀痛
	酸胀痛的轻重与 X 线表现不成正比，在承重时酸胀痛加重
	经过一个阶段的不活动，可出现暂时性僵硬，从一个姿势转变到另一个姿势时，活动感到不便并有酸胀痛，例如，早晨起床或久坐后起立时，最为明显；经过活动以后，关节又逐渐灵活，酸胀痛也渐减轻，但过度活动又会引起酸胀痛和运动受限
关节	局部无肿胀，可有轻压痛。活动时可有粗糙的摩擦音，肌肉极少有痉挛，也无明显萎缩，可有中等量渗液
骨赘形成和关节畸形	因关节软骨的磨损及骨质增生导致
晚期	当骨赘刺激肥厚的滑膜皱襞时，疼痛可加剧，关节活动亦因关节变形而显著受限，但不致发生关节强直

▲注意：上述症状多因轻微的外伤、劳损或寒冷而引起发作，可以 1～2 年发作一次，间歇期内可无症状。多次发作后，间歇期可逐渐缩短，最后症状可变为持续性。

三、辅助检查

（1）患者无明显的全身症状，血沉很少超过 30 mm/h，关节液检查偶见红细胞、软骨碎片和胶原纤维碎片。

（2）X 线片可见关节间隙狭窄，软骨下骨质硬化，关节边缘尖锐，并有骨赘形成。关节面邻近的骨端松质骨内可见多数直径为 1cm 左右的小囊腔。有时关节内可见游离体。有轻度骨质疏松和软组织肿胀。晚期关节面凹凸不平，骨端变形。脊柱骨关节炎的 X 线片显示椎间隙变窄，椎体边缘尖锐，有唇形骨赘。

四、临床处理

（1）处理原则：缓解疼痛、消炎消肿、恢复和保持关节功能。

（2）处理方法：休息制动、药物治疗、必要时手术治疗。

第六节　类风湿性关节炎

一、概述

概述	知识点
定义	类风湿关节炎（RA）是以累及周围关节为主的多系统性关节炎症状的自身免疫性疾病
特征	对称性、周围性多个关节慢性炎性病变，临床表现为受累关节疼痛、肿胀、功能障碍，病变呈持续、反复发作过程；60%～80% 的患者在活动期血清中出现类风湿因子（RF）
病理	关节滑膜炎：慢性滑膜炎，侵及下层的软骨和骨，造成关节破坏
	血管炎：可发生在患者关节外的任何组织，累及中、小动脉和静脉，管壁有淋巴细胞浸润、纤维素沉着，内膜增生导致血管腔狭窄或堵塞。类风湿结节是血管炎的一种表现，常见于关节伸侧的皮下组织

二、临床表现

临床表现	知识点
全身表现	本病多发于 30～50 岁，女多于男，女男之比为 4:1，常以缓慢而隐匿的方式起病，在出现明显关节症状前有数周的低热、乏力、全身不适、体重下降等表现，以后出现典型的关节症状
关节表现	分关节滑膜症状和关节破坏症状，前者经治疗后有一定的可逆性，后者一经出现很难逆转
	晨僵：早晨出现僵硬
	疼痛与压痛：关节痛是最早的症状，多呈对称性、持续性，时轻时重，受累的关节常伴有压痛，皮肤有色素沉着
	关节肿胀：多由关节积液或关节周围软组织炎症引起
	关节畸形：出现指间关节的半脱位，呈"鹅颈样"畸形
关节外表现	类风湿结节（活动期指标）、类风湿血管炎、肺间质病变和结节样变、心包炎、胃肠道症状、神经系统病变

三、诊断标准

诊断标准：有以下 7 项中的 4 项即可诊断。

（1）晨僵至少1小时，病程6周。

（2）对称性关节肿胀，至少6周。

（3）有3个或3个以上的关节肿胀，至少6周。

（4）腕关节、掌指关节、近端指间关节肿胀，至少6周。

（5）有皮下结节。

（6）手X线片改变（至少有骨质疏松和关节间隙狭窄）。

（7）类风湿因子阳性（滴度大于1∶20）。

四、临床处理

临床处理	知识点
治疗目的	控制炎症，减轻或消除疼痛，防止畸形，矫正不良姿势，维持或改善肌力，恢复运动功能，维持正常的生活能力，提高生活质量
治疗方法	急性期：使关节休息，避免关节负重，合理使用物理因子治疗，以减轻疼痛、控制炎症为主
	亚急性期：维持关节活动度的训练——主动、被动活动
	慢性期：预防和纠正畸形——运动锻炼增加关节活动度和增强肌力耐力等手段来实现

第七节　颈椎病

一、颈椎病分型及相应症状

分型	症状
软组织型 （最常见）	症状多轻微，以颈部症状为主，一侧或双侧斜方肌压痛
	X线片表现为颈椎曲度变直，但椎间隙无狭窄
神经根型发病率最高 （较常见）	颈肩臂痛，向前臂或手指放射，手麻，手或臂无力感，持物不稳或失落为常见症状；颈部僵直，活动受限，颈部肌肉痉挛，受累节段棘突压痛
神经根型发病率最高 （较常见）	C_5神经根受累：肩部前臂外侧痛觉减退，三角肌肌力减弱
	C_6神经根受累：拇指痛觉减退，肱二头肌肌力减弱，腱反射减弱或消失

续表

分型及症状	知识点
神经根型发病率最高（较常见）	C_7 或 C_8 神经根受累——小指痛觉减退，肱三头肌肌力减弱，握力差，手内在肌萎缩，肱三头肌反射消失
	X 线片表现为生理曲度异常、椎间孔狭窄、钩椎增生
	颈椎挤压试验、脊神经根牵拉试验常呈阳性
椎动脉型（最突然）	患者头向健侧时头晕或耳鸣加重，严重者可出现猝倒
	眩晕：主要症状
	视觉障碍：突发性弱视或失明、复视，短期内自动恢复
	偏头痛：常因头颈部突然旋转而诱发
	其他：运动及感觉障碍，以及精神症状
	X 线片表现为钩椎关节增生、椎间孔狭小（斜位片）或椎节不稳（梯形变）
交感神经型（最麻烦）	交感神经兴奋症状：头痛、头晕；视力下降，瞳孔扩大或缩小，眼后部胀痛；心跳加速、心律不齐，心前区痛，血压升高；出汗异常；耳鸣、听力下降，发音障碍等
	交感神经抑制症状：头昏，眼花，流泪，鼻塞，心动过缓，血压下降及胃肠胀气等
脊髓型（最严重）	反射亢进、踝、膝阵挛、肌肉萎缩、手部持物易坠落，最后呈现为痉挛性瘫痪
	病理反射以 Hoffmann 反射阳性率为高，其次是髌阵挛、踝阵挛及 Babinski 征
	X 线片表现为椎管矢径小、骨刺形成明显（椎体后缘）、后纵韧带骨化
	屈颈试验明显阳性
混合型	在实际临床工作中，混合型颈椎病也比较常见；常以某一类型为主，其他类型不同程度地合并出现，病变范围不同，其临床表现也各异

二、治疗原则

治疗原则	知识点
软组织型	非手术方法治疗为主，包括牵引、按摩、理疗、针灸
神经根型	牵引有明显的疗效
椎动脉型和交感神经型	非手术治疗为主
	有明显颈性眩晕或猝倒发生，经非手术治疗无效者，考虑手术
脊髓型	先行非手术治疗，无明显疗效尽早手术治疗
	较重患者禁用牵引，禁忌手法治疗
混合型	除比较严重的脊髓受压，其他表现应以非手术治疗为主

第八节 腰椎间盘突出症

一、概述

概述	知识点
定义	指腰椎，尤其是 $L_4 \sim L_5$、$L_5 \sim S_1$，（占90%以上）、$L_3 \sim L_4$ 的纤维环破裂和髓核组织突出压迫和刺激相应水平的一侧和双侧腰骶神经根所引起的一系列症状和体征
分型	退变型、膨出型、突出型、脱出后纵韧带下型——非手术治疗
	脱出后纵韧带后型和游离型——手术治疗为主

二、临床表现

1. 症状

症状	知识点
疼痛	腰痛是最早的症状。腰痛可因咳嗽或打喷嚏而加重，是腰椎间盘突出症的重要表现，因大多数是 $L_4 \sim L_5$，$L_5 \sim S_1$ 间隙突出，故坐骨神经痛最多见
麻木	是突出的椎间盘压迫本体感觉和触觉纤维引起的
马尾神经受压综合征	大小便障碍，鞍区感觉异常，男性阳痿

2. 体征

体征	知识点	
步态异常	疼痛较重者步态为跛行，又称减痛步态	
压痛	突出间隙、棘上韧带、棘间韧带及棘旁压痛，慢性患者棘上韧带可有指下滚动感，对诊断腰椎间盘突出症有价值	
曲度变化	腰椎间盘突出症患者常出现腰椎曲度变直，侧凸和腰骶角的变化	
活动范围	不同程度的腰部活动受限	
直腿抬高试验及加强试验阳性	直腿抬高试验是诊断腰椎间盘突出症较有价值的试验；其诊断腰椎间盘突出症的敏感性为76%～97%	
神经系统检查	感觉异常（约80%）	L_5 神经根受累——小腿前外侧和足内侧的痛、触觉减退
		S_1 神经根受累——外踝附近及足外侧痛、触觉减退

续表

体征		
神经系统检查	肌力下降（70%～75%）	L_5 神经根受累——踝及趾背伸力下降
		S_1 神经根受累——趾及足跖屈力减弱
	反射异常（约71%）	膝反射减弱或消失——提示 L_3、L_4 神经根受压
		踝反射减弱或消失——表示 S_1 神经根受压
		马尾神经受压——肛门括约肌张力下降及肛门反射减弱或消失

第九节 腰椎小关节病

腰椎小关节病	知识点
概述	定义：因腰椎小关节退变引起的一系列临床症状称为腰椎小关节病
	病理：创伤、退变、姿势改变
症状和体征	腰痛，持续性钝痛，活动时加剧，压痛点（小关节处）
影像学特点	CT 可清晰地显示出小关节的狭窄、骨赘及变形，可明确病变的程度，以及其与椎管、根管的关系
	早期：小关节间隙狭窄、松动、增生、骨刺
	后期：肥大性改变、骨赘、椎间孔变小
临床处理	治疗时以非手术治疗为主
	发作期：①为减轻关节炎症、缓解疼痛，常用药物和理疗；②对于有关节功能紊乱者，可行牵引和手法纠正，小关节腔注射疗效明显
	恢复期：加强腰部的功能训练，防止日常生活中不当的动作引起复发

第十节 强直性脊柱炎

一、概述

概述	知识点
定义	强直性脊柱炎是血清阴性脊柱关节病的一种，多见于青少年，以中轴关节慢性炎症为主，也可累及内脏及其他组织的慢性进行性风湿性疾病

概述	知识点
病因	病因不明，可能与 *HLA-B27* 基因相关
病理	本病是滑膜、关节囊、韧带或肌腱骨附着点的复发性和非特异性炎症
	炎症、纤维化和骨化为本病的基本病变
	多见于骶髂关节、脊柱小关节、椎体周围韧带、跟腱、胸肋连接等部位
	出现骶髂关节不同程度的病变、椎体方形变、韧带钙化、脊柱"竹节样"变、胸廓活动受限等临床表现

二、临床表现

临床表现	知识点
疼痛	典型的症状是腰背疼痛、晨僵、腰椎活动受限和胸廓活动度减小
脊柱曲度变化	脊柱由下而上强直，腰椎前凸消失，驼背畸形
体征	骶髂关节压痛，"4"字试验阳性、骨盆挤压试验和分离试验阳性，脊柱和胸廓活动度减小
实验室检查	90% 的患者 HLA-B27 阳性
影像学检查	骶髂关节 CT 检查能发现关节的轻微变化，利于早期诊断
	腰椎是脊柱最早受累的部位，注意观察有无韧带钙化、方椎、脊柱"竹样"变

三、临床处理

临床处理	知识点
控制炎症	控制骶髂关节和腰椎小关节及脊柱韧带附着点的炎症是治疗的关键
防止粘连	防止小关节的粘连以维持脊柱的活动度
综合处理	药物、理疗、手法治疗、脊柱的活动度训练是常用的方法；在非炎症期，脊柱的活动度训练要求每日 1 ~ 2 次，持之以恒

第十一节　特发性脊柱侧凸

治疗	知识点
治疗方法	姿势体位训练、运动疗法、侧方电刺激、牵引治疗、佩戴侧弯矫形器和手术治疗等
治疗方案 （Cobb 角）	10°以下——姿势训练 + 矫正体操
	10°～ 20°——姿势训练 + 矫正体操 + 侧方电刺激
	20°～ 40°——侧弯矫形器 + 侧方电刺激
	40°或 45°以上或曲度稍小但旋转畸形严重——手术矫正 + 佩戴矫形器

第十二节　腰椎峡部裂和脊柱滑脱

一、定义

定义	知识点
椎弓峡部裂	指椎弓上下关节突之间的峡部断裂；L_4、L_5 峡部裂最常见，约占 90% 以上
脊柱滑脱（真性脊柱滑脱）	指峡部断裂后椎体、椎弓根、上关节突在下位椎体上面向前滑移
假性脊柱滑脱	指腰椎间盘退行性变或其他原因使关节突关系发生改变，而峡部保持完整

二、临床表现

临床表现	知识点	
症状	临床上好发于 21 ～ 30 岁和 41 ～ 50 岁年龄组，下腰痛或下肢酸痛沉重症状	
体征	脊柱滑脱程度较大者可出现马尾神经牵拉或挤压症状，鞍区麻木或大小便障碍	
X 线检查	是诊断椎弓峡部崩裂和脊柱滑脱的主要依据	
	Meyerding 测量法	将滑脱的下位椎体上面纵分为 4 等份，滑脱时上位椎体前移，移动距离在 1/4 以下为 I 度，1/4 ～ 2/4 为 II 度，以此类推

三、临床处理

类型	椎弓峡部裂引起的Ⅰ度和Ⅱ度腰椎滑脱	假性腰椎滑脱
临床处理	采取非手术治疗，可用药物、理疗缓解疼痛，在行手法治疗时必须慎重，尤其是禁用大力度的旋扳手法；可佩戴腰部支具如腰围，纠正腰椎前凸，但佩戴支具的时间不要太长，以免引起腰部肌肉失用性萎缩	非手术治疗为主；腰背部肌肉是维持腰椎稳定性的重要结构之一，加强腰背部和腹部肌肉的锻炼，有助于维持及增强腰椎的稳定性，从而延缓腰椎滑脱的病情进展

第十三节 软组织损伤

一、软组织损伤

软组织损伤	知识点
定义	包括皮肤、皮下组织、肌肉、肌腱、筋膜、腱鞘韧带、神经、血管和关节周围组织等
临床分类	急性闭合性损伤、开放性损伤、慢性损伤
临床表现	全身表现：昏厥；休克；发热；血液及代谢变化，血沉加速；肾功能改变；感染
	局部表现：疼痛；肿胀；瘀斑；功能障碍；早期因疼痛致活动受限，或组织毁损，后期因形成瘢痕、局部粘连、骨化性肌炎、失用性萎缩致功能障碍
治疗要点	一般治疗：局部冷敷、休息、抬高患肢
	物理治疗：消炎、镇痛、恢复运动功能
	手术治疗：急慢性损伤根据病情选择修复重建手术

二、肌筋膜炎

肌筋膜炎	知识点
定义	发生于筋膜、肌肉、韧带及肌腱等软组织病变的统称
病因	病因不十分明确，多与职业性劳动、长期在某种不良体位工作、肌肉失衡和负荷不对称，以及与寒冷、潮湿、病毒感染、外伤、疲劳有关
	肌筋膜原发病灶成为刺激源，称为"激发点"或"扳机点"，引起不正常的冲动，使神经轴突发生功能紊乱，相继发生反射性疼痛和肌筋膜紧张

续表

肌筋膜炎		知识点
治疗要点	急性期	休息，慢性期应适当活动，注意正确的运动使肌肉能得到有节律的收缩和放松
	物理治疗	改善血液循环、消炎镇痛、按摩及手法和运动训练治疗
	其他治疗	局部疼痛点封闭治疗
	健康教育	正确劳作体位

三、腰背肌筋膜炎

腰背肌筋膜炎	知识点
定义	因寒冷、潮湿、慢性劳损而使腰背肌筋膜及肌组织发生水肿、渗出及纤维病变，而出现的一系列临床症状
临床表现	病史：急性受伤史、慢性损伤史、特殊姿势下工作的慢性损伤
	疼痛：不剧烈、晨起重、日间轻、傍晚又重（早、晚重）
	压痛点：可以明确指出最痛点，有时会在深部触及硬结或"脂肪瘤"样结节
	背肌牵拉试验：阳性，提示有腰背肌筋膜炎

四、肱骨外上髁炎

肱骨外上髁炎	知识点
定义	肱骨外上髁处伸肌总腱起点处的慢性损伤性炎症，又称"网球肘"
病因	前臂过度旋前或旋后位，被动牵拉伸肌和主动收缩伸肌，对肱骨外上髁的伸肌总腱起点产生较大张力；反复前臂伸肌过度牵拉或收缩动作，引起肱骨外上髁处的伸肌总腱起点区慢性损伤，短期提重物也可发生肱骨外上髁炎
临床表现	肘关节外侧疼痛，用力握拳、伸腕疼痛加重，即前臂伸肌和屈肌抗阻力收缩会激发疼痛
	可有晨僵，无关节活动受限
	伸肌腱牵拉实验（Mills）阳性——伸肘、握拳、屈腕，然后前臂旋前，诱发肘外侧疼痛
治疗要点	相对制动：合理休息，减少桡侧伸腕肌肌腱起点处张力
	局部注射：消炎、镇痛
	物理治疗：消炎、镇痛，放松肌肉和增加软组织弹性

续表

肱骨外上髁炎	知识点
治疗要点	手术治疗：非手术无效时可考虑手术治疗
	健康教育：除病因，纠正不良姿势，防止复发

五、跟腱炎

跟腱炎	知识点
生物力学因素	过度内旋，足跟着地过远，膝内翻（O 型腿），腘绳肌和腓肠肌僵硬或肌力不足，跟腱张力过大，扁平足、足弓过高，弓形足以及足跟内翻畸形
临床表现	急性跟腱炎：可见跟腱两侧及周围组织肿胀、疼痛，站立、行走时只能前足掌着地，足跟不能着地。局部皮肤颜色正常或潮红，或者有瘀血、瘀斑，皮温增高，局部明显压痛
	慢性跟腱炎：特点是刚开始活动时疼痛感比较明显，活动开后明显减轻，而在休息以后病情又加重，常常由于这种有规律的疼痛，致使患者提踵和后蹬动作受限；跟腱两侧可触及硬结，步态跛行

六、复杂性区域疼痛综合征

复杂性区域疼痛综合征	知识点
定义	继发于肢体损伤所致的一种慢性神经病理性疼痛综合征，包括反射性交感神经营养不良综合征和肩手综合征等
临床表现	Ⅰ型：反射性交感神经性营养不良，无神经损害多见于骨关节损伤的患者。具体表现：①严重烧灼样疼痛；②可有骨和皮肤病理改变；③多汗；④水肿；⑤感觉过敏
	Ⅱ型：有灼痛伴不连续的神经损害，多见于神经瘫痪的患者；偏瘫患者的症状主要发生在偏瘫肢体，但也可发生于健侧。具体表现：肩、手指、肘关节疼痛；手指、腕关节部肿胀，皮肤变薄，僵硬，多汗，冷感等自主神经症状，关节活动受限。病程可迁延 3～6 个月，部分患者出现肌腱挛缩，皮肤肌肉萎缩，肩手挛缩畸形等
分期	早期：肩部疼痛、运动障碍或手指疼痛，弥漫性肿胀，以后逐渐出现僵硬
	中期：疼痛减轻，关节功能明显障碍，手部肿胀加重，手指可见屈曲性挛缩，X 线显示骨质疏松
	后期：手掌肌肉组织萎缩，手指强直变形；部分患者可出现手指挛缩

续表

复杂性区域 疼痛综合征	知识点
治疗要点	交感神经阻滞或封闭治疗、止痛药非甾体抗炎药治疗、物理治疗、肿胀肢体压力治疗

第十四节　腱鞘及滑膜疾病

一、腱鞘炎

腱鞘炎	知识点
定义	慢性劳损或炎症造成肌腱和腱鞘水肿和慢性无菌性炎症，导致疼痛或压迫的病症
病理	早期发生充血、水肿、渗出等无菌性炎症反应
临床表现	手和腕部狭窄性腱鞘炎：①手指常发生屈肌腱鞘炎——称为弹响指或扳机指；②拇指为拇长屈肌腱鞘炎——称为弹响拇
	桡骨茎突狭窄性腱鞘炎：Finkelstein 试验阳性
治疗要点	一般治疗：局部制动，去除慢性刺激因素，局部注射治疗
	物理治疗：超短波、磁疗、中频电疗、氦 - 氖激光照射
	手术治疗：剥离或切除狭窄腱鞘，彻底解除狭窄

二、腱鞘囊肿

腱鞘囊肿	知识点
定义	腱鞘囊肿是出现在关节附近的囊性肿块，内含胶胨样黏性物质；属于关节囊、韧带、腱鞘的退行性变
治疗要点	挤压法：通过关节最佳伸屈位置，使囊肿呈高度紧张状态，术者用手指捏破囊肿
	药物注射：先抽出囊液，再注入激素类制剂
	手术治疗：必要时手术摘除

三、髌前滑囊炎

髌前滑囊炎	知识点
定义	髌前滑囊受到长期、持续、反复摩擦和压力等慢性损伤导致滑囊炎症

续表

髌前滑囊炎	知识点
临床表现	髌前疼痛、肿胀，髌骨和膝关节活动受限不明显
	无明确原因在膝关节髌骨前方突出圆形或椭圆性隆起性包块，逐渐增大，可有压痛
	皮肤表面无炎症，部位较深的触诊边界不清；局部穿刺，滑液为清晰黏液
治疗要点	一般治疗：化脓性滑囊炎行切开引流术
	物理疗法：超短波、脉冲磁疗法、超声波疗法、红外线照射、蜡疗、等幅中频电、调制中频电疗等
	局部封闭治疗：2% 的普鲁卡因 4 ～ 6 mL 加地塞米松 2 ～ 5 mg，或泼尼松龙 12.5 mg 做囊内注射

第十五节　手外伤

一、手的姿势

（1）手的休息位：呈半握拳状；腕背伸 10° ～ 15°，轻度尺偏。

（2）手的功能位：呈握小球或茶杯状；腕背伸 20° ～ 25°。

二、周围神经损伤

损伤的神经	感觉异常	运动异常
正中神经（猿手）	桡侧半、拇指、示指、中指和环指桡侧半掌面，拇指指间关节和示指、中指及环指桡侧半近侧指间关节以远感觉障碍	拇短展肌麻痹导致拇指对掌功能障碍以及拇指、示指捏物功能障碍
桡神经（垂腕）	腕部以下手背桡侧及桡侧半三个手指近侧指间关节近端感觉障碍	肘部下方损伤——伸拇和伸指功能丧失
		肘部上方损伤——伸腕功能丧失
尺神经（爪形手）	尺侧、环指尺侧和小指背侧感觉障碍	骨间肌和蚓状肌麻痹，致环指、小指"爪"形畸形
		Froment 征
		夹纸试验（+）

▲注意：Froment 征为骨间肌和拇内收肌麻痹所致，表现为示指用力与拇指对指时，呈现示指近侧指尖关节明显屈曲，远侧指间关节和拇指掌指关节过伸、指间关节过屈。

三、肌腱损伤——通过观察手的休息位和屈伸指运动来判断

肌腱损伤	类型	判断要点
知识点	指屈肌腱断裂	伸指角度加大
	伸指肌腱断裂	屈指角度加大
	仅有某一条伸、屈腕肌腱断裂	不影响腕伸、屈功能
	指深屈肌腱断裂	固定患指中节，不能屈曲远侧指间关节
	指浅屈肌腱断裂	固定除患指外的其他三个手指于伸直位，不能屈曲患指近侧指间关节
	指深、浅屈肌腱均断裂	均不能屈

四、处理原则

处理原则	知识点
早期的急救处理	局部压迫包扎是处理手部创伤出血最简便而有效的方法
早期彻底清创	争取在伤后 6～8 小时进行清创
早期闭合伤口	手部伤口一般采用单纯缝合
制动时间	血管吻合后：固定 2 周
	肌腱缝合后：固定 3～4 周
	神经修复：固定 4～6 周
	骨折：固定 4～6 周
	关节脱位：固定 3 周
术后处理	手部伤口术后 10～14 天拆线，带蒂皮瓣移植术后 3～4 周断蒂

第十六章 > 儿科疾病

第一节　儿童发育、精神与行为障碍

一、精神发育迟滞（MR）

精神发育迟滞	知识点
定义	本病也称智力落后或精神发育不全，是指在发育时期内，一般智力功能明显低于同龄水平，同时伴有适应行为的缺陷；主要表现为感知、记忆、语言和思维方面的障碍
诊断	智力明显低于平均水平，智商（IQ）< 70；适应行为缺陷；出现在发育年龄（18 岁以下）

二、孤独症谱系障碍（ASD）

孤独症谱系障碍	知识点
定义	本病又称自闭症，其基本特征是社会人际交往、语言和非语言交流、兴趣与活动范围及各种复杂行为的异常
临床表现	社会交往能力缺陷是孤独症的核心症状、沟通和交流障碍、局限的兴趣和行为、智能和认知障碍、感觉异常
常用量表	ABC 量表、CARS 量表、CABS 量表

三、注意缺陷多动障碍（ADHD）

注意缺陷多动障碍	知识点
定义	本病是一种在儿童期很常见的精神失调，又称"过度活跃症"，患儿俗称为"过动儿"；14 岁以下儿童的患病率为 7% ～ 9%
临床表现	注意力涣散或集中困难、活动量过多、自制力弱

康复医学治疗技术必备学习笔记

第二节 儿童运动功能障碍

一、脑性瘫痪

脑性瘫痪	知识点
定义	本病是一组持续存在的中枢性运动和姿势发育障碍、活动受限综合征，这种综合征是由发育中的胎儿或婴幼儿脑部非进行性损伤所致
分型	痉挛型四肢瘫、痉挛型双瘫、痉挛型偏瘫、不随意运动型、共济失调型、混合型

二、臂丛神经损伤

臂丛神经损伤	知识点
定义	是周围神经损伤的一个常见类型；新生儿的臂丛神经损伤多由产伤造成
病因	胎儿在母亲产道内头位产时，因肩部不易娩出而被用力牵拉头部，或臀位产时被用力牵拉手臂或躯干，以致臂丛神经发生不完全或完全性损伤

三、进行性肌营养不良（PMD）

进行性肌营养不良	知识点
定义	本病是一种原发横纹肌的遗传性疾病，主要表现为由肢体近端开始的两侧对称性的进行性加重的肌肉无力和萎缩，个别有心肌受累
临床表现	假肥大型（Duchenne）：儿童起病，病情进展迅速，出现"鸭步""翼状肩胛""Gowers 征"，90% 的患者肌肉有假性肥大，腓肠肌最明显；多数还有心肌损害，预后最差，大部分患者在 25～30 岁以前呼吸感染、心力衰竭或慢性消耗死亡
	肢带型（Erb 型）、面 - 肩 - 肱型、远端型（Gower 型）、眼肌型（Kiloh-Nevin 型）

四、脊柱裂

脊柱裂	知识点
定义	最常见的形式是棘突及椎板缺如，椎管向背侧开放，好发于腰骶部
临床分类	显性或囊性脊柱裂：脊膜膨出、脊髓脊膜膨出、脊髓膨出

续表

脊柱裂	知识点
临床分类	隐性脊柱裂：病变区域皮肤大多正常，少数显示色素沉着、毛细血管扩张、皮肤凹陷、局部多毛现象
临床处理	显性脊柱裂均需手术治疗，手术时机在出生后 1 ～ 3 个月；如囊壁已极薄须提前手术

第三节　其他儿科疾病

一、维生素 D 缺乏性佝偻病

1. 定义

由于儿童体内维生素 D 不足使钙、磷代谢紊乱的产生的以骨骼病变为特征的全身慢性营养性疾病

2. 诊断要点

分期	特点	骨骼 X 线检查
初期（早期）	①多见于 6 个月以内，特别是 3 个月内的小婴儿； ②表现神经兴奋性增高，如易激惹、烦闹、夜间啼哭、睡眠不佳、汗多刺激头皮而摇头、头发稀黄等（闹、惊、汗、痒、秃）； ③血清 25-（OH）D3 ↓；甲状旁腺激素↑	骨 X 线可正常
活动期（激期）	方颅、鸡胸、肋骨串珠、手、足镯、漏斗胸	X 线显示长骨钙化带消失，干骺端呈毛刷状、杯口状改变，骨质稀疏，骨皮质变薄，可有骨干弯曲畸形
恢复期	①症状体征逐渐减轻或消失； ②血清钙、磷浓度逐渐恢复正常	X 线出现不规则钙化线，逐渐恢复正常
后遗症期	①多见于 2 岁以后儿童； ②残留不同程度的骨骼畸形； ③无临床症状； ④血生化正常	X 线检查干骺端病变消失

二、新生儿高胆红素血症

知识点	内容
胆红素脑病	本病为新生儿高胆红素最严重的并发症，新生儿血液中间接胆红素浓度过高会引起脑损伤，常后遗残疾
胆红素	正常人：胆红素浓度为 0.1 ～ 1.5 mg/dL
	胆红素脑病：临界浓度为 18 ～ 20 mg/dL
病理特点	大脑基底节、下丘脑、第四脑室底部易被胆红素所侵，主要影响锥体外系功能

第十七章 ▶ 其他疾病

第一节 皮肤科疾病

一、银屑病

银屑病	知识点
定义	是一种复发性的表皮细胞过度增殖性慢性炎症性皮肤病，俗称"牛皮癣"。可自愈，易复发
临床表现	皮疹特点：大多急性发病，扩延全身；原发疹为针冒头和扁豆大小丘疹或斑丘疹
	薄膜现象：典型皮损为红色斑丘疹，表面被覆多层银白色鳞屑；刮去表皮鳞屑，可见一层淡红发亮的薄膜，称为薄膜现象
	点状出血：再刮去薄膜后，可见小出血点，称为点状出血，又称为 Auspitz 征
	同形反应：急性期皮损常发生于外伤处，称为同形反应

二、带状疱疹

带状疱疹	知识点
定义	由水痘 - 带状疱疹病毒感染，累及局部感觉节和后根以及相应神经节段所致的急性疱疹性皮肤病
临床表现	好发于胸廓的皮节，分布与神经节段相关，沿一侧躯体呈带状分布在躯干处，一般不超过前后中线，数小时内斑块上起水疱

▲带状疱疹的皮损——带状，沿神经走行单侧分布，很少复发，疼痛较明显。

三、单纯疱疹

单纯疱疹	知识点
定义	由单纯疱疹病毒（HSV）引起的皮肤病；Ⅰ型单纯疱疹病毒——引起唇及唇周单纯疱疹，Ⅱ型单纯疱疹病毒——引起阴部单纯疱疹
临床表现	好发部位：突然发生成群水疱，好发部位为皮肤黏膜交界处，如唇部、面部及生殖器

续表

单纯疱疹	知识点
临床表现	皮损特点：初起局部烧灼感，红斑、成簇丘疹、丘疱疹、很快形成水疱、脓疱，症状轻，常复发
	自觉症状：灼热，痒感
	病程短：1～2周自然消退

▲记忆方法：单纯疱疹——皮损局限，反复发作，皮肤黏膜交界、疼痛不明显。

四、玫瑰糠疹

玫瑰糠疹	知识点
定义	本病是一种原因不明的轻度炎症性发疹性疾病，其特征为橙红色丘疹、斑疹，项圈样鳞屑
临床表现	好发人群：多见于青壮年
	好发部位：皮疹好发于躯干及四肢近心端
	发病特点：发病前可有头痛、咽痛等轻度全身不适
	自觉症状：无或轻微痒感
	皮损特点：初发为躯干或四肢发生一个玫瑰色圆形或椭圆形斑，覆盖白色或浅黄色细糠状鳞屑，称为"母斑"；皮损长轴与皮纹走形一致

五、变应性皮肤血管炎

变应性皮肤血管炎	知识点
定义	本病是指原发于血管壁及其周围的炎症变化
临床表现	好发人群：好发于成人，有发热、疲倦、头痛、关节痛等全身症状，但较轻
	好发部位：多发生在下肢及踝部
	皮损特点：包括红斑、丘疹、风团、结节、溃疡等
	分布：常对称分布

第二节　耳鼻喉科疾病

一、耳郭软骨膜炎

耳郭软骨膜炎	知识点		
病变部位	软骨和软骨膜之间		
分类	浆液性软骨膜炎	定义	又称耳郭假囊肿，是软骨的无菌性炎症
		临床表现	耳郭局部隆起、不红、无明显疼痛
	化脓性软骨膜炎	定义	急性化脓性炎症
		临床表现	耳郭剧痛、红肿、明显压痛、有波动感

二、急性中耳炎

急性中耳炎	知识点			
定义	中耳鼓室的急性炎症			
分类	分泌性（卡他性）	病理	耳咽管阻塞时因负压而致鼓膜内陷，黏膜充血水肿、渗出，鼓室内出现漏出液、渗出液和分泌液的混合液	
		临床表现	闷胀感、堵塞感、听力减退及耳鸣，骨膜表面有液平面和气泡	
	化脓性中耳炎	病理	致病菌有肺炎球菌、流感嗜血杆菌、溶血性链球菌、葡萄球菌、变形杆菌，最常见于经耳咽管途径感染，脓性炎症，严重可波及乳突或引起颅内感染	
		临床表现	化脓前期	明显耳鸣、耳聋、剧烈耳痛
			化脓期	跳动性耳聋、严重耳聋、剧烈耳痛
治疗要点	改善中耳通气	积极治疗鼻部及咽部疾病		
	全身治疗	抗生素治疗		
	清除中耳积液或积脓	鼓膜穿刺抽液、鼓膜切开术		
	物理治疗	抗感染，消肿，促进炎性产物吸收		

三、鼻炎

（1）致病微生物——鼻病毒和冠状病毒。

（2）干燥性鼻炎——勿用血管收缩剂。

四、鼻窦炎

上颌窦——发病率最高。

五、咽炎

（1）急性咽炎：咽部干燥，灼热、疼痛，吞咽时加重，可放射到耳部。

（2）慢性咽炎：咽部不适感、异物感、发痒、灼热、干燥、微痛、干咳、刷牙漱口讲话时恶心呕吐。

六、扁桃体炎

（1）急性扁桃体炎：一种非特异性急性炎症，常伴有不同程度的咽部黏膜和淋巴组织的炎症。

（2）慢性扁桃体炎：多由急性扁桃体炎反复发作或因隐窝引流不畅，致使扁桃体隐窝及其实质发生慢性炎症病变。

七、喉炎

喉炎		知识点
急性喉炎	定义	喉黏膜的急性卡他性炎症，常继发于上呼吸道呼吸道感染性疾病后
	临床表现	轻者仅有声嘶，声音粗涩、低沉、沙哑，可逐渐加重甚至完全失音，喉部疼痛；小儿急性喉炎容易发生喉水肿或反射性喉痉挛，咳嗽如犬吠声，呼吸困难，危及生命
慢性喉炎	临床表现	声嘶、喉部分泌物增多

第三节　眼科疾病

眼科疾病	知识点	内容
睑缘炎	定义	是指睑缘表面、睫毛毛囊及其腺组织的亚急性或慢性炎症
睑腺炎	定义	眼睑腺体的细菌感染，发生于睫毛毛囊或附属皮脂腺或变态腺感染称为外睑腺炎，也称麦粒肿；如果是眼睑腺感染称内眦腺炎
	临床表现	患处呈现红、肿、热、痛等急性炎症典型表现；局部硬结，化脓，或伴耳前淋巴结增大，严重者可引起眼睑蜂窝织炎
睑板腺囊肿	定义	是眼板腺特发性无菌性慢性肉芽肿性炎症，又称霰粒肿
	病因	睑板腺排出管道阻塞，分泌物潴留
	临床表现	青少年或中壮年多见，上睑者居多，多无症状，眼睑皮下无痛性肿块
慢性泪囊炎	定义	由鼻泪管的阻塞或狭窄，泪液滞留于泪囊内，伴发细菌感染引起
	临床表现	泪溢、分泌物潴留
视神经炎	定义	指视神经的炎症。因病变损害的部位不同而分为球内段的乳头炎及球后段的球后视神经炎
	病因	炎性脱髓鞘、局部感染和全身感染、自身免疫性疾病

▲注意：球后视神经炎眼底多无异常改变。

第四节　口腔科疾病

口腔科疾病	知识点
复发性口疮	反复发作的可自愈的圆形或椭圆形的小溃疡，一般称为复发性口腔溃疡，轻型最常见
智齿冠周炎	指智齿（第三磨牙）萌出不全或阻生时，牙冠周围软组织发生的炎症；临床上以下颌智齿冠周炎多见
涎腺炎	主要是由唾液腺导管阻塞或唾液分泌减少而继发感染引起
颞下颌关节紊乱综合征	关节开口异常、关节疼痛、关节弹响及杂音

第五节　妇产科疾病

妇产科疾病	知识点	内容
前庭大腺炎	主要病原体	葡萄球菌、大肠埃希菌、链球菌等混合感染
	临床表现	多发生于一侧，肿胀、疼痛、波动感
宫颈炎	主要病原体	急性宫颈炎：由传播疾病的病原体淋病奈瑟菌及沙眼衣原体所致
		慢性宫颈炎：主要是葡萄球菌
	临床表现	腰酸及下腹部坠痛，阴道分泌物增多
盆腔炎性疾病	最常见	输卵管炎
	临床表现	下腹痛、发热、阴道分泌物增多
外阴血肿	治疗措施	伤后 24 小时内加压止血，冷敷
痛经	治疗措施	精神心理治疗、抑制排卵药物、抑制子宫收缩药物、物理治疗、中药治疗、手术
产后排尿无力	临床表现	尿道水肿，收缩无力
产后缺乳	临床表现	3 天以上乳汁分泌少或无

第十八章 肿瘤

第一节 肿瘤的概述

肿瘤	知识点
定义	是机体中正常细胞长期在不同的始动和促进因素作用下产生的增生与异常分化形成的新生物，新生物一旦形成，不受生理调节，当病因去除后新生物并不停止生长
分类	良性肿瘤：组织结构与其来源的组织很相似，肿瘤的分化、形态与正常细胞相似；肿瘤多呈膨胀性生长，多有包膜形成，境界清楚，生长缓慢，手术切除后不易复发，不转移
	恶性肿瘤：癌：上皮组织的恶性肿瘤
	肉瘤：间叶组织的恶性肿瘤
	母细胞瘤：胚胎性恶性肿瘤
	交界性或临界性肿瘤：少数肿瘤形态学上属良性，但常浸润性生长，手术切除后易复发或转移，从生物学行为上看，介于良、恶性之间

第二节 恶性肿瘤的预防

预防	释义
一级预防（病因学预防）	消除或减少可能的致癌因素，防止癌症的发生，减少癌症的发生率；应坚持健康教育，普及防治癌症的知识，改变不良生活习惯与方式，控制环境污染等
二级预防（发病学预防）	癌症一旦发生，如何早期发现，及时治疗，降低死亡率。应定期体检，对高危人群开展普查，力争早期发现癌症、早期治疗
三级预防	诊断与治疗后的康复，提高生活质量，减轻痛苦，延长生命

第三节 肿瘤的诊断

一、诊断方法

收集病史、体格检查、内镜检查、影像学检查、实验室检查、病理学检查（确诊具有重要意义）。

二、分级分期

分级分期		知识点
病理分级	四级法	Ⅰ级——未分化癌细胞占 0 ～ 25%
		Ⅱ级——未分化癌细胞占 25% ～ 50%
		Ⅲ级——未分化癌细胞占 50% ～ 75%
		Ⅳ级——未分化癌细胞占 75% ～ 100%
	三级法	高分化、中分化（Ⅱ级Ⅲ级）、低分化
TNM 分期		T——原发肿瘤；N——淋巴结转移的状况；M——远处转移

第四节　肿瘤的治疗疗效判断

一、近期疗效标准

（1）完全反应（CR）：肿瘤消失至少 4 个星期。

（2）部分反应（PR）：肿瘤缩小 50% 以上至少 4 个星期。

（3）无改变（NC 或 NR）：肿瘤缩小不足 50% 或增大不足 50%。

（4）疾病进展（PD）：肿瘤增大 25% 以上。

二、疗效指标

肿瘤根治性治疗后仍有潜在复发或转移的可能，临床上多以治疗后的 5 年生存率作为判断肿瘤治疗的指标。

第三篇

专业知识

第十九章　运动疗法评定

第一节　康复评定概述

一、障碍学诊断的三个层面

根据 2001 年国际功能、残疾和健康分类（ICF 分类），障碍被分为 3 个层面：①结构和功能障碍——残损；②活动障碍——残疾；③参与障碍——残障。

二、评定类型与方法

类型	方法	举例
定性评定	肉眼观察和问卷调查	异常步态的目测分析
半定量评定（最常用）	视觉模拟尺 标准化的量表评定法最常用	偏瘫上下肢及手的 Brunnstrom 六阶段评定法、Fugl-Meyer 总积分法等、徒手肌力检查法、日常生活活动能力的 Barthel 指数、FIM 评定等
定量评定	仪器测量法	等速运动肌力测定系统、静态与动态平衡 功能评定仪、步态分析系统等

三、评定方法的选择和评估

评定方法	知识点
信度	又称可靠性，是指测量工具或方法的稳定性、可重复性和精确性
效度	又称准确性，指测量的真实性和准确性，即测量工具在多大程度上反映测量目的
灵敏度	灵敏度检验也是检验效度的一种有效方法（真阳 / 假阴）
特异性	特异性检验也是检验效度的一种有效方法（真阴 / 假阳）

第二节　肌力评定

一、肌力

肌力	知识点
定义	指肌肉或肌群产生张力，导致静态或动态收缩的能力，也可将其视为肌肉收缩所产生的力量
大小因素	肌肉横截面积、运动单位募集及其释放速率、收缩速度
	肌肉的初长度（初长度为其静息长度的 1.2 倍时，肌力最大）
	肌腱和结缔组织的完整性、肌肉收缩的类型
	中枢和外周神经系统调节、个体状况、其他力学因素

二、肌肉收缩的生理类型

生理类型		知识点
等张收缩	向心收缩	肌肉缩短（起止点靠近）——上楼股四头肌向心收缩
	离心收缩	肌肉伸长（起止点伸长）——下楼股四头肌离心收缩
等长收缩		肌力和阻力相等，不产生关节活动，也称静力收缩（维持体位和姿势）
大小关系		离心收缩＞等长收缩＞向心收缩

三、肌力评定的适应证和禁忌证

适应证	禁忌证
①肌肉骨骼系统疾病； ②神经系统疾病； ③其他系统、器官疾病：评判体质强弱； ④健身水平	①关节不稳、骨折未愈合又未做内固定； ②急性渗出性滑膜炎； ③严重疼痛； ④关节活动范围极度受限； ⑤急性扭伤； ⑥骨关节肿瘤

四、Lovett 分级法评定标准

分级	评级标准
0	无可见或可感觉到的肌肉收缩
1	扪及肌肉收缩，但无关节活动
2	消除重力姿势下能作全关节活动范围的运动
3	抗重力，全关节活动范围的运动，不能抗阻力
4	抗重力和一定的阻力运动
5	抗重力和充分阻力的运动

五、MRC 分级法评定标准

分级	评级标准
2-	消除重力姿势下，活动范围为 50% ~ 100%
2+	抗重力，小于 50% 活动范围的运动
3-	抗重力，活动范围为 50% ~ 100%
3+	同 3 级，运动末期抗一定阻力
4-	抗阻力同 4 级，活动范围为 50% ~ 100%
4+	初、中期同 4 级，末期对抗 5 级阻力
5-	抗阻力同 5 级，活动范围为 50% ~ 100%

第三节　肌张力评定

一、肌张力

肌张力	知识点
定义	指肌肉组织在其静态状态下的一种持续的、微小的收缩，是维持身体各种姿势和正常活动的基础
评定	肢体的物理惯性、肌肉和结缔组织内在的机械弹性特点、反射性肌肉收缩（紧张性牵张反射）

肌张力	知识点
分类	静止性：静息状态下，通过观察肌肉外观、触摸肌肉的硬度、被动牵伸运动时肢体活动受限的程度及其阻力判断
	姿势性：患者变换各种姿势的过程中，通过观察肌肉的阻力和肌肉的调整状态来判断
	运动性：患者完成某一动作过程中，通过检查相应关节的被动运动阻力来判断

二、肌张力异常

1. 痉挛

痉挛	知识点
定义	痉挛是中枢神经系统损害后出现的肌肉张力异常增高，是一种由牵张反射高兴奋所致的、以速度依赖的紧张性牵张反射增强伴腱反射异常为特征的运动障碍。痉挛的速度依赖是指伴随肌肉牵伸速度的增加，肌肉痉挛的程度也增高。
原因	上运动神经元损伤综合征。中枢神经系统损害后均可出现痉挛。但临床上痉挛多见于脑卒中、脊髓损伤、脊髓病变、脑瘫和多发性硬化症等
特殊表现	巴宾斯基反射、折刀样反射阵挛、去大脑强直、去皮层强直
评定	改良 Ashworth 分级法是临床上评定痉挛的主要方法

痉挛的益处	痉挛的弊端
①下肢的伸肌痉挛帮助患者站立和行走； ②活动过强的牵张反射可促进肌肉的等长和离心自主收缩； ③保持相对肌容积； ④预防骨质疏松； ⑤降低瘫痪患者的依赖性水肿； ⑥充当静脉肌肉泵，降低发生深静脉血栓的危险性	①髋内收肌的剪刀样痉挛和屈肌痉挛影响站立平衡稳定性； ②下肢伸肌痉挛和阵挛影响步态的摆动期； ③自主运动缓慢； ④屈肌痉挛或伸肌痉挛导致皮肤应力增加； ⑤紧张性牵张反射亢进或屈肌痉挛形成挛缩的风险； ⑥自发性痉挛导致睡眠障碍； ⑦髋屈肌和内收肌痉挛影响会阴部清洁以及性功能； ⑧下肢痉挛或阵挛干扰驾驶轮椅、助动车等； ⑨持续的屈肌痉挛可导致疼痛； ⑩增加骨折、异位骨化的危险性

2. 僵硬

僵硬	知识点
定义	主动肌肉和拮抗肌张力同时增加
原因	常为椎体外系损害
最常见	帕金森病——齿轮样僵硬和铅管样僵硬

3. 肌张力障碍

肌张力障碍是一种以张力损害、持续的和扭曲的不自主运动为特征的肌肉运动亢进性障碍。

4. 肌张力迟缓

肌张力迟缓的病因为小脑或锥体束的上运动神经元损害、末梢神经损伤、原发性肌病。

三、改良 Ashworth 分级法评定标准

级别	肌张力	评定标准
0 级	无增加	略
1 级	略微增加	受累部分被动屈伸时，在关节活动范围之末时呈现最小的阻力或出现突然卡住和释放
1+ 级	轻度增加	在关节活动范围后 50% 范围内突然卡住，然后在关节活动范围的后 50% 均呈现最小的阻力
2 级	明显增加	通过关节活动范围的大部分时，肌张力均较明显地增加，但受累部分仍能较易地被移动
3 级	严重增高	被动运动困难
4 级	僵直	受累部分被动屈伸时呈现僵直状态，不能活动

第四节　关节活动度的测量

关节活动度（ROM）	知识点
定义	ROM 是指关节运动时所通过的运动弧
分类	主动关节活动度——AROM；被动关节活动度——PROM

续表

关节活动度的测量	知识点
适应证	①骨关节、肌肉伤病、神经系统疾病及术后关节活动度受限患者；②其他原因导致关节活动障碍的患者
禁忌证	关节急性炎症期；关节内骨折未作处理；肌腱、韧带和肌肉术后

第五节　感觉功能评定

评定内容	知识点
浅感觉检查	触觉、痛觉、温度觉
深感觉检查	运动觉、位置觉、震动觉
复合感觉	定义：是大脑综合分析的结果，也称皮质感觉
	分类：皮肤定位觉、两点辨别觉、实体觉、体表图形觉

第六节　平衡协调功能评定

一、平衡功能评定

评定内容	知识点
平衡	指维持身体直立姿势的能力
支持面	指人在各种体位下（卧、坐、站立、行走）保持平衡所依靠的表面（接触面）
稳定极限（LOS）	指正常人站立时身体倾斜的最大角度，或在能够保持平衡的范围内倾斜时与垂直线形成的最大角度；稳定极限前后方向最大倾斜或摆动角度约为 12.5°，左右方向为 16°
维持平衡的生理机制	躯体感觉系统：皮肤感觉（触压觉）和本体感觉
	视觉系统：视觉系统在维持平衡中发挥重要作用
	前庭系统：头部的旋转刺激了前庭系统中壶腹嵴、迷路内的椭圆囊斑和球囊斑两个感受器
	运动系统的作用：①协同运动——多组肌群共同协调完成一个运动；②姿势性协同运动模式——踝对策、髋对策、跨步动作模式

二、协调功能评定

协调功能评定	知识点	内容
协调	定义	指人体多组肌群共同参与并相互配合，进行平稳、准确、良好控制的运动能力
	特征	适当的速度、距离、方向、节奏、力量及达到正确的目标
机制	小脑损伤	小脑半球损害导致同侧肢体的共济失调
	基底节伤病	肌张力改变和随意运动功能障碍——齿轮样或铅管样肌张力增高及静止性震颤和手足徐动及运动不能
	脊髓后索伤病	感觉性共济失调——同侧精细触觉和意识性深感觉减退或消失，而痛温觉保存

第七节　步态分析

一、步行周期

步行周期		知识点
定义		一侧足跟着地至该侧足跟再次着地时所经过的时间，每一侧下肢有各自的步行周期
阶段	站立相（支撑相）——60%	单支撑期（40%）一侧腿与地面接触并负重
		双支撑期（20%）体重从一侧下肢向另一侧下肢传递
	迈步相（摆动相）——40%	

二、时空参数特征

时空参数	特征
步频	单位时间内行走的步数，正常人 95 ～ 125 步 / 分
步行速度	单位时间内行走的距离，正常人 1.2 m/ 秒
步长	左右足跟或足尖先后着地时两点间的纵向直线距离，正常人 50 ～ 80 cm
跨步长	同一侧足跟前后连续两次着地点间的纵向直线距离，等于 2 个步长，跨步时间等于步行周期
步宽	左右两足跟中点的横线距离
足偏角	指贯穿一侧足底的中心线与前进方向所成的夹角

第八节 心肺功能评定

一、运动试验

运动试验	知识点
应激	指人体对外界环境刺激所产生的反应过程
应激试验	施加各种因素引起人体生理反应加剧的试验方式。运动反应本身就是身体对运动刺激所产生的调节过程
运动试验	心肺评定所采用的应激试验主要指运动试验

二、心电运动试验

应用范畴	心电运动试验
协助临床诊断	冠心病诊断、鉴定心律失常、鉴定呼吸困难或胸闷的性质
确定功能状态	判断冠状动脉病变严重程度及预后
	判断心功能、体力活动能力和残疾程度
	评定康复治疗效果
指导康复治疗	略

三、代谢当量（MET）

1. 定义

MET 是以安静、坐位时的能量消耗为基础，表达各种活动时相对能量代谢水平的常用指标。1METs（梅脱）相当于耗氧量 3.5 mL（kg·min）。

热量 =METs×3.5×体重（kg）/200。

2. 应用

（1）制定运动处方。

（2）区分残疾程度：最大 METs < 5 作为残疾标准

数值	释义
< 5METs	65 岁以下的患者预后不良
5METs	日常生活受限，相当于急性心肌梗死恢复期的功能储备

数值	释义
10METs	正常健康水平，药物治疗预后与其他手术或介入治疗效果相当
13METs	即使运动试验异常，预后仍然良好
18METs	有氧运动员水平
22METs	高水平运动员

3. 指导日常生活活动与职业活动

职业活动（每天 8 小时）的平均能量消耗水平不应该超过患者峰值 MET 的 40%，峰值强度不可超过峰值 MET 的 70% ～ 80%。

常用日常生活、娱乐及工作活动的 MET：①床上用便盆——4.0；②坐厕——3.6；③穿衣——2.0；④步行 4.0 km/h——3.0；⑤下楼——5.2；⑥上楼——9.0。

四、肺通气功能评定

1. 主观呼吸功能障碍程度评定（6 级制）

分级	评定标准
0 级	有不同程度肺气肿，但日常生活无影响，无气短
1 级	较剧烈劳动或运动时出现气短
2 级	速度较快或登楼、上坡时出现气短
3 级	慢走即有气短
4 级	讲话或穿衣等轻微动作时气短
5 级	安静时气短，无法平卧

2. 肺容量测定

（1）肺活量：指充分吸气后缓慢而完全呼出的最大气量

（2）功能残气量：常用气体稀释法间接测量或以肺活量与补呼气量的差值表示

类型	残气量占肺总量百分比
阻塞性肺气肿	> 35%
重度肺气肿	45% ～ 55%
严重肺气肿	65%以上

3. 肺通气量测定

（1）静息通气量。

（2）最大自主通气量（MVV）：单位时间内最大呼吸量，反应通气功能的最大潜力。

MVV 占预计值	结果
＞80%	基本正常
60%～70%	稍有减退
40%～50%	明显减退
39%以下	严重减退

（3）用力肺活量：反应气道情况。

测定方法：深吸气后尽快用力将气体吹入肺量计，呼吸时间必需超过 5 秒，正常第 1、第 2、第 3 秒的时间肺活量值分别为：83%、96%、99%，最常用的是第 1 秒呼气量（FEV1），FEV1＜70% 说明气道阻塞，常见于肺气肿和支气管哮喘。

评估肺气肿

FEV1	结果
60%～69%	可疑
50%～59%	轻度
40%～49%	中度
＜40%	重度

4. 小气道通气功能

小气道通气功能	知识点
定义	小气道是指 2 mm 以下的细支气管
阻力	小气道阻力只占呼吸道全部阻力的 20%，因此早期小气道病变可以不出现症状和体征
测定方法	氮测定法、氙或氦弹丸法

第二十章 ▷ 运动疗法治疗

第一节 牵引技术

一、治疗作用

治疗作用：①增大关节间隙——当颈椎牵引重量达 6～7 kg 时，压力减少 70%，达 10 kg 时压力为 0；②缓解肌肉痉挛；③改善局部血液循环；④改善或恢复关节活动度；⑤矫治关节畸形。

二、适应证

适应证	知识点
脊柱牵引	椎间盘突出、脊柱小关节紊乱、颈背痛、腰背痛及腰腿痛
四肢牵引	四肢关节挛缩、四肢关节骨折且不能或不适宜手术复位的患者

三、禁忌证

禁忌证	知识点
禁忌	恶性肿瘤、急性软组织损伤、先天性脊柱畸形、脊柱退行性滑脱、脊柱化脓性炎症、脊髓明显受压、严重骨质疏松及伴有高血压或心血管疾病的患者
不适宜颈椎牵引	类风湿关节炎或颈椎活动过度引发的颈椎韧带不稳，寰枢关节半脱位伴有脊髓受压症状，急性"挥鞭样"损伤等；椎基底动脉供血不足的患者也应慎重进行
不适宜腰椎牵引	孕妇、女性月经期、明显的马尾神经受压症状、急性胃十二指肠溃疡、腹主动脉血管瘤、慢性阻塞性肺疾病或其他引起呼吸困难的疾病等

第二节　牵张训练

牵张训练	知识点
定义	牵张训练是使病理性缩短的软组织（肌腱、肌肉、韧带、关节囊等）延长的治疗方法
作用	减轻疼痛和防止肌力失衡
	刺激肌肉内的感觉运动器官——肌梭，调整肌张力
	持续牵张可直接或间接反射性地提高肌肉的兴奋性，有利于发挥更大的肌收缩力
治疗原则	牵张前应用放松技术、热疗和热敷使肌肉放松
	牵张力量应轻柔、缓慢、持续，达到一定力量并持续一段时间，休息片刻后再重复牵张
	牵张后应用冷疗或冷敷，以减少牵张所致的肌肉酸痛，冷疗时，应将关节处于牵张位

▲注意：神经损伤或吻合术后 1 个月不可牵张。

第三节　关节活动训练

一、基本原则

基本原则	知识点		
逐步、反复多次的原则	反复多次、持续时间较长的牵张训练可产生较多的塑性展长		
安全的原则	无痛或轻微疼痛		
顺序原则	从远端向近端的顺序进行逐一关节或数个关节一起的训练		
综合治疗的原则	关节活动度训练中配合药物和理疗等措施，可增加疗效		
功能活动的原则	进食	肩——屈曲 5°～ 45°、外展 5°～ 30°、内旋 5°～ 25°	
		肘——屈曲 70°～ 130°、旋前 40°、旋后 60°	
		腕——屈曲 10°、伸展 20°、尺侧偏 20°、桡侧偏 5°	
	步行	髋——屈曲 30°、后伸 20°	
		膝——屈曲 0°～ 65°	
		踝——背屈 15°、跖屈 15°	

▲注意：除步行外，其他日常生活活动要求膝关节和髋关节至少屈曲 90°。

二、基本方法

1. 被动关节活动度训练

临床应用	知识点
适应证	患者不能主动活动肢体；处于昏迷、麻痹状态；存在炎症反应；主动关节活动导致疼痛
禁忌证	各种原因所致关节不稳、骨折未愈合又未作内固定
	关节肿瘤、全身情况极差、病情不稳定
	若运动破坏愈合过程、造成该部位新的损伤、导致疼痛、炎症等症状加重时，训练也应禁忌

2. 主动 - 辅助关节活动度训练

临床应用	知识点
适应证	适应于可主动收缩肌肉的患者；肌力相对较弱，不能完成全关节活动范围的患者
禁忌证	同被动关节活动度训练

3. 主动关节活动度训练

肌力 > 3 级。

4. 持续被动关节运动训练（CPM）

概述	知识点
定义	利用专门器械使关节进行持续长时间的缓慢被动运动的训练方法。训练前可根据患者情况预先设定关节活动范围、运动速度及持续被动运动时间等参数，使关节在一定活动范围内进行缓慢被动运动
目的	预防制动引起的关节挛缩，促进关节软骨和韧带、肌腱的修复，改善血液、淋巴循环，促进消除肿胀、疼痛等症状
特点	与一般被动运动相比，其特点是作用时间长，同时运动缓慢、稳定、可控，因为更为安全、舒适
	与主动运动相比，CPM 不引起肌肉疲劳，可长时间持续进行，同时关节受力小，可在关节损伤或炎症时早期应用且不引起损害

第四节　关节松动术

一、原理

原理	知识点
生理运动（主动、被动）	关节在生理范围内完成的运动，如屈、伸、内收、外展、旋转等
附属运动（被动）	关节在自身及周围组织允许范围内完成的运动，是维持关节正常活动不可缺少的一种运动，一般不能主动完成，需要由他人帮助才能完成，比如，脊柱的任何一个关节分离、相邻锥体发生移位、旋转

二、手法分级（麦特兰德 4 级分法）

分级	操作	临床表现
Ⅰ级	关节活动起始端，小范围、节律性来回推动关节	疼痛
Ⅱ级	关节活动允许范围内，大范围、节律性地来回推动关节，但不接触关节活动的起始端和终末端	疼痛
Ⅲ级	关节活动允许范围内，大范围、节律性地来回推动关节，每次均接触终末端，并感受到软组织紧张	疼痛伴僵硬
Ⅳ级	关节活动的终末端，小范围、节律性来回推动，每次均接触终末端，并感受到软组织紧张	粘连、挛缩

三、治疗作用

（1）缓解疼痛。

（2）改善关节活动范围。

（3）增加本体感觉反馈。

第五节　肌力与肌耐力训练

一、基本原理

基本原理	知识点
肌肉适应性改变	完善肌肉的形态结构，改善肌肉功能，肌肉体积增大，肌纤维增粗，蛋白增加，ATP、热能含量和糖原储备增加，毛细血管密度增加，结缔组织量也增多

基本原理	知识点
超量恢复	训练后肌肉的即时变化为疲劳和恢复的过程；此时，肌肉的收缩力量、速度和耐力均明显下降，这需要通过一定时间的休息才能使生理功能逐渐恢复，消失的能量物质得以补充；在恢复到训练前水平后，可出现一个超量恢复阶段，即各项指标继续上升并超过训练前水平

二、基本原则

（1）施加适当阻力。

（2）超量负荷。

（3）反复训练。

（4）适度疲劳。

（5）选择适当运动强度：①肌肉强度相当于最大收缩强度40%时，运动单位募集率较低，主要募集Ⅰ型肌纤维，对增强耐力有效；②收缩强度增加时募集率增高，Ⅱa型和Ⅱb型肌纤维也参与收缩，对增强肌力有效。

三、临床应用

训练方法	临床应用	知识点
徒手抗阻训练	适应证	适用于肌力3级以上者
	禁忌证	局部炎症（尤其是动力性抗阻训练时，不允许相关的肌肉或关节有炎症或肿胀）
		局部疼痛（在训练中及训练后24小时内有严重关节或肌肉疼痛出现时，训练应终止或减量）
机械抗阻训练	适应证	需要增加肌力、耐力和效率的患者，以及健身的对象；适用于肌力3级以上者
	禁忌证	同徒手抗阻训练
等长训练	适应证	适用于需要增强肌力，而关节不能或不宜运动时（如关节石膏或夹板固定，关节创伤、炎症和肿胀等情况）的患者，预防和减轻肌肉失用性萎缩
	禁忌证	同徒手抗阻训练
等张训练	适应证	需要发展动态肌力、耐力和效率的患者
	禁忌证	同徒手抗阻训练

第六节　有氧训练

有氧训练	知识点
定义	是指采用中等强度、大肌群、动力性、周期性运动，以提高机体氧化代谢能力的锻炼方式
训练目标	有心电运动试验条件：最好在训练前先进行症状限制性心电运动试验，以确定患者的最大运动强度、靶运动强度（50% ～ 85% 最大运动强度）及总运动量
	无心电运动试验条件：按照年龄预计的靶心率 =（220- 年龄）×（70% ～ 85%）作为运动强度指标

第七节　呼吸训练

呼吸训练	知识点
基本方法	腹式呼吸训练、呼吸肌训练、缩唇呼吸训练、咳嗽训练、放松训练、体位引流
禁忌证	临床病情不稳定、感染未控制
	呼吸衰竭
	训练时可导致病情恶化的其他临床情况

第八节　平衡与协调训练

一、平衡训练

平衡训练	知识点
平衡障碍关键环节	本体感受器、前庭系统、视觉系统、高级中枢对平衡信息的整合能力
平衡相关的生物力学因素	支持面、身体重心、稳定极限、摆动频率
禁忌证	严重认知损害不能理解训练目的和技能者，骨折、脱位未愈者，严重疼痛或肌力、肌张力异常者

二、协调训练

协调训练	知识点
定义	协调训练是指恢复平稳、准确、高效的运动能力的锻炼方法，即利用残存部位感觉系统以及视觉、听觉和触觉来促进随意运动的控制能力
适应证	深部感觉障碍，小脑性、前庭迷路性和大脑性运动失调、震颤性麻痹，因不随意运动所致的协调运动障碍
禁忌证	严重认知损害不能理解训练目的和技能者，骨折、脱位未愈者，严重疼痛或肌力、肌张力异常者

第九节　放松训练

放松训练	知识点
定义	指通过精神放松和肌肉放松，缓解肌肉痉挛、缓解疼痛、降低身体和心理应激、调节自主神经、改善睡眠的锻炼方式
种类	生物反馈、瑜伽、医疗气功、放松性医疗体操

第十节　转移训练与轮椅训练

一、转移训练

转移训练	知识点
生物力学原理	注意患者和帮助者采用较大的站立支撑面，以保证转移动作的稳定性
	在患者的重心附近施力协助
	帮助者要注意搬移的正确姿势
	四肢瘫患者在上肢肌力不足时，可以采用滑板完成辅助转移
适应证	需他人帮助转移——转移相关的主要关键肌肌力≤2级
	独立转移训练——转移相关的主要关键肌肌力≥3级

二、轮椅训练

1.轮椅选择

轮椅选择	知识点
座位宽度	两臀间或两股间距离 +5 cm
座位长度	后臀部至小腿腓肠肌之间水平距离 –6.5 cm
座位高度	足跟或鞋跟至腘窝的距离 +4 cm
脚踏板面	离地 5 cm
低靠背高度	坐面至腋窝距离 –10 cm
高靠背	座面到肩部或后枕部
扶手高度	坐下时，上臂垂直，前臂平放于扶手上，椅面至前臂下缘的距离 +2.5 cm

2.轮椅转移

轮椅转移	知识点
床向轮椅转移	轮椅放在患者健侧，轮椅与床尾呈 30°～ 45°
轮椅向床转移	健侧靠近

第十一节　站立与步行训练

一、站立训练

站立训练	知识点
仪器设备	起立床、平衡杠、支具等
操作程序	肌力训练、起立床训练、平衡杠内站立训练、下肢负重训练、上肢的支撑训练

二、步行训练

仪器设备：平衡杠、拐杖、手杖等。

操作程序	知识点
步行训练前的准备	辅助工具的正确使用、增强肌力和关节活动度训练、起立训练、站立平衡训练、其他必要的训练等

续表

操作程序	知识点
平衡杠内的步行训练	四点步——最先进行
	摆至步——双腿正好落在双手的后方
	摆过步——双腿落在双手的前方（截瘫患者中最快、最实用的步行方式，但需要较高的平衡能力）
拐杖的步行训练	交替拖地步行
	同时拖地步行
	四点步
	摆至步：适用于双下肢完全瘫痪无法交替移动的患者
	摆过步：拄拐步行中最快的移动方式
	两点步：①一侧拐与对侧足作为第一落地点，另一侧拐与另一侧足作为第二落地点，与正常步态较接近；②适用于一侧下肢疼痛需要借助拐杖减轻疼痛
	三点步：适用于一侧下肢运动功能正常，另一侧不能负重
手杖的步行训练	手杖三点步、手杖两点步
助行器的步行训练	助行器——框架式、四点支撑式
	使用助行器

第十二节　神经－肌肉促进技术及新技术

一、Bobath 技术

Bobath 技术	知识点
定义	通过抑制不正常的姿势、病理性反射或异常运动模式，尽可能诱发正常运动
途径	维持正常姿势控制、抑制病理反射和异常运动模式、控制痉挛
特点	遵循人体发育规律，关键点的控制是此技术手法的核心
	利用各种反射促进或抑制肌张力和平衡反应，增强运动功能
	采用感觉刺激帮助肌张力的调整
原则	关键点的选择与施用、应用反射性抑制模式控制肢体的张力
治疗原理	利用反射性抑制模式、利用基本反射模式、按照运动发育顺序

二、Brunnstrom 技术

1.Brunnstrom 技术

Brunnstrom 技术		知识点
定义		在中枢神经系统损伤初期，利用协同运动等病理运动模式和反射模式作为促进手段，然后再把这些运动模式逐步修整成功能性运动，以恢复运动控制能力的方法
目的		早期通过健侧抗阻随意运动而使兴奋扩散，以引出患侧联合反射，使较弱肌肉发生收缩
		使患者体验运动感觉，将与随意用力相结合，产生半随意运动
		应用于功能性活动中，以便反复训练，使控制能力得到增强，动作渐趋完善
		利用各种感觉刺激增强治疗作用
		通过大脑皮质水平来调节运动和提高控制能力，训练患者主动参与随意用力，促进中枢神经系统功能
常用反射及模式	原始反射	对称性颈反射	当头前屈使下颌靠胸时，出现双上肢屈曲与双下肢伸展反射；当头后伸时，出现双上肢伸展与双下肢屈曲。如反射较弱，可不出现肢体运动而仅有肌张力变化
		非对称性颈反射	当头转向一侧时，出现同侧上下肢伸展和对侧上下肢屈曲反射。如反射较弱，可不出现肢体运动而仅有肌张力变化
		紧张性迷路反射	当头处于中间位，仰卧时可出现四肢伸展或伸肌肌张力增强，俯卧时出现四肢屈曲或屈肌肌张力增强（如伸肌肌痉挛严重，可仅表现出伸肌肌张力略为降低）
		紧张性腰反射	指上部躯体对骨盆的位置发生变动时所出现的肢体肌张力变化
	共同运动		指偏瘫患者期望完成某项活动时引发的随意运动，但由于肌张力太高甚至痉挛，它们是定型的，不能选择性的控制所需的肌群，但只能遵循固定模式来活动，所以它又是不随意的，共同运动是脊髓水平的运动，即是脊髓中支配屈肌的神经元和支配伸肌的神经元间的联系，是交互抑制关系失衡的表现
	联合反应		指用力使身体一部分肌肉收缩时，可诱发其他部位的肌肉收缩
			【举例】偏瘫患者健侧肌肉收缩时可引起患侧肌肉的收缩

2.Brunnstrom 分期六阶段

阶段	上肢	手	下肢
1 期	弛缓，无随意运动	弛缓，无随意运动	弛缓，无随意运动
2 期	开始出现痉挛、肢体共同运动，不一定引起关节运动	稍出现手指屈曲	最小限度地随意运动，开始出现共同运动或其成分
3 期	痉挛显著，可随意引起共同运动，并有一定的关节运动	能全指屈曲，钩状抓握，但不能伸展，有时可反射性引起伸展	①随意引起共同运动或其成分；②坐位和立位髋、膝、踝可协同性屈曲
4 期	痉挛开始减弱，出现脱离共同运动模式的分离运动：①手能置于腰后部；②上肢前屈 90°（肘伸展）；③屈时 90°，前臂能旋前、旋后	能侧捏及松开拇指，手指能半随意地、小范围地伸展	开始脱离协同运动的运动：①坐位，足跟触地，踝能背屈；②坐位，足可向后滑动，使屈膝大于 90°
5 期	痉挛明显减弱，基本脱离共同运动，能完成复杂分离运动：①上肢外展 90°（肘伸展）；②上肢前平举及上举过头顶（肘伸展）③肘伸展位前臂能旋前、旋后	①手掌抓握，能卧圆柱状及球状物，但不熟练；②能随意全指展开，但范围大小不等	从共同运动到分离运动：①立位，髋伸展位能屈膝；②立位，膝伸直，足稍向前踏出，踝能背屈
6 期	痉挛基本消失，协调运动正常或接近正常	①能进行各种抓握；②全范围的伸指；③可进行单个指活动，但比健侧稍差	协调运动大致正常：①立位髋能外展；②坐位，髋可交替地内外旋，并伴有踝内、外翻

三、神经肌肉本体感觉促进技术

概述	知识点
定义	神经肌肉本体感觉促进技术（PNF）是通过刺激人体本体感受器，激活和募集最大数量的运动肌纤维参与活动，促进瘫痪肌肉收缩，同时通过调整感觉神经的兴奋性以改变肌肉的张力，缓解肌痉挛
运动模式	螺旋 + 对角
治疗原理	后期放电、时间总和、空间总和、交互神经支配、扩散、连续诱导

四、Rood 技术

Rood 技术	知识点
定义	利用温、痛、触觉、视、听、嗅等多种感觉刺激，调整感觉通路上的兴奋性，以加强与中枢神经系统的联系，达到神经运动功能的重组
刺激	主要是擦和刷

五、运动再学习技术

概述	知识点
定义	把中枢神经系统损伤后恢复运动功能的训练视为一种再学习或重新学习的治疗方法
特点	主动性、科学性、针对性、实用性、系统性
原则	强化训练再训练
	保持软组织的长度和柔韧性
	预防失用性肌萎缩
	对严重的肌肉活动过度，长时间冰疗有效
治疗原理	脑损伤后功能恢复
	限制不必要的肌肉运动
	强调反馈
	调整重心

六、强制性运动疗法

概述	知识点
定义	强制性运动疗法（CIMT）是一种对脑卒中患者强制固定健肢，迫使其使用患肢，以促进患肢功能恢复的康复方法，可明显提高脑卒中慢性期患者患肢运动的质量，增加其使用时间，提高其运动功能
评定指标	Barthel 指数、ROM 评定、Wolf 运动功能评定（WMFT）、上肢运动功能试验（AMAT）、运动活动记录（MAL）、家庭治疗日记等
治疗方案	①限制健侧肢体的使用 ②集中、重复、强化训练患肢——每天强化训练 6 个小时，每周 5 天，连续 2 周 ③个体化的任务指向性塑形训练技术——塑形训练时让患者用患肢连续地进行某项刚刚超过现有运动能力的动作 ④日常生活期间的任务训练

七、减重步行训练

减重步行训练	知识点
评定指标	功能性步行分级（FAC）、Rivermead 运动评分、Fugl-Meyer 评分、Berg 平衡指数、10 m 步行速度、Barthel 指数等
治疗方案	减重系统所承担的重量一般为患者体重的 10% ～ 45%

第十三节　康复工程

一、假肢

1. 康复人员对应职责

人员分类	职责
康复医师	假肢处方和效果评定
假肢师	假肢设计和制作
康复治疗师	假肢穿戴和使用

2. 结构假肢的基本结构

接受腔、功能部件、支撑连接件、外装饰套、悬吊装置。

3. 分类

分类	知识点	内容
按安装时间分类	临时假肢	用临时接受腔和假肢的一些基本部件装配而成的简易假肢，它结构简单、制作容易，价格便宜，用于截肢后早期使用
		主要优点是有利于早期离床和负重训练、促进残肢定型，并可以根据残肢萎缩情况对接受腔及时修整，缩短了康复的时间
	正式假肢	为正常长期使用需要制作的完整假肢
按主要用途分类	装饰性假肢	主要起装饰美观作用，如装饰性上肢假肢
	功能性假肢	既有假肢外形又能代偿部分肢体功能的假肢
	作业性假肢	一般没有假肢外形，主要用于代偿功能，如上肢工具假肢
	运动假肢	主要适用于不同的运动

4. 前臂假肢

在前臂假肢残肢长度超过前臂长度的 80%，可保留 70% 的前臂旋前旋后功能，装配假肢时不需要腕的旋转装置。

5. 小腿假肢

一般在小腿中 1/3 处截肢最为理想。

二、矫形器

命名：人体各关节英文名称的第一个字母 + 矫形器英文名称的第一个字母。

英文	中文
HO	手矫形器
WO	腕矫形器
FO	足矫形器
AFO	踝足矫形器
KO	膝矫形器
HKAFO	髋膝踝足矫形器

三、助行器

（1）肘拐：减轻患肢负重的 40%。
（2）腋拐：减轻下肢负重的 70%。

第二十一章 ▷ 作业疗法

第一节 作业疗法概述

作业疗法	知识点
定义	应用有目的、经过选择的作业活动，对躯体和心理功能障碍患者，以及不同程度丧失生活自理和劳动能力的病、伤、残者进行治疗和训练，以增强躯体、心理、社会功能，恢复或改善其生活自理能力、学习和劳动能力，达到最大的生活自理，提高其生存质量的康复治疗方法。作业治疗实施过程中最基本的方法就是作业活动（生活、工作，或生产劳动、休闲游戏、社会交往等）
活动特点	针对性、科学性、趣味性、主动性、调节性
治疗作用	①改善躯体感觉和运动功能 ②改善认知和感知功能 ③改善心理状态 ④提高生活自理能力
治疗原则	①选择作业治疗的内容和方法需与治疗目标相一致 ②根据患者的愿望和兴趣选择作业活动 ③选择患者能完成 80% 以上的作业活动 ④注意对全身功能的影响 ⑤作业治疗的选择需与患者所处的环境条件相结合

第二节 日常生活活动能力

一、日常生活活动能力（ADL）

概述	知识点
定义	日常生活活动能力（ADL）指一个人为了满足日常生活的需要每天所进行的必要活动
分类	①基础性日常生活活动——BADL ②工具性日常生活活动——IADL
评定方法	提问法、观察法、量表检查法

续表

概述		知识点
常用评定量表	BADL 评定量表	Barthel 指数——应用最广、研究最多，不仅可以评定患者的治疗前后的 ADL 状态，也可以预测治疗效果、住院时间及预后
		Katz 指数、PULSES、修订的 Kenny 自理评定
	IADL 评定量表	功能活动问卷（FAQ）、快速残疾评定量表（RDRS）
	功能独立性测量	FIM

二、Barthel 指数的评定内容、标准、结果判断

1. 评定内容

10 项内容，根据是否需要帮助程度分为 0、5、10、15 分 4 个功能等级。

改良 Barthel 指数评分表				
ADL 项目	自理	较小帮助	较大帮助	完全依赖
进食	10	5	0	
洗澡	5	0	0	
修饰（洗脸、梳头、刷牙、刮脸）	5	0	0	
穿脱衣服（包括系鞋带等）	10	5	0	
大便控制	10	5（偶能控制）	0	
小便控制	10	5	0	
使用厕所（包括擦拭、穿衣、冲洗）	10	5	0	
床 - 椅转移	15	10	5	
平地走 50m	15	10	5（用轮椅）	
上下楼梯	10	5	0	

▲【记忆小结】

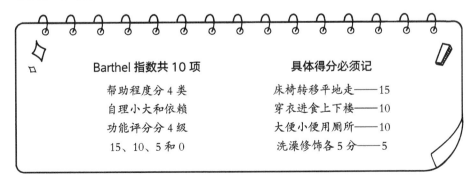

Barthel 指数共 10 项　　　　具体得分必须记

帮助程度分 4 类　　　　床椅转移平地走——15

自理小大和依赖　　　　穿衣进食上下楼——10

功能评分分 4 级　　　　大便小便用厕所——10

15、10、5 和 0　　　　洗澡修饰各 5 分——5

2. 结果判断

Barthel 指数的总分为 100 分，得分越高，ADL 的自理能力越好，依赖性越小；评分在 60 分以上者基本能完成 BADL；41 ～ 59 分者需要帮助才能完成 BADL；21 ～ 40 分者需要很大帮助；20 分以下者完全需要帮助；患者不能完成所订标准时为 0 分。

▲【记忆小结】

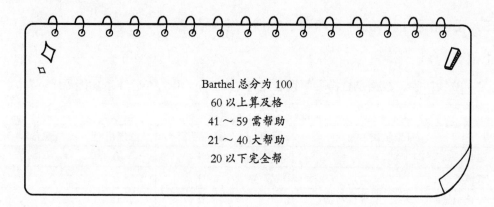

Barthel 总分为 100
60 以上算及格
41 ～ 59 需帮助
21 ～ 40 大帮助
20 以下完全帮

第二十二章 言语吞咽

第一节 言语障碍

一、失语症

1. 评定的意义

（1）诊断失语症，并进一步进行失语症分类。

（2）评价言语障碍的严重程度和具体情况，了解影响患者交流能力的因素，精确评价患者残留的交流能力。

（3）可对患者康复程度进行预测，确定现实的治疗目标，设计合理的治疗方案，以促进患者最大限度地恢复交流能力。

2. 常用标准化诊断量表

标准化诊断量表	知识点
汉语标准失语症检查	此检查以日本的标准失语症检查（SLTA）为基础
	此检查包括两部分内容：第一部分是通过息者回答 12 个问题了解其言语的一般情况；第二部分由 30 个分测验组成，分为 9 个大项目，包括听理解、复述、说、出声读、阅读理解、抄写、描写、听写和计算，此检查只适合成人失语症患者
西方失语成套测验（WAB）	可以从失语检查结果计算出失语指数（又称失语商，AQ）、操作指数（PQ）和大脑皮质指数（CQ），以最高 100 来表示
	根据言语功能部分的亚项（自发言语、听理解、复述和命名）的分数可以做出失语症的分类
	适用于失语症的脑损伤患者
	患者的左、右大脑半球的全认知功能可以用左、右大脑皮质指数分别计算，缺点是目前还没有汉语健用者的常模
汉语失语成套测验（ABC）	由北京大学第一医院高素荣等参考 WAB，结合中国国情经修改后拟定的，具有汉语使用者的常模，自 1988 年开始应用于临床，适用于失语症的研究

3. 掌握两类失语症

类型	特点
运动性失语（Broca 区）	额下回后部——听得懂，说不出
感觉性失语（Wernicke 区）	颞上回后部（感上）——听不懂，说不对

4. 治疗目标

程度	分类	治疗
轻度失语	命名性失语、传导性失语、部分 Broca 失语和经皮质运动性失语	改善言语和心理障碍，适应职业需要
中度失语	Broca 失语、Wernicke 失语、经皮质感觉和运动性失语	发挥残存能力及改善功能，适应日常交流需要
重度失语	混合性失语和完全性失语	尽可能发挥残存能力以减轻家庭帮助

5. 治疗形式

（1）一对一训练。

（2）自主训练。

（3）小组训练。

（4）家庭训练。

二、构音障碍

1. 检查方法

现在广泛应用的检查方法是由我国专家参考日本的构音障碍检查法编制的汉语构音障碍检查法。

检查方法	具体内容
构音器官检查	范围包括肺（呼吸情况）、喉、面部、口部肌肉、硬腭、腭咽机制、下颌、反射
构音检查	包括 5 个部分：会话、单词检查、音节复述、篇章检查、构音类似运动和总结，对构音障碍的治疗有明确的指导作用

2. Frenchay 构音障碍评定法

河北省人民医院康复中心修改的 Frenchay 构音障碍评定法也较常用，具体内容如下。

（1）检查内容包括反射、呼吸、唇、颌、软腭、喉、舌、言语8大项。

（2）每项又分为2～6细项，共28细项，如唇大项中5细项，包括观察静止状态、唇角外展、闭唇鼓腮、交替发音、言语情况下唇的外形与运动情况。

（3）每细项按严重程度分为a～e五级：a正常；b轻度异常；c中度异常；d明显异常；e严重异常；可根据正常结果所占比例（a项/总项数）简单地评定构音障碍的程度。

第二节　吞咽障碍

一、评定的特殊性

吞咽活动是一种极其快速且复杂的运动，因此，应用X线透视观察有时较困难，最好采用录像技术，以便反复观察，找出发生障碍的确切部位。通过VF检查，还可以鉴别吞咽障碍是器质性还是功能性，确切掌握吞咽障碍与患者体位、食物形态的相应关系。

二、真假延髓性麻痹

分类	障碍时期	咽反射
假性延髓性麻痹	摄食 - 吞咽准备期、口腔期	有一定存留、迟缓，可诱发依次进行
真性延髓性麻痹	咽部期（脑干延髓吞咽中枢损害引起）	微弱或消失、误咽突出

▲真性延髓性麻痹的代表性疾病——Wallenberg综合征。

三、吞咽能力分级标准

分级	吞咽能力分级标准
重度	完全不能经口摄食
中度	一部分经口摄食，不能维持营养，需要静脉辅助营养
轻度	轻度吞咽障碍，完全能经口摄食
正常	正常

四、检查方法

1. 资料收集

摄食前的一般评价，包括临床专科资料（基础疾病、全身状态及意识水平等）及患者个人史、生活环境资料等。

2. 摄食－吞咽功能评价

功能	评价内容
口腔功能	仔细观察口部开合、口唇闭锁、舌部运动、有无流涎、软腭上抬、吞咽反射、呕吐反射、牙齿状态、口腔卫生、构音、发声、口腔内知觉、味觉等
吞咽功能	不需要设备，在床边便可进行的测试有以下两种——反复唾液吞咽测试和饮水试验

3. 摄食过程评价

摄食过程	评价内容
先行期	意识状态、有无高级脑功能障碍影响、食速、食欲
准备期	开口、闭唇、摄食、食物从口中洒落、舌部运动（前后、上下、左右）、下颌（上下、旋转）、咀嚼运动、进食方式变化
口腔期	吞送（量、方式、所需时间）、口腔内残留
咽部期	喉部运动、噎食、咽部不适感、咽部残留感、声音变化、痰量有无增加
食管期	吞入食物逆流，此外，有必要留意食物内容、吞咽困难的食物性状、所需时间、一次进食量、体位、帮助方法、残留物去除法的有效性、疲劳、环境、帮助者的问题等

4. 辅助检查

为正确评价吞咽功能，了解是否有误咽可能及误咽发生的时期，必须采用录像吞咽造影、内镜、超声波、吞咽压检查等手段。其中录像吞咽造影法是目前最可信的误咽评价检查方法，它是借助 X 线及录像设备，利用含钡食物观察患者有无误咽及评价摄食－吞咽障碍的状态；可动态观察。摄食－吞咽障碍时对咽部以下的正确评价，有赖于 X 线造影录像。

五、康复训练

康复训练	知识点			
基础训练	咽部冷刺激与空吞咽、声门闭锁训练			
摄食训练	体位——仰卧位 30°			
	容易吞咽的食物特征	柔软、密度及性状均一		
		有适当的黏性、不易松散		
		易于咀嚼，通过咽及食管时容易变形		
		不易在黏膜上滞留		
	一口量	正常人每次入口量为 20 mL；患者一般先以 3～4 mL 小量试之		
		充分利用下述辅助吞咽动作，可减少或避免误咽的发生		
		空吞咽与交互吞咽	当咽部已有食物残留，如继续进食，则残留积累增多，容易引起误咽。因此，每次进食吞咽后，应反复作几次空吞咽，使食块全部咽下，然后再进食。亦可每次吞咽后饮极少量的水（1～2 mL），这样既有利于刺激诱发吞咽反射，又能达到除去咽部残留食物的目的，称为"交互吞咽"	
		侧方吞咽	咽部两侧的"梨状隐窝"是最容易残留食物的地方，吞咽后让患者下颏分别左右转，同时做吞咽动作，可除去隐窝部的残留食物	
		点头样吞咽	会厌上凹是另一处容易残留食物的部位。当颈部后屈，会厌上凹变得狭小，残留食物可被挤出，反复进行几次形似点头的动作，同时做空吞咽动作，便可除去残留食物	
摄食吞咽障碍的综合训练	有摄食 - 吞咽障碍的脑卒中患者仅有口腔功能训练远远不够，应提倡综合训练，包括肌力训练、排痰法的指导、上肢的摄食动作训练、辅助工具的选择与使用、食物的调配、进食前后口腔卫生的保持等，凡是与摄食有关的细节都应考虑在内			

第二十三章 物理因子治疗

第一节 电疗法

一、直流电疗法

1. 定义

将低电压的平稳直流电通过人体一定部位治疗疾病的方法。

2. 种类

电疗法		知识点
直流电疗法	组织兴奋性变化	阳极下钙镁离子多，钠钾离子少，超极化，神经肌肉兴奋性降低，称为阳极电紧张，有镇痛作用
		阴极下相反，钙镁离子少，钠钾离子多，去极化，神经肌肉兴奋性增高，称为阴极电紧张
	细胞通透性变化	蛋白质向阳极迁移（电泳），细胞膜通透性下降，有利于水肿与渗出消散
		水分向阴极迁移（电渗），细胞膜通透性增高，有利于组织炎症消散
	改善血液循环	阳极下产酸 HCl；阴极下产碱 NaOH
		可使蛋白质变性、分解，释放多肽、组胺、血管活性肽等而致血管扩张
	对静脉血栓作用	血栓从阳极松脱，退缩向阴极，而使血管重新开放
	对骨折的作用	阴极插入骨折处，$10 \sim 20 \mu A$ 电流，加速骨折愈合
直流电药物离子导入		具有以上直流电疗法的生物学效应加上导入药物的作用
		同性相斥原理——药物离子被同名电极排斥导入人体
		进入途径——皮肤的汗腺导管、皮脂腺管口、毛孔、黏膜或伤口的细胞间隙
		离子堆——导入人体的离子一般在皮下 1cm 处形成"离子堆"，通常导入的药物是电极衬垫上药物的 5% 以下
		作用部位——局部的表浅部位，作用缓慢、可对神经末梢、穴位产生刺激作用，少数随血液和淋巴进入远端部位
电化学疗法		阳极强酸性电解产物；阴极下强碱电解产物
		改变肿瘤组织的微环境，使瘤组织变性、坏死

3. 治疗作用

扩张血管，促进血液循环，改善组织营养，加速神经和其他组织再生。

电极	治疗作用
阳极下	消肿解痛、机化血栓，血管重新开放
	阳极置于头端，阴极置于远端的下行性直流电可升高血压、降低肌张力
阴极下	消散炎症，松解粘连，软化瘢痕；周围神经肌肉兴奋性提高；加快骨折愈合

4. 临床应用

临床应用	知识点
适应证	直流电与直流电药物离子导入：包括周围神经炎、神经根炎、神经损伤、神经症、自主神经功能紊乱、高血压、慢性关节炎、慢性炎症浸润、慢性溃疡、血栓性静脉炎、雷诺病、瘢痕、粘连、颞下颌关节功能紊乱、慢性盆腔炎
	电化学（化疗）：皮肤癌、肺癌、肝癌
禁忌证	恶性肿瘤（局部直流电化学疗法除外）、高热、昏迷、活动性出血、妊娠、急性化脓性炎症、急性湿疹、局部皮肤破损、心脏起搏器、直流电过敏、导入药物过敏

二、低频电疗法

$1 \sim 1 \text{KHz}$ 的电流治疗疾病的方法，即为低频电疗法。

1. 概述

概述	知识点
分类	感应电疗法、电兴奋疗法、间动电疗法、低周波电疗法、电睡眠疗法 经皮电神经刺激疗法、神经肌肉电刺激疗法、痉挛肌电刺激疗法、功能性电刺激疗法、超刺激电疗法、直角脉冲脊髓通电疗法
生物学效应	兴奋神经肌肉：单收缩——$1 \sim 10 \text{ Hz}$；完全性强直收缩——50 Hz
	促进血液循环：电流频率是 50 Hz 时可促进局部血液循环
	兴奋／抑制交感神经：兴奋交感神经——$1 \sim 10 \text{ Hz}$；抑制交感神经——100 Hz
	镇痛：作用较好的低频电流频率是 100 Hz

2. 感应电疗法

感应电疗法	知识点
定义	又称法拉第电流
治疗作用	兴奋神经肌肉
	促进局部血液循环及防治粘连
	镇痛——小剂量降低感觉神经兴奋性，大剂量抑制大脑皮质的其他病理性兴奋性
适应证	失用性肌萎缩、肌张力低下、胃下垂、迟缓性便秘、癔症性瘫痪、癔症性失语
禁忌证	痉挛性瘫痪，其余与直流电疗法相同

3. 电兴奋疗法

电兴奋疗法	知识点
定义	利用感应电流和直流电流强刺激，引起高度兴奋后继发抑制，从而治疗疾病的方法
治疗作用	使中枢神经兴奋过程占优势的神经症转为抑制，改善睡眠
	使肌肉扭伤后的反射性肌紧张在强收缩后转为松弛，缓解疼痛
	使感觉障碍的皮神经分布区兴奋性提高，恢复感觉
适应证	腰肌扭伤、股外侧皮神经炎、神经症

4. 间动电疗法

间动电疗法	知识点
定义	间动电流是将 50Hz 正弦交流电整流后叠加在直流电上构成的一种脉冲电流，用这种电流治疗疾病的方法称为间动电疗法
治疗作用	镇痛：间动电流镇痛作用好于直流电、感应电，以间升波、疏密波的镇痛作用最强，其次为密波、疏波
	促进局部血流循环，消散水肿：密波、疏密波
	兴奋神经肌肉：断续波、起伏波
适应证	神经痛、扭挫伤、网球肘、肩关节周围炎、肌纤维组织炎、颞下颌功能紊乱、雷诺病等

5. 经皮电神经刺激疗法（TENS）

TENS	知识点
定义	应用一定频率、一定波宽的低频脉冲电流作用于体表刺激感觉神经达镇痛的治疗方法

续表

TENS	知识点
治疗作用	缓解各种急慢性疼痛——兴奋神经粗纤维最适宜 100Hz，波宽 100μs 的方波
	促进局部血液循环、加速骨折愈合、加速伤口愈合
适应证	术后伤口痛、神经痛、扭挫伤、肌痛、关节痛、头痛、截止后残端痛、幻痛、分娩宫缩痛、癌痛、骨折、伤口愈合缓慢等

6. 神经肌肉电刺激疗法（NMES）

NMES	知识点
定义	应用低频脉冲电流刺激神经肌肉引起肌肉收缩的治疗方法，其中刺激失神经肌肉的疗法称失神经肌肉电刺激疗法，亦称电体操疗法
治疗作用	加速神经的再生和传导功能的恢复
	肌肉收缩的泵效应改善肌肉本身的血液循环
	刺激拮抗肌来降低痉挛肌肌张力
	先后刺激一对痉挛肌和拮抗肌，通过肌梭和腱器官反射，发生交互抑制，又称痉挛肌电刺激疗法
	刺激平滑肌提高平滑肌张力
适应证	下运动神经元损伤或疾病所致的肌肉失神经支配
	上运动神经元疾病或损伤所致的痉挛性瘫痪

7. 功能性电刺激疗法（FES）

FES	知识点
定义	用电流刺激已丧失功能或功能不正常的器官或肢体，以其产生的即时效应来代替或矫正器官或肢体已丧失功能的治疗方法
种类	人工心脏起搏器来补偿心搏功能
	刺激膈神经来调整呼吸功能
	刺激膀胱相关肌肉、脊髓排尿中枢来改善排尿
	在运动功能康复治疗中补偿或矫正肢体的运动功能
适应证	脑卒中、脊髓损伤与脑瘫后的站立
	步行障碍与手功能障碍
	马尾或脊髓损伤后的排尿功能障碍

三、中频电疗法

1 ～ 100KHz 的电流治疗疾病的方法，即为中频电疗法。

1. 概述

概述	知识点
分类	等幅正弦中频电疗法（音频电）、调制中频电疗法、干扰电疗法、音乐电疗法
作用特点	阻抗明显降低——电流强度大
	无电解作用——使用由 2 ～ 3 层绒布制成、厚 3 ～ 4 mm 的较薄衬垫
	神经肌肉兴奋作用——综合多个周期作用引起一次强烈的肌肉收缩
生物学效应	镇痛作用、改善局部血液循环、提高生物膜通透性、低中频电组合电流的生物学效应

2. 等幅中频电疗（音频电疗法）

等幅中频电疗	知识点
定义	采用频率 1 ～ 20 kHz 的等幅正弦电流治疗疾病的方法称为等幅正弦中频电疗法，习惯称音频电疗法
治疗作用	镇痛——6 ～ 8 kHz
	促进血液循环
	软化瘢痕、松解粘连——本疗法最突出的作用
	消散慢性炎症
适应证	瘢痕、关节纤维性强直、术后粘连、炎症后浸润硬化、血肿机化、狭窄性腱鞘炎、肌纤维组织炎、注射后硬结、硬皮病、阴茎海绵体硬结、肩关节周围炎、血栓性静脉炎、慢性盆腔炎、肠粘连、慢性咽喉炎、声带肥厚、关节炎、肱骨外上髁炎、神经炎、神经痛、带状疱疹后神经痛、尿潴留、肠麻痹
禁忌证	恶性肿瘤、急性炎症、出血倾向、置有心脏起搏器、心区、孕妇下腹部、对电流不能耐受

3. 调制中频电疗法

调制中频电疗法	知识点
定义	我国多应用由多种低频脉冲电流调制的中频电疗法，称为脉冲调制中频电疗法

续表

调制中频电疗法	知识点
定义	调制中频电电流的低频调制波频率多为 1 ～ 150 Hz
	波形有正弦波、方波、指数波、三角波、梯形波、微分波等
	中频载波频率多为 2 ～ 8 KHz
治疗作用	镇痛——调幅度 50% 的 100 Hz 连调波较好，变调波也较好
	促进血液循环——断调波与连调波
	促进淋巴回流——间调波与变调波
	锻炼骨骼肌——断调波
	提高平滑肌张力——连调波与断调波
	消散炎症
	调节自主神经

4. 干扰电疗法

干扰电疗法	知识点	
定义	两组输出频率为 4000Hz 与（4000±100）Hz（差频 0 ～ 100Hz）的正弦交流电通过两组电极交叉输入人体，在人体内交叉处形成干扰场，在干扰场中按无线电学上的差拍原理"内生"产生 0 ～ 100Hz 的低频电所调制的中频电流。这种电流称为干扰电流，又称交叉电流 动态干扰电疗法——被波宽为 6 秒的三角波所调制	
治疗作用	镇痛	100 Hz 差频最明显，90 ～ 100 Hz、50 ～ 100 Hz 也较好
	促进血液循环	50 ～ 100 Hz 差频可促进局部血液循环，加速渗出物吸收
	兴奋运动神经和肌肉	25 ～ 50 Hz 差频可引起正常骨骼肌强直收缩
		1 ～ 10 Hz 差频可引起骨骼肌单收缩和失神经肌收缩
	对内脏器官的作用、对自主神经的作用、加速骨折的愈合	
适应证	颈椎病、肩关节周围炎、关节炎、扭挫伤、肌纤维组织炎、坐骨神经痛、术后肠粘连、肠麻痹、迟缓性便秘、尿潴留、压迫性张力性尿失禁、胃下垂（感应电流）、失用性肌萎缩、雷诺病（间动电流）、骨折延迟愈合	

5. 音乐电疗法（略）

四、高频电疗法

> 100KHz 的电流治疗疾病的方法，即为高频电疗法。

1. 概述

概述	知识点						
分类	共鸣火花	中波	线圈场法短波	电容场法超短波	分米波	厘米波	毫米波
穿透深度	体表	皮下	浅层肌肉	深层肌肉和骨	深层肌肉	皮下；浅层肌肉	表皮

临床作用	知识点	
温热效应	传导电流、欧姆损耗而产热——中波疗法	
	位移电流、介质损耗而产热——电容场法短波、超短波	
	涡电流欧姆损耗而产热——线圈场法短波；比热敷、蜡疗、红外线等作用更深	
非热效应	频率越高的电磁波的非热效应越明显	
对组织、器官作用	对神经系统的作用	小剂量短波、超短波作用可使感觉神经兴奋性下降，痛阈升高
		中小剂量超短波可能出现嗜睡等中枢神经抑制现象
		大剂量可能导致颅内压增高
	对血液和造血器官的作用	小剂量超短波刺激骨髓造血功能
		毫米波有保护骨髓造血的作用，甚至可增强骨髓的增值过程
	对生殖器官的作用	大剂量有害
	对眼的作用	大剂量有害

2. 共鸣火花疗法

概述	知识点
定义	共鸣火花是局部的长波疗法，利用火花放电产生高频电振荡，再通过共振（共鸣）和升压电路取得高压的脉冲减幅振荡的高频电流，作用于人体局部以治疗疾病的方法，又称局部达松伐电疗法
治疗作用	镇痛止痒、改善局部血液循环、脱敏（分解过敏状态下的组胺）、抑菌（产生臭氧）
适应证	神经症、头痛、癔症性失语、癔症性瘫痪、枕大神经痛、神经性耳鸣、面肌抽搐、股外侧皮神经炎、皮肤瘙痒症、湿疹、脱发、酒糟鼻、痤疮、慢性溃疡、伤口愈合迟缓、早期冻伤、肛裂、痔、支气管哮喘、心绞痛

3. 短波、超短波疗法

类型	知识点
短波	应用波长 10～100 m（频率 3～30 MHz）治疗疾病的方法。其通过在机体产生涡电流所发生的温热效应来治疗疾病，又称短波透热疗法、感应热疗法
	常用的短波疗法波长为 22 m（13.56 MHz）及 11 m（27.12 MHz）
	短波作用可达深部肌肉
超短波	应用波长 1～10 m（频率 30～300 MHz）治疗疾病的方法；采用电容场法进行治疗，又称高频电场疗法
	国产常用超短波波长为 7.37 m 和 6 m
	超短波作用可达深部肌层和骨
	超短波对急性化脓性炎症的疗效尤为显著，急性炎症早期采用无热量治疗
	电容场法——脂肪层产热较多；电缆法（线圈场法）——浅层肌肉产热较多

临床应用	知识点
适应证	炎症性疾病、血管和某些自主神经紊乱性疾病、呼吸系统疾病、消化系统疾病泌尿生殖系统疾病、骨骼肌肉系统疾病、冻伤、结核病、恶性肿瘤热疗
禁忌证	恶性肿瘤、活动性出血、局部金属异物、置有心脏起搏器、颅内压增高、青光眼、妊娠
	慎用于结缔组织增生性疾病（瘢痕增生、软组织粘连、内脏粘连）

4. 微波疗法（分米波、厘米波）

治疗作用：分米波作用可达深层肌肉；厘米波作用只达皮下脂肪、浅层肌肉。

概述	知识点	内容
定义	微波	波长 1 cm～1 m，频率 300～30000 MHz
	医用微波	分米波波长：10 cm～1 m，频率 300～3000 MHz
		厘米波波长：1～10 cm，频率 3000～30000 MHz
		习惯上将分米波与厘米波波长的分界线定为 30 cm
	康复医学科微波	波长 12.24 cm、频率为 2450 MHz 的厘米波
临床作用	一般治疗	适用于软组织、内脏、骨关节亚急性及慢性炎症感染、伤口延迟愈合、慢性溃疡、坐骨神经痛、扭挫伤、冻伤、颈椎病、腰椎间盘突出、肌纤维组织炎、肩关节周围炎、网球肘、胃十二指肠溃疡
	热疗与放疗、化疗综合治疗	肿瘤的治疗

续表

概述		知识点
临床作用	微波组织凝固治疗（MTC）	厘米波直接作用于肿瘤或病变组织进行高热凝固，使之脱落坏死
	禁忌证	避免在眼部、小儿骨骺、睾丸部位治疗

5. 毫米波疗法

概述	知识点
定义	波长 1～10 mm，频率 30～300 GHz 的高频电磁波，又称极高频电磁波，又有微波谐振疗法
生物物理学特性和生物学效应	直线传播
	毫米波属于非电离辐射
	易被含水量多的组织吸收，有效穿透深度很小，低能量不产生温热效应。极高频振荡可产生非热效应，能量通过谐振向深部传送产生远位效应
治疗作用	改善组织微循环，促进水肿吸收，炎症消散
	促进上皮生长，加速愈合
	辐射穴位镇痛
	增强机体免疫功能
	作用于神经节段、发射区时可调节相应区域的神经、血管或器官功能
	保护骨髓造血功能，增强骨髓增殖过程
	对肿瘤细胞有抑制作用
适应证	胃十二指肠溃疡病、高血压、冠心病、慢性阻塞性肺疾病、烧伤、颈椎病、面神经炎、关节炎、骨折、癌痛等

第二节　电诊断

电诊断	英文简写
体感诱发电位	SEP
视觉诱发电位	VEP
听觉诱发电位	BAEP
磁刺激运动诱发电位	MEP

第三节　光疗法

一、红外线疗法

概述	知识点
医用 红外线	近红外线（短波红外线）0.76 ~ 1.5 μm——穿透深
	远红外线（长波红外线）1.5 ~ 400 μm——穿透浅
生物学效应	有热作用，无光化学作用
	皮肤因热作用而充血发红，出现斑纹或线网状红斑，可以持续 10 分钟~ 1 小时
	红外线照射后皮肤温度高达 45 ~ 47℃时，皮肤出现痛感；温度再升高，皮肤出现水疱
	皮温升高——长波红外线 > 短波红外线>可见光
治疗作用	缓解肌肉痉挛——肌肉痉挛或胃肠道痉挛
	消炎——热作用，有利于慢性炎症的吸收、消散
	促进组织再生
	镇痛——热可以降低感觉神经的兴奋性，提高痛阈
	表面干燥——热可以使局部温度升高，水分蒸发，对于渗出性的病变使其表皮干燥、结痂
适应证	亚急性及慢性损伤，无菌性炎症
禁忌证	出血倾向、高热、活动性结核

二、可见光

可见光	知识点
生物学效应	对神经肌肉的作用——红光具有兴奋作用，蓝紫光具有抑制作用
治疗作用	温热作用、光化学作用——蓝紫光治疗核黄疸

三、紫外线疗法

1. 生物学效应

紫外线光量子能量高，有明显的光化学效应，包括光分解效应、光合作用、光聚合作用、光敏作用和荧光作用。

2. 人体皮肤对紫外线的反射、散射和吸收

反应	知识点
反射	皮肤表层对中短波紫外线有很好的吸收作用
散射	紫外线波长越短，皮肤的散射作用越明显，散射影响了紫外线的透入深度
吸收	200 nm 紫外线 97% 皮肤角质层吸收；400 nm 紫外线 56% 在真皮层吸收

3. 紫外线的红斑反应

概述		知识点
定义		以一定剂量的紫外线照射皮肤后，经过一定时间，照射野皮肤上呈现的边界清楚、均匀的充血反应叫紫外线红斑反应
潜伏期	紫外线照射后必须经过一定时间才能出现红斑反应	长波——较长，一般为 4 ~ 6 小时
		短波——较短，一般为 1.5 ~ 2 小时
		12 ~ 24 小时达到高峰，之后逐渐消退
与波长关系	297 nm 波长	红斑反应较强
	254 nm、280 nm 波长	红斑反应较差
	330 nm、420 nm 波长	红斑反应最弱
与剂量关系	254 nm 波长	较小剂量即可引起红斑反应，剂量增加红斑增强，但增强效果不明显，当剂量增加 3 ~ 4 倍，红斑反应仅增加 1 ~ 2 倍
	297 nm、302 nm、313 nm 波长	较大剂量引起红斑反应，但剂量增加，红斑反应明显增强
组织学改变	红斑本质是一种光化性皮炎，属于非特异性炎症	
影响因素	局部皮肤敏感性	最高——腹、胸、背、腰
		最低——手、足
		屈侧伸侧——颈、面、臀、肢体、手足，肢体屈侧较伸侧敏感
	生理状态	月经前期红斑反应增强，后期减弱

4. 紫外线色素沉着作用

紫外线色素沉着	知识点
直接色素沉着	照射后立即出现，1 ~ 2 小时达高峰，6 ~ 8 小时恢复正常
间接色素沉着	照射后数日出现
色素沉着最有效的波段	254 nm 的短波 > 297 nm 的中波 > 340 nm 的长波

5. 紫外线的其他生物学作用

其他生物学作用	知识点
杀菌作用	可使 DNA、RNA 严重受损，蛋白质分解和蛋白变性，酶的活性和组织结构改变，这是杀菌、消毒、清洁创面作用的机制；300 nm 以下均有杀菌作用，253.7 nm 短波紫外线杀菌作用最佳
脱敏作用（组胺酶）	治疗支气管哮喘等过敏性疾病
钙磷代谢的影响	波长 275～297 nm 的紫外线促维生素 D 合成作用较显著，以 283 nm 和 295 nm 为最大吸收光谱；可以治疗小儿佝偻病、成人骨软化病
	钙离子有降低血管通透性和神经兴奋性的作用，可减轻过敏反应，是紫外线脱敏机制之一

6. 临床应用

临床应用	知识点
适应证	内科疾病（支气管哮喘、风湿性关节炎、类风湿性关节炎、痛风性关节炎）、外科感染、妇科、儿科、五官科、神经科、皮肤科
禁忌证	心力衰竭、心肌炎、肾炎、尿毒症、活动性结核病、光敏性疾患、着色性干皮病、中毒伴发热、皮疹的传染病者、肿瘤的局部

四、激光疗法

1. 激光的生物学效应

生物学效应	知识点
热作用	热作用主要由可见光区和红外光区的激光引起
压强作用	利用激光的压强治疗疾病举例：文身的去除、碎石、虹膜打孔，这些治疗中产热很少或不产热，对周围正常组织没有损伤，不留瘢痕。但注意压强利用不当可造成损伤
光化作用	生物组织的大分子吸收激光光子的能量被激活，产生受激原子、分子和自由基，引起机体内一系列的化学改变，称为光化反应。光化反应可导致酶、氨基酸、蛋白质、核酸等活性降低和失活。分子高级结构也会有不同程度的变化，从而产生相应的生物学效应，如杀菌、红斑效应、色素沉着、维生素的合成等
电磁作用	聚焦的高强度激光可以在生物组织中产生高温、高压和高电场强度，引起组织细胞损伤、破坏
生物刺激作用	低强度激光照射可以影响机体免疫功能，起双向调节作用

2. 激光的物理特性

亮度高、方向性好、单色性好、相干性好。

第四节　超声波疗法

超声波疗法		知识点
生物学效应	机械作用	微细按摩作用是超声波治疗疾病的最基本的机制
		超声波对机体的其他作用都是在超声波的机械作用基础上产生的
	温热作用	神经＞肌肉＞脂肪
	理化作用	空化作用；弥散作用；触变作用；对氢离子浓度的影响；对生物大分子的聚合、解聚作用；对生物组织和细胞代谢的影响
治疗作用		神经系统、皮肤、肌肉与结缔组织、骨骼、消化系统、心脏血管、血液、生殖系统、眼睛

第五节　体外冲击波疗法

概述	知识点
定义	体外冲击波疗法是指应用压力瞬间急剧变化的高能量所引发的生理学效应治疗疾病的方法
分类	聚焦式冲击波和放散式冲击波
能量	以能流密度表示：单个脉冲 1 mm^2 面积上的能量
	低能流级别：0.08 ～ 0.28 mJ/mm^2——超刺激作用和镇痛
	中能流级别：0.28 ～ 0.60 mJ/mm^2——激活新陈代谢
	高能流级别：≥ 0.60 mJ/mm^2——裂解或微观损伤
临床应用	骨骼系统疾病：慢性肌腱疾病和骨愈合不良
	经验性治疗的临床病症：肱骨外上髁炎、内收肌综合征等
	禁忌证：儿童骨骺、肿瘤、妊娠

第六节　磁疗法

磁疗法	知识点
治疗原理	调节体内生物磁场、局部作用和神经体液的作用、细胞膜通透性

续表

磁疗法	知识点
生物学效应	心血管、血液、胃肠、免疫、肿瘤、细菌
治疗作用	止痛作用、镇静作用、消炎作用、消肿作用、降压作用、止泻作用、促进创面愈合、软化瘢痕、促进骨折愈合
禁忌证	白细胞总数低于 4.0×10^9/L、置有心脏起搏器、金属异物、严重心肺功能不全、孕妇下腹部出血倾向

第七节　温热疗法

一、生物学效应

生物学效应	知识点
新陈代谢的影响和作用	细胞化学反应、消炎、组织修复
	基础代谢和能量代谢——温度每升高 10℃，基础代谢可能加 2～3 倍
对各器官、系统的影响	皮肤、肌肉、心血管、呼吸、消化、神经均有影响

二、石蜡疗法

石蜡疗法		知识点
治疗作用	温热作用	可以减轻疼痛，缓解痉挛，加强血液循环，改善组织营养，促进炎症消散吸收，加速组织修复，降低结缔组织张力，增加其弹性
	机械作用	具有良好的可塑性、柔韧性、粘滞性、延展性，因此紧贴皮肤，冷却时体积缩小 10%～20%，对组织产生机械压迫作用，从而促进水肿消散
	润滑作用	软化瘢痕
适应证		软组织扭挫伤恢复期、肌纤维组织炎、慢性关节炎、肩关节周围炎、腱鞘炎、术后外伤后瘢痕增生、骨折或关节术后挛缩、肌痉挛、坐骨神经痛、皮肤美容

三、湿热袋敷疗法

临床应用	知识点
适应证	慢性炎症、瘢痕增生、纤维粘连、肌肉痉挛、神经痛等
禁忌证	局部感染、开放性伤口、皮肤病、恶性肿瘤、活动性肺结核、高热、极度衰竭、出血倾向、局部循环障碍及感觉障碍

第八节　冷疗法、水疗法

一、冷疗法

冷疗法	知识点
定义	冷疗法是利用 0℃以上的寒冷刺激皮肤或黏膜以治疗疾病的低温疗法
	低温疗法分为冷疗法和冷冻疗法（0℃以下）
	深度冷冻疗法为 -100℃以下
适应证	高热、中暑、急性扭挫伤、关节炎急性期、软组织感染早期、骨关节炎术后肿痛、肌肉痉挛、烧伤、烫伤、鼻出血、上消化道出血、偏头痛、神经痛
禁忌证	动脉粥样硬化、闭塞性脉管炎、雷诺病、红斑狼疮、高血压、心肺肾功能不全、恶病质、冷过敏；不宜用于局部血液循环障碍、感觉障碍等部位

二、水疗法

1. 水温分类

分类	温度	作用
冷水浴	26℃以下	提高神经系统兴奋性
凉水浴	26 ～ 33℃	
不感温水浴	34 ～ 36℃	镇静
温水浴	37 ～ 38℃	
热水浴	39℃以上	发汗

2. 水压分类

水压	数值
低压淋浴	水压在 1 个大气压力以下
中压淋浴	水压为 1 ~ 2 个大气压力
高压淋浴	水压为 2 ~ 4 个大气压力

3. 静水压力

静水压力可影响肺扩张，因此胸部对静水压力的变化最敏感。

第九节　生物反馈疗法

概述	知识点
定义	应用电子技术将人体在一般情况下感觉不到的肌电、皮肤温度、血压、心率、脑电等体内不随意的生理活动转变为可感知的视、听信号，通过学习和训练使患者自我调节和控制，以改变异常活动、治疗疾病的方法
分类	正反馈——反馈的结果使原有动作加强
	负反馈——反馈的结果使原有动作减弱
必须具备的两个条件	要有将生物信息转换为声、光、图像的电子仪器
	要有人的意识（意念）参与

▲注意：应用最广泛的是肌电生物反馈。

第十节　压力治疗

压力治疗	知识点
定义	是利用压力设备，对肢体施加压力，以改善肢体血液循环或提高心、脑、肾等重要器官的血流量，纠正组织或器官缺血、缺氧的治疗方法
常用方法	肢体气囊加压疗法、肢体气仓加压疗法、体外反搏疗法
肢体气囊加压疗法	是通过套在肢体上的气囊有规律地充气、排气压迫肢体软组织，促使组织间液经静脉和淋巴管回流以消除肢体局部水肿的治疗方法

第二十四章　神经疾病康复

第一节　脑卒中的康复

一、康复治疗原则（8 大原则）

康复治疗原则	知识点
尽早	神志清楚、生命体征平稳即可开始康复
主动	建立沟通平台，提高患者自主学习能力
科学	提高康复小组基础知识、基本理论和基本技能能力
综合	采用药物及治疗师、康复器械、辅助具多管齐下方法进行康复
针对	基于康复诊断和初期评价开展精准康复
适应	基于再评价及时调整康复方案
全面	空间及时间两方面全面开展康复治疗
全程	早期、恢复期、后期持续康复

二、康复目标

康复目标	知识点
近期目标	通过以运动疗法为主的综合措施，达到防治并发症，减少后遗症，调整心理状态，促进功能恢复
远期目标	通过促进功能恢复和使用补偿措施，使患者充分发挥残余功能、减轻残障程度，以达到生活自理，回归家庭和社会

三、功能评定

评定内容	知识点
认知	筛查量表——简明智能状态检查（MMSE）、蒙特利尔认知评估量表（MoCA）
	彻查量表——洛文斯顿作业疗法认知评定成套测验（LOTCA）、韦氏智力量表（WIS）
运动	MMT 徒手肌力检查法（主要用于周围神经损伤检查）、Brunnstrom 法、Ashworth 分级量表、关节活动度评定、Berg 平衡量表法、步态分析

续表

评定内容	知识点
感觉	以健侧为标准，对深感觉、浅感觉进行评级评定
言语	评定西方失语症成套测验（WAB）
	汉语失语症成套测评（ABC 法）
	汉语标准失语症测评表（中康 CRRCAE）
构音障碍	构音器官检查、构音检查
吞咽	临床综合评估、饮水试验、电视 X 线透视吞咽功能研究（VFSS）、纤维光学内镜吞咽功能检查（FEES）
心理精神	观察法、访谈法、主观标尺法、心理测验法、ZUNG 自评量表、汉密尔顿焦虑、抑郁量表
生活质量	改良 Barthel 指数、功能独立性评定量表（FIM）

四、康复治疗

1. 早期康复

在神经内科常规治疗的基础上，病情稳定 48 小时后尽早康复。早期康复目的主要是预防并发症和继发性损害。

康复内容	知识点
体位变换	2 小时转换一次，减少仰卧位
良肢位摆放	健侧卧位：患侧上肢放于身前枕头上，自然伸展
	患侧卧位：患侧上肢自然前伸，掌心向上（上肢旋后）
	仰卧位（过渡体位）：患侧上肢自然伸展，掌心向上（上肢旋后）
关节被动活动	先健后患，由近到远，2 ～ 3 次 / 天
自我辅助训练	Bobath 握手双臂上举练习、搭桥训练
动作转移训练	转移训练——床 - 椅子 / 轮椅、椅子 / 轮椅 - 床
	床上坐起——半坐位、长坐位、端坐位
	起立床站立训练——克服直立性低血压
基本日常生活活动训练	健手的日常活动
言语吞咽	舌肌、唇等吞咽肌的训练，摄食训练，理疗刺激，包括咽部冷刺激法、针刺法、低频脉冲电治疗等，心理支持及营养支持
心理	药物治疗，认知行为治疗等

2. 恢复期

重点进行抗痉挛治疗、异常姿势纠正、动态平衡训练、步行训练、作业训练、言语认知训练，提高患者的日常生活能力等。

3. 维持期

继续前一阶段的训练，进一步巩固维持、提高现有功能，将训练成果应用到家庭环境中去。

4. 并发症的防治

（1）可使用翻身床、气垫床等预防压疮、呼吸道感染、深部静脉血栓形成等。

（2）预防关节挛缩变形，预防异常模式的发展等。

（3）避免腕关节过度掌屈、维持关节活动范围、上肢主动和被动运动避免肩手综合征。

（4）尽早开始坐位或电动起立床训练避免直立性低血压。

第二节　脑外伤

一、康复目标

时期	康复目标
早期	稳定目标，提高觉醒能力，促进健忘症康复，预防并发症、促进功能恢复
恢复期	减少定向障碍和言语错乱，提高记忆、注意、思维、组织和学习能力，最大程度恢复感觉、运动、认知、语言功能和生活自理能力，提高生存质量
后遗症期	代偿功能、回归社会

二、康复治疗原则

同脑卒中。

三、康复评定

评定内容	评定方法
意识障碍	格拉斯哥昏迷量表（GCS）——判断急性损伤的意识状况
颅脑损伤结局	格拉斯哥预后评分（GOS）——预测颅脑损伤的结局
其他	其他评定项目同脑卒中

四、康复治疗

康复治疗	治疗方法	
早期	药物外科治疗（脑水肿、脑积水）	
	支持疗法——高蛋白、高热量饮食	
	保持良肢位	
	促醒治疗——严重颅脑损伤的恢复首先从昏迷和无意识开始，功能恢复的大致顺序为自发睁眼－觉醒－周期性变化－逐渐听从命令－开始说话	
	排痰引流	
	维持肌肉及其他软组织弹性	
	尽早活动	
	物理因子治疗	
	矫形支具	
	高压氧治疗——改善脑循环	
恢复期	认知障碍训练：记忆训练、注意训练、思维训练	
	知觉障碍训练：功能训练法、转移训练法、感觉运动法	
	行为障碍康复治疗	创造环境
		药物
		行为治疗：鼓励恰当行为、拒绝奖励仍继续的不恰当行为、不当行为后拒绝一切奖励、不当行为后应用预先声明的惩罚、极严重或顽固的不良行为后应用厌恶刺激
后遗症期	ADL训练、职业训练、矫形器和辅助器具的应用	

第三节　帕金森病康复

序号	康复训练
1	松弛训练——摇动技术→刺激前庭→松弛肌肉
2	关节活动度训练——伸髋训练、屈膝训练
3	移动训练
4	平衡训练
5	步态训练
6	其他训练——面肌训练、呼吸功能训练、语言训练、心理治疗
7	ADL
8	维持锻炼

第四节　多发性硬化康复

概述		知识点
定义		多发性硬化康复是一种以中枢神经系统（CNS）白质脱髓鞘为特征的自身免疫性疾病。多发于 20～40 岁青壮年，女性多于男性
临床表现		运动障碍最多见；共济失调出现率达 50% 以上；75% 的患者出现尿急、排尿不畅、部分性尿潴留或轻度尿失禁
治疗原则	早期开始	康复治疗应在疾病的早期，病情有所缓解时就开始
	循序渐进	治疗内容要有计划，持续有规律的康复可以帮助患者恢复肌肉的张力，增加肌肉耐力和骨骼的强度；开始时强度宜小，逐步加大运动量
	因人而异	治疗方式和强度要根据疾病累及的部位和严重程度而定
	针对性治疗	一侧肢体功能障碍，可利用健侧肢体帮助患肢活动。帮助患者调节情绪波动，安稳睡眠，预防和治疗抑郁症
康复治疗	缓解肌痉挛	因 MS 以伸肌痉挛为主，可以进行躯干的屈曲转动活动，螺旋形或对角线的四肢运动模式是训练的重点
	共济失调的康复	PNF 手法：对小脑引起的肢体和躯干的协调及平衡功能的改善有效
		Frenkel 方法：在卧、坐、站、行走四方面反复训练，以改善及增加小脑的传入信息，尤其改善感觉性共济失调

第五节 阿尔茨海默病

概述	知识点
临床表现	阿尔茨海默病患者以进行性认知功能缺陷和行为损害为主要特征，记忆障碍尤为突出；此后，由于不能回忆以前学到的信息，思维和判断受影响，会相继出现相关运动功能障碍，影响日常生活活动能力
康复治疗	认知康复、运动康复

第六节 脊髓损伤康复

一、概述

脊柱最容易损伤的部位	临床表现
▲下颈段——$C_5 \sim C_7$ ▲中胸段——$T_4 \sim T_7$ ▲胸腰段——$T_{10} \sim L_2$	▲脊髓休克——几小时到几周 ▲运动和感觉障碍 ▲排便障碍（反射控制源 $S_2 \sim S_4$） ▲痉挛

二、临床综合征

临床综合征	表现
中央束综合征	中央>外周，上肢重于下肢
半切综合征	同侧本体感觉、运动，对侧温痛觉丧失
前束综合征	运动，温痛觉丧失，本体感觉存在
后束综合征	本体感觉丧失，运动，温痛觉存在
脊髓圆锥综合征	（脊髓骶段圆锥）膀胱、肠道和下肢反射消失
马尾综合征	（腰骶神经根）膀胱、肠道及下肢反射消失
脊髓震荡	暂时、可逆性脊髓或马尾神经功能丧失

三、脊髓损伤评定

损伤平面	具体
定义	脊髓损伤后在身体两侧有正常感觉和运动功能的最低脊髓节段

续表

损伤平面	具体
分类	分为运动神经平面和感觉神经平面
举例	C_6 损伤，C_6 及以上（$C_2 \sim C_5$）仍然完好，C_7 以下出现功能障碍

1. 运动神经平面——关键肌

（1）脊髓损伤水平的确定。

依据及举例	知识点
依据	该节段关键肌的肌力必须达到 3 级
	此关键肌头端节段的另一肌的肌力必须达到 4 级及以上
举例	考虑为 C_6 损伤，桡侧腕长、短伸肌的肌力必须达到 3 级，其头端的肱二头肌的肌力必须达到 4 级或 5 级

（2）运动神经平面的关键肌。

上肢关键肌	下肢关键肌
C_5——屈肘肌（肱二头肌，旋前圆肌）	L_2——屈髋肌（髂腰肌）
C_6——伸腕肌（桡侧腕长伸肌和短肌）	L_3——伸膝肌（股四头肌）
C_7——伸肘肌（肱三头肌）	L_4——踝背伸肌（胫骨前肌）
C_8——中指屈指肌（指深屈肌）	L_5——长伸趾肌（趾长伸肌）
T_1——小指外展肌（小指外展肌）	S_1——踝跖屈肌（腓肠肌、比目鱼肌）

（3）Lovett 分级法评定标准。

分级	评级标准
0	无可见或可感觉到的肌肉收缩
1	扪及肌肉收缩，但无关节活动
2	消除重力姿势下能作全关节活动范围的运动
3	抗重力，全关节活动范围的运动，不能抗阻力
4	抗重力和一定的阻力运动
5	抗重力和充分阻力的运动

（4）MMT 的结果分值记录。

结果分值记录：1 级肌力评为 1 分；5 级肌力评为 5 分；NT 表示无法检查。正

常时左右侧各 10×5 分 $=50$ 分，两侧合共为 100 分。

2. 感觉神经平面——关键点

（1）感觉关键点。

部位	定位	知识点
颈部感觉关键点	C_2	枕骨粗隆
	C_3	锁骨上窝
颈部感觉关键点	C_4	肩锁关节的顶部
	C_5	肘前窝外侧面
	C_6	拇指近节背侧皮肤
	C_7	中指近节背侧皮肤
	C_8	小指近节背侧皮肤
胸部感觉关键点	T_1	肘前窝尺侧面
	T_2	腋窝
	T_3	第 3 肋间
	T_4	第 4 肋间（乳线）
	T_5	第 5 肋间
	T_6	第 6 肋间（剑突水平）
	T_7	第 7 肋间
	T_8	第 8 肋间
	T_9	第 9 肋间
	T_{10}	第 10 肋间（脐水平）
	T_{11}	第 11 肋间
	T_{12}	腹股沟韧带中部
腰部感觉关键点	L_1	T_{12} 与 L_2 之间上 1/3 处
	L_2	大腿前中部
	L_3	股骨内上髁
	L_4	内踝
	L_5	足背第 3 跖趾关节
骶部感觉关键点	S_1	足跟外侧
	S_2	腘窝中点
	S_3	坐骨结节
	$S_4 \sim S_5$	肛门周围（作为一个平面）

（2）28 对皮区关键点检查结果分值记录。

项目	检查结果分值记录
检查	针刺觉和轻触觉
记录	0＝缺失；1＝障碍（部分障碍或感觉改变，包括感觉过敏）；2＝正常；NT＝无法检查
	正常者两侧感觉总积分为 112 分

3. 完全和不完全损伤的评定

评定内容	完全和不完全损伤的评定
部分保留区	损伤水平以下仍有感觉或运动功能残留的节段
	或感觉和运动均保留而功能弱于正常的区域
骶残留	不完全损伤的重要特征

（1）不完全损伤——明确的骶残留＋部分保留区范围超出 3 个节段。

（2）完全性损伤——不存在骶残留，如果存在，部分保留区范围也不超出 3 个节段。

4. 脊髓损伤 ASIA 损伤分级

分级	损伤	具体内容
A 级	完全	$S_4 \sim S_5$ 无感觉、运动功能、无骶残留
B 级	不完全	损伤水平以下包括骶段（$S_4 \sim S_5$）保留感觉功能，但无运动功能
C 级	不完全	损伤水平下保留运动功能，且损伤平面以下至少一半以上的关键肌肌力＜3 级
D 级	不完全	损伤水平下保留运动功能，且损伤平面以下至少一半以上的关键肌肌力≥3 级
E 级	正常	运动和感觉功能正常

四、脊髓损伤平面与功能恢复的关系

损伤平面	功能恢复	损伤平面	功能恢复
$C_1 \sim C_3$	不能步行	$C_7 \sim T_1$	轮椅基本独立
C_4	大部分依赖轮椅	$T_2 \sim T_5$	轮椅完全独立
C_5	中度依赖轮椅	$T_6 \sim T_{12}$	治疗性步行
C_6	轻度依赖轮椅	$L_1 \sim L_3$	家庭性步行
		$L_4 \sim S_1$	社区性步行

五、步行训练

训练方法	知识点
治疗性步行	$T_6 \sim T_{12}$ 损伤——佩带带骨盆托的髋膝踝足矫形器（HKAFO），借助双腋拐短暂步行
家庭性步行	$L_1 \sim L_3$ 损伤——可在室内行走，但行走距离 < 900 m
社区性步行	L_4 以下损伤——穿戴踝足矫形器（AFO），能上下楼梯，能独立进行 ADL，能连续行走 > 900 m
训练方法	先在平衡杠内站立和步行，包括摆至步、摆过步和四点步，逐步过渡到平衡训练和持双拐行走训练

六、ADL 的训练

注意要点：脊髓损伤 C_7 是关键——基本自理；C_7 以下——完全自理；C_5 和 C_6——部分自理；C_4——完全不能自理。

第七节　运动神经元病

概述	知识点
定义	运动神经元病（MND）是一组选择性累及脊髓前角细胞和脑干下部运动神经元及锥体束的慢性进行性神经系统疾病。这些疾病的表现有所不同，并且进展速度也可不一，但均无感觉、小脑功能或大小便功能障碍。
分类	肌萎缩侧索硬化（ALS）、脊肌萎缩症（SMA）、原发性侧索硬化（PLS）、进行性延髓麻痹（PBP）
特点	以肌萎缩侧索硬化（ALS）预后最差，因此，运动神经元病的康复以 ALS 为代表。其康复目标是尽可能维持患者的日常生活能力，延长生存时间

第八节　周围神经损伤康复

概述	知识点
神经损伤	桡神经损伤——垂腕
	正中神经损伤——猿手

续表

概述	知识点
神经损伤	尺神经损伤——爪形手
	腓总神经损伤——足下垂
运动疗法	早期保持功能位，预防关节挛缩
	无痛范围或正常活动范围内运动，不可过度牵拉瘫痪的肌肉
	周围神经和肌腱缝合术后，要充分固定后进行运动
	积极主动活动
矫形器的作用	早期——固定于功能位，防止挛缩畸形
	恢复期——矫正畸形和助动功能
	动力性夹板——帮助瘫痪肌肉运动

第二十五章 骨科疾病康复

第一节 骨折

概述	知识点
上肢	主要功能是手的应用
下肢	主要功能是负重和行走，要求各关节保持充分的稳定
评定内容	骨折愈合——骨折对位，骨痂形成，延迟愈合或未愈合，有无假关节，畸形愈合，有无感染，血管神经损伤，骨化性肌炎
	关节活动度、肌力肢体长度及周径、感觉功能、ADL 能力
康复治疗	骨折固定期（早期）；骨折愈合期（晚期）

第二节 骨质疏松症

一、定义

骨质疏松症是骨组织显微结构受损，骨矿成分和骨基质等比例地不断减少，骨质变薄，骨小梁数量减少，骨脆性增加和骨折危险度升高的一种全身骨代谢障碍的疾病。

二、骨代谢变化

分期	年龄	特点
正平衡期	0～20 岁	不断生长发育
平衡期	20 岁～40 岁	生成和吸收两个过程处于平衡状态
负平衡期	超过 40 岁	生成保持不变，但骨的吸收增加

三、分型

分型	释义
原发性骨质疏松	Ⅰ型为绝经后；Ⅱ型为老年性
继发性骨质疏松	皮质醇增多症、甲状旁腺功能亢进、甲状腺功能亢进（甲亢）、糖尿病、慢性肾病、胃肠切除、某些药物影响

四、临床表现

临床表现	知识点
症状	疼痛（腰背痛，骨量丢失 12% 以上）、骨折（最常见，最严重）、呼吸功能下降
体征	身长缩短、驼背

五、特殊检查

检查	知识点
X 线检查	定性检查，一般骨量丢失 30% 以上时，X 线才能有阳性所见
骨密度定量测定	单光子吸收测定（SPA）
	超声波测定（USA）
	双能 X 线吸收测定（DEXA），WHO 推荐为诊断骨质疏松症的标准
	定量 CT（QCT）

六、治疗要点

1. 药物治疗

Ⅰ型骨质疏松症	Ⅱ型骨质疏松症
雌激素——防治绝经后骨质疏松的首选药物	蛋白同化激素（苯丙酸诺龙）
维生素 D	维生素 D
钙制剂	钙制剂
降钙素	氟化剂
双膦酸盐（EHIP）	维生素 K
主要选用骨吸收抑制剂	主要选用骨形成促进剂

2. 物理治疗

减轻疼痛，促进骨钙沉积。

3. 健康宣教

（1）改变生活方式，戒烟、限酒、限咖啡；

（2）增加户外活动；

（3）增加富含钙、磷等矿物质饮食。

第三节　关节脱位

概述	知识点	
评定	关节位置、肿胀、疼痛、关节 ROM、肌力、ADL	
治疗	急性期	保护修复的软组织，肩部悬吊带固定 3 ～ 4 周，训练时取下吊带，训练结束后，立即佩戴
	亚急性期和恢复期	禁止将肩关节向前活动，以免关节脱位
		等长抗阻，可分别在不同的无痛姿势的可动角度内进行
		等张抗阻，限制外旋＜ 50°，避免脱位的姿势
		5 周时，外展 90°＋外旋，所有动作均可以等速仪器上进行

第四节　关节病变和损伤

一、肩关节周围炎

治疗	知识点	
目的	消炎、镇痛、恢复肩关节功能	
物理治疗	急性期（消炎镇痛）	肩下垂摆动训练
		关节活动度训练
		肌力训练
		物理因子治疗——超短波疗法，脉冲磁疗法，超声波疗法，红外线照射，蜡疗等温热疗法有助于改善血液循环，可长期应用等幅中频电、调制中频电有助于松解粘连
	慢性期（松解粘连，恢复关节运动功能）	按摩或手法松动治疗，作用于深层组织和深部肌肉
		冻结期用稍重手法以缓解疼痛、松解粘连、恢复功能

二、膝关节韧带损伤

治疗	知识点
促进韧带修复	短波、超短波微热或温热量
韧带重建术后	渐进增加关节活动度训练
增加关节稳定性	前交叉韧带——训练腘绳肌，禁忌股四头肌等张肌力训练 后交叉韧带——训练股四头肌，禁忌腘绳肌等张肌力训练 内侧副韧带——内收肌、半腱半膜肌 外侧副韧带——扩筋膜张肌、股二头肌 后期加强膝关节本体感觉训练、增强关节保护功能
步行训练	在支具保护下进行

三、半月板损伤

膝关节镜术后——膝关节限制在屈曲 90° 范围内被动运动 CPM，以闭链运动为主。

四、髌骨软化症

治疗	知识点
改善血液循环	短波或超短波（微热或温热量），也可选用蜡疗
促进膝关节稳定性	重点增加股内侧肌肌力，减少伸膝时髌骨的外移或外旋，多点等长抗阻训练，限制髌骨外移的条件下进行股四头肌训练，避免下蹲 - 起立运动或踢腿运动

五、踝关节扭伤

治疗		踝关节扭伤
目的		消炎、消肿、缓解疼痛、增加踝关节稳定性、恢复功能
方法	消炎、消肿	损伤 24 个小时内以冷疗为主，急性期无热量的高频电
		急性期后选择温热治疗
	镇痛	低频或中频电疗，低强度半导体激光
	增加关节活动范围	早期制动后导致关节僵硬，应增加关节活动范围，提高活动韧性
	增强踝关节稳定性	牵张训练、肌力训练、本体感觉训练

第五节　骨关节炎

临床处理	知识点		
康复评定	X 线检查、关节 ROM 评定、肌力评定、疼痛评定、关节压痛、步行能力评定、畸形分析、ADL 能力的评定		
康复治疗	运动与休息指间平衡		
	疼痛控制	控制运动量	
		物理治疗（热疗，水疗 39 ～ 40℃，低频，中频，高频），急性期禁用温热疗法	
		药物（非甾体类抗炎药）	
	运动疗法：医疗体操、器械运动		
	预防：减重、纠正畸形、准确复位		
	支具与辅助器具、关节保护要点、能量节约技术		

第六节　类风湿关节炎

治疗	知识点
一般性治疗	休息、活动期的关节制动，恢复期的关节功能锻炼
	一般有剧烈疼痛的患者需完全卧床休息，病变关节用夹板短期固定，一般不超过 3 周。症状略有减轻后可开始床上体操，逐渐过渡到一般体操
关节制动	急性炎症渗出的关节应用夹板制动，通常采用合适支具将关节固定于功能位置，固定期间，每日可有一定间隔解除夹板，作关节活动范围的训练
	夹板固定的作用是保存病变关节的功能；夹板起保护固定作用，有助于缓解疼痛，消肿，减轻畸形，并防止由于关节不稳而进一步受损
	固定夹板仅用于急性期，不能长期使用，否则会妨碍关节的活动
	通常用于腕、掌指关节和指间关节，不用于肩关节和髋关节，肘关节和膝关节只有在不稳定时才用
	手的良好的功能位是——腕背屈 40°～ 45°，手指微屈
物理治疗	冷疗：用于关节急性炎症期肿痛明显时
	超短波：无热量或微热量，仅限用于急性期
	紫外线：弱红斑量或红斑量
	蜡疗：多用于症状缓解期，根据受累的关节，可用盘蜡法
	按摩和牵张训练、肌力训练
作业治疗	维持关节活动度的训练、日常生活能力训练
矫形器	主要目的是使关节不负重、减少关节活动、稳定关节或将关节固定于功能位上；上肢矫形器主要是针对腕和手而制作的，包括静态夹板与功能性夹板

第七节　人工关节置换术后康复

一、全髋关节置换术后康复要点

康复要点	具体内容
防止深静脉血栓形成	早期踝泵运动、腹式呼吸、气压循环治疗
防止关节脱位	卧位：伸直术侧下肢、髋外展 15～30°，穿丁字鞋防髋关节外旋
	坐位：①不宜久坐，每次＜30 min，床上坐位屈髋＜45°，床旁坐屈髋＜90°；②同时避免屈膝、髋内收和内旋
易脱位体位	髋关节内收、内旋、半屈曲位 髋关节过度屈曲、内收内旋位

二、全膝关节置换术康复要点

术后第 1 周——屈膝控制在 90°内；术后第 2 周——屈膝超过 90°，甚至可达 120°。

第八节　截肢术后康复

临床处理			具体内容
定义			截肢是将病变的肢体全部或部分切除，经关节平面的截肢又称为关节离断
康复评定	残肢评定		残肢外形、残肢畸形、皮肤情况、关节活动度检查、肌力检查、残肢痛
		残肢长度测量	上臂残肢长度——从腋窝前缘到残肢末端
			前臂残肢长度——从尺骨鹰嘴沿尺骨到残肢末端
			大腿残肢长度——坐骨结节沿大腿后侧到残肢末端
			小腿残肢长度——从膝关节外侧间隙到残肢末端
		幻肢痛	发生率 5%～10%；患者残肢出现钳夹样、针刺样、灼烧样或切割样疼痛；幻肢痛的原因尚不清楚，目前大多数人认为幻肢痛可能是运动知觉、视觉、触觉等的一种涉及心理学、生理学的异常现象
	假肢评定		临时假肢的评定、正式假肢的评定

续表

临床处理		具体内容	
康复治疗	截肢前康复	关节活动范围训练、肌力训练、ADL 训练	
	术后康复	保持良好的残肢体位——大腿截肢后，髋关节应保持伸直位，避免外展；小腿截肢时膝关节应伸直，不要在膝部的下面垫枕头	
		残肢皮肤处理、避免残肢肿胀、肌力训练、关节活动训练、ADL 训练、心理治疗	
	假肢使用训练	站立平衡训练	平行杠内，重心转移，患肢负重，单腿平衡等
		步行训练	平行杠内进行，一般要求平行杠的长度 > 6 m；在平行杠一侧放置落地镜子，用于观察训练时的姿势；另外，需要助行器如手杖、腋杖、助行支架
			假肢迈步训练、健肢迈步训练、交替迈步训练
		上下台阶	上台阶时，健肢先上；下台阶时，假肢先下
		上下坡道	上坡道时，健肢先上；下坡道时，假肢先下
		跨越障碍物训练	跨越障碍物时，健肢先跨越

第九节　颈椎病

一、治疗原则

分型	治疗原则	
软组织型	非手术治疗为主	
神经根型	牵引疗效明显（前屈位）	牵引时间 15 ～ 40 分钟
		牵引角度多为颈椎前倾 10°～ 20°
		牵引重量为体重 15% ～ 20%
脊髓型	先行非手术治疗，无明显疗效尽早手术治疗；较重患者禁用牵引，手法治疗	
椎动脉型和交感神经型	非手术治疗为主；有明显颈性眩晕或猝倒发生、经非手术治疗无效者、经动脉造影证实者、考虑手术治疗	
混合型	除比较严重的脊髓受压，其他表现应以非手术治疗为主	

二、枕头高度

为放松颈椎、提高助眠质量，枕头高度宜为 1.5 倍拳高。

第十节　腰椎间盘突出症

临床处理	具体内容
治疗原则	椎间盘纤维环未破裂型——非手术
	椎间盘纤维环破裂型——手术
康复治疗	卧床休息——时间 4～7 日，硬板床（铺褥子）
	牵引治疗——慢速、快速（重量为体重 2～3 倍）
	物理治疗
	经皮阻滞疗法
	传统中医治疗——推拿，针灸治疗
	西方手法治疗——Mckenzie、Maitland
	运动疗法

第十一节　腰椎小关节病

临床处理	具体内容
治疗原则	早期宜行保守治疗，包括局部保护、腰肌功能锻炼、阻滞疗法、物理治疗等。有神经根受压症状，且经非手术疗法无效者，应行小关节部分切除及根管扩大减压术
治疗方法	物理治疗、手法松弛肌肉、注射疗法（小关节囊阻滞）

第十二节　强直性脊柱炎

治疗目的：缓解症状、保持良好的姿势、减缓病情的进展。

康复治疗	具体内容
一般性治疗	注意立、坐、卧的正确姿势，鼓励患者适当运动，坚持脊柱、胸廓、髋关节的活动，避免过度负重和剧烈运动
物理治疗	超短波、紫外线、蜡疗、直流电药物离子导入、中频电疗、矿泉浴
功能训练	维持脊柱生理曲度，防止畸形；保持良好的胸廓活动度，避免影响呼吸功能；防止或减轻肢体因失用而致肌肉萎缩，维持骨密度和强度，防止骨质疏松等
治疗性运动	维持胸廓活动度的运动，保持脊柱灵活性的运动，肢体运动等

第十三节 特发性脊柱侧凸

一、治疗方案（Cobb 角）

角度	治疗方案
10°以下	姿势训练＋矫正体操
10°～20°	姿势训练＋矫正体操＋侧方电刺激
20°～40°	侧弯矫形器＋侧方电刺激
40°或45°以上或曲度稍小但旋转畸形严重	手术矫正＋佩戴矫形器

二、运动疗法

1.矫正体操

增强凸侧椎旁肌肉肌力，减轻凹侧肌肉所产生的拮抗收缩。

2.不对称爬

增加脊柱柔韧性、矫正侧弯。

第十四节 椎弓峡部崩裂和脊柱滑脱

临床处理	具体内容
治疗原则	并不是每一个椎弓峡部崩裂和脊柱滑脱患者都需要手术治疗，大部分可以通过保守治疗使症状缓解
	一般情况下，椎弓峡部裂引起的Ⅰ度和Ⅱ度腰椎滑脱者可采取非手术治疗；而严重腰椎滑脱、Ⅲ度以上腰椎滑脱者采取手术治疗
手术指征	持续性腰背疼痛，经保守治疗不缓解
	伴有持续性神经根压迫症状，以及椎管狭窄症状，影像学证实有明显椎管狭窄
	严重腰椎滑脱；Ⅲ°以上滑脱者

第十五节　软组织损伤

一、概述

治疗目的：消炎、镇痛、恢复功能。

物理治疗	知识点
急性损伤	短波或超短波——无热量
	毫米波——$1 \sim 5$ mW/cm^2
	磁疗法——静磁、脉冲磁或旋磁
	紫外线照射——弱红斑量照射
亚急性、慢性损伤	红外线
	蜡疗——水浴法或蜡饼法
	高频电疗——微热或温热量
	超声波——水下法或直接接触法，小剂量或中剂量
	音频电——耐受量
恢复功能	增加关节活动范围，牵伸练习，肌力训练

二、具体疾病

疾病	知识点
肌筋膜炎	温热治疗：红外线、蜡疗、湿热袋敷等治疗改善血液循环，消炎镇痛
	镇痛：低频或中频电疗
	放松训练：肌电生物反馈疗法、牵张训练受累的软组织
肱骨外上髁炎	消炎、止痛、恢复功能
跟腱炎	冲击波不能刺激小腿三头肌
复杂性区域疼痛综合征	镇痛、消肿、延缓肌肉萎缩、恢复正常功能

第十六节　腱鞘及滑膜疾病

一、腱鞘炎

治疗目的	物理治疗
消炎、镇痛	超声波、磁疗、蜡疗、氦-氖激光或半导体激光等治疗
软化瘢痕	除超声波和蜡疗外，还可选择音频等中频电疗，手部可选用水浴法
维持肌腱滑动	进行最大范围的主动运动，维持应有的活动，但应减少运动次数和避免往返重复运动

二、腱鞘囊肿

治疗目的——促进囊肿吸收。

三、髌前滑囊炎

治疗目的——消炎、镇痛、恢复和保持关节功能。

第十七节　腕管综合征、尺神经肘管综合征

一、腕管综合征

治疗方式	具体内容
物理治疗	早期治疗——超短波、微波疗法、紫外线疗法
	后期治疗——直流电药物离子导入疗法（5% ~ 10% 碘化钾）、超声波疗法、石蜡疗法、音频疗法、红外线疗法
	按摩治疗
	放松手及腕部肌肉的锻炼
	术后腕中立位夹板制动 1 ~ 2 周
手术治疗	对症状比较严重，大鱼际肌明显萎缩者，采用腕横韧带切开术

二、尺神经肘管综合征

物理治疗：短波、超短波、激光、微波；术后屈肘 90°，肘关节支具固定 3 周。

第十八节　手外伤后

评定项目	评定方法
肿胀	水置换容积法测量、周径测量
关节活动范围测量	用量角器测量掌指关节（MP）、近节指间关节（PIP）和远节指间关节（DIP）的被动和主动活动范围，拇指外展和对掌功能评定，手指集合主动关节活动范围测定（肌腱总活动度测定）
肌力评定	徒手肌力检查、握力（握力指数）、捏力（指尖捏、三指捏、侧捏）
感觉功能评定	触觉、痛觉、温度觉，两点辨别觉、实体觉测定（Moberg 拾物试验）
判断周围神经再生	周围神经干叩击实验（Tinel 征）
灵巧性、协调性评定	Jebson 手功能测试、明尼苏达操作等级测试（MRMT）、Purdue 钉板测试
手整体功能评定	Carroll 手功能评定法、Jebson 手功能试验
手指伤残评定	上肢截肢水平的功能损失评定、手活动度残疾等级评定、手不同部位的感觉丧失占手功能损失的百分比等评定
神经电生理检查	肌电图、神经传导速度检查、强度 - 时间曲线检查

第二十六章　其他疾病康复

第一节　内科疾病康复

一、冠心病康复

1. 康复治疗

训练方法	知识点
有氧训练	略
力量训练	目前主要为循环力量训练，是指一系列中等负荷、持续、缓慢、大肌群、多次重复的抗阻力量训练，以增加肌力，并可能增强心血管素质

2. 康复分期

分期	知识点	
Ⅰ期康复	急性心肌梗死或急性冠脉综合征住院期康复，冠状动脉分流术（CABG）或经皮冠状动脉腔内形成术（PTCA）后早期康复也属于此列；发达国家已经缩短到 3～7 天	
Ⅱ期康复	自患者出院开始，至病情稳定性完全建立为止，时间为 5～6 周	
Ⅲ期康复	指病情处于较长期稳定状态，或Ⅱ期过程结束的冠心病患者	
	康复治疗机制	外周效应——指心脏之外的组织和器官发生的适应性改变
		中心效应——指训练对心脏的直接作用，主要为心脏侧支循环形成，冠状动脉供血量提高，心肌内在收缩性相应提高

二、其他内科疾病

其他内科疾病	知识点
病种	原发性高血压、慢性充血性心力衰竭、慢性支气管炎、COPD、哮喘、糖尿病
康复原则	有氧训练、呼吸训练、物理因子治疗、ADL、心理治疗、教育宣传

第二节　外科疾病康复

一、外科急性感染

1. 治疗概述

治疗概述		知识点
治疗目的		缩短病程、减轻症状、促进炎症吸收或局限化、防止感染扩散或转为慢性治疗
治疗原则	早期治疗	使组织炎症发展而逆转
	综合治疗	配合药物、手术治疗
	保持伤口清洁	略
	合理选择物理因子	根据感染的部位、不同阶段，选择、调整物理治疗方法和剂量

2. 选择物理治疗的原则

选择依据		具体内容
病理过程	早期浸润阶段	无热量物理因子，紫外线、无热量短波、超短波或微波
	化脓坏死阶段	抗生素抗炎治疗，选用温热作用较强的物理因子或紫外线红斑量照射，如温热量短波、超短波或微波、红外线等，增加组织耗氧，促使组织坏死，加速脓肿成熟
	吸收修复和慢性迁延阶段	选用温热作用较强的物理因子，如微热量短波、超短波、微波、红外线、激光、弱红斑量紫外线等，配合有氧运动，改善血液循环，促进肉芽和上皮生长，改善组织营养和提高免疫功能
	溃疡、窦道、瘘管形成	加强营养，提高免疫力，彻底清除病灶内的不良肉芽和纤维组织后，根据吸收、修复和慢性迁延阶段选择物理治疗
感染部位	浅部感染	光疗为主，选择紫外线、辐射热和传导热的物理因子，如红外线、激光、微波或毫米波等
	深部感染	电疗为主，以内生热为主的物理因子，如短波、超短波、微波和毫米波等

3. 典型疾病

疾病	分期	知识点
蜂窝织炎	早期浸润期	短波或超短波疗法：患部无热量或微热量
		直流电药物离子导入疗法：抗生素离子导入
		紫外线疗法：中心重叠照射法或局部照射
		运动疗法：适用于肢体蜂窝织炎，抬高患肢，踝泵运动以减轻肿胀
	吸收修复或慢性期	红外线疗法
		蜡疗法
		微波疗法：微热或温热量
		磁疗法
		正压顺序循环疗法：促进静脉回流
丹毒	早期炎性浸润期	紫外线疗法：局部照射，首次剂量足够，越早越好
		短波或超短波疗法：早期患部无热量，2次/天
		直流电药物离子导入疗法：抗生素离子导入
		运动疗法：适用于肢体感染，抬高患肢，踝泵运动以减轻肿胀
	吸收修复期	红外线疗法
		微波疗法：微热或温热量
		磁疗法
		蜡疗法
		正压顺序循环疗法
阑尾炎	早期炎性浸润期	超短波疗法，无热量
	炎性吸收或手术后修复期	红外线疗法
		超短波疗法：微热量或温热量
		紫外线疗法：若切口发红，局部炎性浸润，弱红斑量照射
		中频电疗法：软化瘢痕，促进瘢痕吸收
		干扰电疗法：促进肠蠕动，防止肠粘连
		运动疗法：腹式呼吸运动、骑功率车、步行训练等有氧运动

二、周围血管和淋巴管疾病

1. 下肢深静脉血栓形成

临床处理	知识点
治疗目的	消炎、止痛、促进侧支循环
物理治疗	超短波（早期无热量）
	直流电
	蜡疗（周围型非急性期）
	磁场（敷贴法，同名级，脉冲磁疗法）

2. 血栓性浅静脉炎

临床处理	知识点
治疗目的	消炎、镇痛、消肿，促进侧支循环和炎症吸收
物理治疗	紫外线（弱红斑量或红斑量）
	超短波（早期无热量）
	红外线（炎症控制后，炎性浸润的吸收）
	蜡疗（适用于炎症控制后，炎性浸润的吸收和促进侧支循环）
	磁场（在条索状物的两端，用贴磁法或脉冲电磁疗法）

3. 血栓闭塞性脉管炎

临床处理	知识点
治疗目的	解除血管痉挛、改善血液循环、镇痛、预防感染及冻伤
物理治疗	超短波（无热量至微热量）
	紫外线（红斑量，降低交感神经紧张度）
	高压电位治疗
	磁场疗法
	水疗（温水浴、气泡浴）

三、烧伤后

1. 3 度 4 分法

见第十三章第四节"烧伤"相关内容。

2. 烧伤面积计算方法

见第十三章第四节"烧伤"相关内容。

3. 肥厚性瘢痕评定

评定项目	知识点
临床评定	瘢痕的颜色、弹性质地、厚度、面积
瘢痕计分	Baryza 等设计了一种简易瘢痕评价工具（塑料透明板）
	包括 4 项——色素沉着、高度、柔软度、血管性状

4. 康复治疗

临床处理	知识点
早期创面治疗	目的：预防和控制感染，促进肉芽和上皮生长，加速创面愈合
	方案：水疗；电光浴、红外线；紫外线；毫米波
后期创面治疗	目的：促进残余创面愈合，促进烧伤区新生皮肤的老化，软化瘢痕，减轻疼痛和瘙痒症状
	方案：①音频电、蜡疗、超声波——治疗瘢痕；②红外线、紫外线、直流电碘离子导入
正确的体位摆放	保持功能位和抗挛缩位
ROM 训练	手背部烧伤——无论深Ⅱ度还是Ⅲ度，运动疗法均受限，立即夹板固定
	皮肤移植术后 5 ～ 7 天——禁止被动关节活动
肥厚性瘢痕的压力治疗	每天必须持续加压包扎 23 小时以上，坚持 12 ～ 18 个月，直到瘢痕成熟

第三节　其他疾病康复

其他疾病	治疗方法（记忆口诀）
皮肤科（银屑病、带状疱疹、单纯疱疹、玫瑰糠疹、变应性皮肤血管炎）	紫外线是"万能光"，其他还有红外线、超短波、毫米波、脉冲磁、超声波
眼科、消化系统、泌尿系统	超短波是"万能波"
耳鼻咽喉科、口腔、妇产科	超短波是"万能波"、紫外线是"万能光"

第四节　儿科疾病康复

儿科疾病	知识点
孤独症谱系障碍	孤独症儿童行为检查量表（ABC）
	儿童孤独症评定（CARS）
臂丛神经损伤	康复护理——勿压麻痹侧上肢，应使患侧肩外展外旋，肘屈曲
	物理治疗——超短波、神经肌肉电刺激
新生儿高胆红素血症	物理治疗——蓝紫光疗
	换血疗法——严重患儿经蓝紫光照射治疗无效或出现溶血时需进行换血疗法

第五节　肿瘤的康复

一、康复分类

（1）预防性康复。

（2）恢复性康复。

（3）支持性康复。

（4）姑息性康复。

二、癌痛5级评定法

分级	知识点
0级	不需要任何镇痛剂
1级	须非麻醉性镇痛剂
2级	口服麻醉剂
3级	需口服和（或）肌内注射麻醉剂
4级	需静脉注射麻醉剂

三、乳癌根治术后

1. 肩活动功能康复

临床处理	知识点
运动疗法	术后功能位，第 1 ～ 2 天开始被动活动，手术切口引流条没有撤除之前必须将外展限制在 45°内
日常生活活动训练	出院前可做负荷 < 0.5 kg 的轻量活动
	出院后最初 2 周可做负荷为 1 kg 的中量活动
	回家 1 个月可做负荷 1.5 kg 的中～重量活动
	回家 2 个月可做较重量的活动

2. 幻乳觉康复

（1）心理康复。

（2）使用乳房假体。

（3）局部轻柔抚摸。

（4）经皮电神经刺激疗法。

（5）避免强电流与强热治疗。

四、喉癌全喉切除术

临床处理	知识点
吞咽功能康复	术后患者鼻饲，第 4 天开始训练吞咽活动，每 3 ～ 4 小时一次，每次数分钟
	全喉切除术后第 10 天开始进食训练
食管言语训练	食管言语训练是全喉切除术后最简便可行的言语康复方法
食管发声失败者	可以采用电子喉、气人工喉等人工发声装置

第二十七章 其他

第一节 感知认知

一、感知障碍

1. 概述

概述	知识点
感觉和知觉	两者合称为感知，是人类认识世界的基础，是人最基本的心理过程
感觉	是指客观事物的个别属性通过感觉器官在人脑中的反映
知觉	是客观事物作用于感觉器官，其各种属性在人脑中经过综合，借助于以往经验所形成的一种整体印象

2. 失认症评定

评定	知识点
触觉失认检查	对物品的质觉、形态、实体的辨认测验
听觉失认检查	无意义声音配对、在声源匹配、音乐匹配等测验
视觉失认检查	形态辨别、辨认和挑选物品、图片辨别、涂颜色试验、相片辨认等
单侧忽略评定	Alben 划杠测验、删字测验（Diller 测验）、平分直线测验、Sheckenberg 测验、高声朗读测验
Gerstman 综合征	手指识别及命名测试、左右分辨、书写及计算检测
体象障碍	疾病感缺失、偏侧躯体失认症、自体部位失认症，主要依据临床表现及医师检查发现
疾病失认	主要依据临床表现及医师检查发现

3. 失用症评定

评定	知识点
观念性失用	活动逻辑试验（沏茶活动或刷牙活动或密封信封活动等）；口述动作过程、模仿检查者的动作、完成简单 - 复杂动作、组合动作、执行指令（不及物动作 - 动作转换 - 及物动作）
观念运动性失用	模仿运动、按照命令动作（颜面上肢下肢全身）

续表

评定	知识点
运动性失用	常见于手势技巧障碍及口-面失用症，检查时患者不能按命令执行过去无困难的动作
结构性失用	画空心十字试验、火柴棒拼图试验：检查者用火柴拼成各种图形，让患者模仿、砌积木试验、几何图形临摹
穿衣失用	是视觉定向失认的一种失用症，表现为对衣服各部位辨认不清，因而不能穿衣。评定时让患者给玩具娃娃穿衣，如不能则为阳性；让患者给自己穿衣、系扣、系鞋带，不能在合理时间内完成指令者为阳性
步行失用	患者迈步的动作检查

二、认知障碍

1. 注意障碍评定

评定	知识点
视觉注意测试	视跟踪、形态辨认、删字母等
听觉注意测试	（数和词）听认字母、重复数字、词辨认；听跟踪；声辨认等
其他	韦氏记忆测试中的数字长度测试和韦氏智力测试中的算术测试、数字广度测试、数字符号测试都可用于注意的评定

2. 记忆障碍评定

评定	知识点
韦氏记忆测试（WMS）	适用于 7 岁以上的儿童和成年人，项目包括经历、定向、数字顺序、再认、图片回忆、视觉再生、联想学习、触觉记忆、逻辑记忆和背诵数目共 10 项测验
临床记忆测验、临床记忆量表	适用于成年人，测试内容包括指向记忆、联想学习、图像自由回忆、无意义图形再认、人像特点回忆，5 项
行为记忆量表（RBMT）	与以往临床上常用的记忆量表相比有其独到之处，它设立了一些与日常生活关系密切的项目。RBMT 量表中包括 12 个分项目：记姓名、记被藏物、记约定、图片再认、即刻路径记忆、延迟路径记忆、信封、定向、日期、照片再认、即刻故事记忆、延迟故事记忆

3. Loeweistein 作业治疗认知评定（LOTCA）

（1）最先用于脑损伤患者认知能力的评定，该方法与其他方法相比，有效果肯定、项目简单、费时少的优点，可将脑的认知功能的检查时间从约 2 小时缩短到 30 分钟，而且信度和效度检验良好。

（2）LOTCA 成套检验法包括 4 个方面 20 项，4 个方面是定向、知觉、视运动组织和思维运作；20 项检查每一项得分可得 4 或 5 分，通过评价后即可了解每个领域的认知情况，根据需要评价也可分几次进行。

第二节 心理

概述	知识点
治疗原则	耐心倾听原则；疏导和支持原则；保证性原则
治疗形式	个别治疗；夫妻治疗或婚姻治疗；家庭治疗；集体治疗
量表	韦氏智力测验（IQ）：①智力缺损≤ 69；②边界 70 ～ 79；③低于平常 80 ～ 89；④平常 90 ～ 109；⑤高于平常 110 ～ 119；⑥超常 120 ～ 129；⑦极超常≥ 130
	韦氏记忆测验
	艾森克人格测验（EQP）
	简易精神状态检查（MMSE）：①老年认知评定用；②定向、记忆力、注意力和计算力、回忆、语言
	自评抑郁量表（SDS）
	自评焦虑量表（SAS）

第三节 中国传统治疗

概述	知识点
基本特点	整体观念、辨证论治
治则	治病求本、扶正与祛邪、调整阴阳、三因（因时、因地、因人制宜）
治法	内治法、外治法
经络	十二经脉、奇经八脉、附属于十二经脉的十二经别、十二经筋、十二皮部
常用方法	推拿、针灸疗法、练功疗法、中医食疗
推拿	推揉类：推法、揉法、揉法

续表

概述	知识点
推拿	摩擦类：摩法、擦法、抹法
	拿按类：拿法、按法、捏法
	叩击类：拍捶法、击法
	振动类：振法、搓法
	摇动类：摇法、抖法、屈伸法、扳法
针灸的治疗原则	标本缓急、补虚泻实、三因制宜
针刺的取穴原则	近部取穴、远部取穴、随证取穴
五禽戏	动作代表：虎、鹿、熊、猿、鸟

第四节　功能障碍康复

一、挛缩

概述	内容
定义	关节本身、肌肉和软组织病变引起关节的被动活动范围受限为挛缩
治疗	被动运动是矫治关节挛缩的基本方法
	持续的牵引也是治疗关节挛缩的常用方法
	矫形器是矫治挛缩的较有效的方法

二、疼痛

概述	内容
慢性疼痛的三联征	疼痛、睡眠与情绪
重要评估表	目测类比测痛法（VAS）、数字疼痛评分法（NPRS）、口述分级评分法（VRS）
药物治疗	是疼痛治疗中最基本、最常用的方法

三、压疮

（1）压疮危险因素的评定（Norton 量表）——总分 ≤ 14 分，提示危险，应采取预防措施。

（2）压疮评定（Yarkony-Kirk）——根据皮肤红斑或创面深度评定压疮程度。

压疮分级	Yarkony-Kirk 褥疮分类标准
1 级	皮肤发红区：①持续发红超过 30 min，但未超过 24 h；②持续发红超过 24 h
2 级	表皮或真皮溃疡，未牵涉到皮下脂肪
3 级	溃疡区深入皮下脂肪，但未伤及肌肉
4 级	溃疡区深入肌肉层，但未深到骨骼
5 级	伤口牵涉到骨头但未侵犯关节区
6 级	伤口牵涉到关节区

第四篇

专业实践能力

第二十八章 > 体格检查

第一节　心肺检查

一、心脏检查

1. 心脏视诊

心尖搏动位于第 5 肋间，左锁骨中线内 0.5 ～ 1 cm 处。

2. 心脏听诊

心脏听诊	心音	标志
知识点	第 1 心音	心室收缩期开始
	第 2 心音	心室舒张期开始
	第 3 心音	快速充盈期末
	第 4 心音	心房音
	生理性心音	收缩期杂音
	病理性心音	舒张期杂音和连续性杂音

二、呼吸检查

呼吸检查	检查项	标志
知识点	啰音	伴随呼吸音的一种附加音
	干啰音	鼾音、哨笛音、哮鸣音
	湿啰音（水泡音）	大水泡音、中水泡音、小水泡音、捻发音

第二节　神经反射

神经反射	知识点
浅反射	角膜反射、腹壁反射、提睾反射、跖反射、肛门反射、球 - 肛门反射

续表

神经反射	知识点
深反射	刺激骨膜、肌腱等深部感受器完成的反射称深反射，又称腱反射；反射不对称是神经损害的重要定位体征
	肱二头肌反射、肱三头肌反射、桡骨膜反射、膝反射、踝反射（跟腱反射）
病理反射	指锥体束病理损害时，大脑失去了对脑干和脊髓的抑制作用而出现的异常反射；1岁半以内的婴幼儿由于神经系统发育未完善，也可以出现这种反射，但不属于病理性
	Babinski 征：①操作方法为患者取仰卧位，髋及膝关节稍屈曲，下肢取外旋外展位；②检查者用竹签沿患者足底外侧缘，由后向前划至小趾根部并转向内侧；阳性反应为趾背伸，余趾呈扇形展开
	Chaddock 征
	Oppenheim 征
	Gordon 征：①操作方法为检查者用手以一定力量捏压腓肠肌；②阳性反应为趾背伸，余趾呈扇形展开
	Gonda 征
	Hoffmann 征：为上肢锥体束征，多见于颈髓病变
	踝阵挛
	髌阵挛
脑膜刺激征	颈强直、Kernig 征、Brudzinski 征
自主神经反射	眼心反射、卧立位试验、皮肤划纹试验、竖毛反射、发汗试验、握拳试验、Valsalva 动作

第三节 特殊检查

一、颈部

试验	内容
臂丛神经牵拉试验	Eaten 试验
压头试验	椎间孔挤压试验（Spurling 试验）——神经根型颈椎病

二、肩部

试验	内容
肩内收试验	也称 Dugas 征，或搭肩试验——肩关节脱位
肱二头肌长头紧张试验	肱二头肌长头腱鞘炎
肩关节外展试验	反映肩关节及周围病变

三、肘部

试验	内容
前臂伸肌牵拉试验（Mill 征）	肱骨外上髁炎（网球肘）
屈肌紧张试验	肱骨内上髁炎

四、腕部

试验	内容
叩触诊试验	腕管综合征
屈拇握拳试验	Finkelstein 征，又称桡骨茎突腱鞘炎试验，用于桡骨茎突狭窄性腱鞘炎的诊断
拇指对掌试验	正中神经损伤
拇指屈曲试验	肘上部正中神经损伤
拇指小指夹纸试验	正中神经损伤
合掌分掌试验	桡神经损伤的重要检查方法
夹纸试验	尺神经损伤

五、腰骶部及骨盆

试验	内容
直腿抬高试验	正常——70°以上；异常——不到 70°出现由上而下的放射性疼痛
	异常原因：腰椎间盘突出挤压神经根，神经根被牵拉时引起疼痛
直腿抬高加强试验（Bragard 征）	阳性——下肢后侧出现放射性剧烈疼痛
	目的：借此区分髂胫束、腘绳肌或膝关节关节囊紧张造成的直腿抬高受限

续表

试验	内容
健腿抬高试验	与腰椎间盘突出的类型有关
屈颈试验	阳性——腰痛和坐骨神经痛
	原因：神经根受到了牵拉
股神经牵拉试验	阳性——大腿前方放射性疼痛
屈膝试验	阳性——股神经损伤
"4"字试验	阳性——骶髂部疼痛
	注意事先排除关节本身疾病

六、髋部

试验	内容
托马斯征试验（Thomas）	操作方法：仰卧位，双手抱一侧膝关节，尽力屈髋屈膝，使大腿紧贴腹壁，腰部贴于床面，再让患者伸展一侧下肢
	阳性——不能伸直，提示髋关节屈曲畸形
臀中肌试验	也称德伦伯格（Trendelenburg）试验、单腿独立试验，阳性——臀中肌无力
双髋外展试验	也称蛙式试验，阳性——先天性髋关节脱位

七、膝部

试验	内容
浮髌试验	关节积液
髌骨摩擦试验	髌骨软化症
半月板弹响试验	也称回旋研磨试验或 McMurray 征
	外展外旋伸膝——外侧半月板；内收内旋伸膝——内侧半月板
研磨试验	也称 Apley 试验或膝关节旋转提拉和挤压试验
	上提小腿作内外旋——若疼痛，提示内外侧副韧带损伤
	挤压膝关节作内外旋——若疼痛，提示内外侧半月板损伤
抽屉试验	过度前移（1 cm）——前交叉韧带损伤
	过度后移——后交叉韧带损伤

八、其他

周围神经干叩击试验（Tinel 征）。

检查对象	内容
肢体外伤	操作方法：近心侧肢体沿神经干走行由近至远轻轻叩击
	正常反应：远端无刺痛感或其他不适感
	结果解释：阳性——肢体远端刺痛感，提示损伤部位有神经损伤
肢体再植	操作方法：从再植肢体的远侧沿神经干走行到吻合处逐渐移动叩击
	正常反应：神经再生正常，叩击所产生的敏感点逐步地向远测延伸
	结果解释：阳性——感觉区麻木感或触电感，提示神经开始再生

第二十九章 ▶ 运动疗法评定

第一节 肌力评定

一、徒手肌力评定

1. 定义和特点

概述	内容
定义	徒手肌力评定是评定者在借助重力或徒手施加外在阻力的前提下，评定受试者所测肌肉（或肌群）产生最大自主收缩能力的一种肌力评定方法
特点	使用方便，不需要专门的检查设备，不受场地、时间等的限制
	应用范围广泛，可对全身主要肌肉（或肌群）进行评定，并对完全瘫痪至正常的肌肉（或肌群）进行评定
	若正确掌握评定方法，可获得较为准确的结果；若采用分级更细的标准，不同评定者之间的误差也可降低
	以受试者自身重量作为肌力评定的基准，故可表达与个体构成相对应的肌力，相对比测力计方法等评定所获得的肌力绝对值更具有实用价值
	徒手肌力评定仅表明肌力的大小，不能表明肌肉收缩的耐力
	定量分级相对较为粗略，且主要依靠评定者的主观判断来评定，故较难排除评定者主观评价的误差

2. Lovett 分级法评定标准

分级	评级标准
0	无可见或可感觉到的肌肉收缩
1	扪及肌肉收缩，但无关节活动
2	消除重力姿势下能作全关节活动范围的运动
3	抗重力，全关节活动范围的运动，不能抗阻力
4	抗重力和一定的阻力运动
5	抗重力和充分阻力的运动

3. MRC 分级法评定标准

分级	评级标准
2-	消除重力姿势下，活动范围为 50% ～ 100%
2+	抗重力，小于 50% 活动范围的运动
3-	抗重力，活动范围为 50% ～ 100%
3+	同 3 级，运动末期抗一定阻力
4-	抗阻力同 4 级，活动范围为 50% ～ 100%
4+	初、中期同 4 级，末期对抗 5 级阻力
5-	抗阻力同 5 级，活动范围为 50% ～ 100%

4. 注意事项

注意事项	内容
适用范围	徒手肌力评定主要适用于肌肉本身、运动终板和下运动神经元疾病所引起的肌力变化（尤为肌力低下）的程度及范围。若上运动神经元疾病（如脑瘫、继发于脑血管意外的偏瘫等）引起的肌力变化，性质则不相同，此时虽存在肌力低下，但由于反射活动的变化和整个肌肉协同运动的改变，因此在这种情况时，除非完全弛缓阶段或肌肉功能已恢复至自主随意收缩，否则不宜采用徒手肌力评定方法
评定规范化	在评定过程中，应对患者姿势和躯干、肢体位置进行标准摆放，并对近端关节进行良好的固定，以防代偿运动及其他干扰因素。评定者在重力检查、抗阻检查、肌肉收缩检查和运动幅度检查中应注意操作的正确性，以减少主观因素，保证评定的信度和效度。同时应正确记录评定结果
避免疼痛	在评定过程中患者不应出现疼痛感，尤其是在抗阻检查采用制动试验时，阻力应徐徐增加并密切观察患者有无不适和疼痛迹象，一旦发生，应立即中止继续增加阻力
避免疲劳	必要时可采用筛选试验。例如，患者肢体被动地由评定者置于某一可进行正常肌力评定而不必考虑重力的体位时，患者能抗阻力保持体位，则可快速做出 5 级或 4 级的判定，反之则采用 4 级以下的标准评定。此外，结合两侧肢体的评定也可作为筛选方法
注意结合其他功能评定	肌力情况与肌肉的形态学和生理学密不可分，因此，在徒手肌力评定前应对所测肌肉（或肌群）的萎缩、肥大情况及两侧同名肌（或肌群）的对称情况也应有大致的评定。此外，定量分级粗略，较难排除评定者主观误差等因素，故要求在徒手肌力评定的同时应配合其他功能评定，如评定前的被动关节活动范围评定、必要的步态分析等

二、简单仪器评定

概述	简单仪器评定
定义	患者局部肌肉（或肌群）的徒手肌力已达 3 级以上时，可借助一些简单的测力计（如握力计、捏力计、拉力计或水银血压计等）进行肌力测定，并可直接获得以力量、压强等为单位的定量肌力数值。这种肌力评定方法即为利用简单仪器（便携式测力计）的肌力评定
握力评定	握力指数指标：握力指数 = 握力（kg）/ 体重（kg）×100% 正常值：握力指数应＞50%，优势上肢握力比非优势上肢大 5%～10%。男性和女性在青春期前的握力大小相似；此后男性握力则显著高于同龄女性，同龄女性的握力仅为男性的 1/3～1/2。男性在青春期和 20～29 岁年龄段握力迅速增加；男性和女性在 30 岁以后握力逐渐下降；男性 50 岁后，女性 40 岁后常比年轻时的握力减少 10%～20%

三、等长肌肉耐力测定

分类	方法
背肌	患者取俯卧位，双手抱头，脐部以上的身体部分处于检查床缘外，固定双下肢，伸直后伸腰背部，使上身凌空超过水平位，以秒为单位测定和记录患者维持这一姿势的最长时间，若上身低于水平位时则为终止时间。达到 60 秒为正常
腹肌	患者取仰卧位，双下肢伸直并拢，并抬高 45°，以秒为单位测定和记录患者能维持姿势的最长时间，若双下肢抬高角度低于 45°时则为终止时间。达到 60 秒为正常

第二节　肌张力评定

一、注意事项

（1）由于被动运动检查常处于缺乏自主控制的条件下，因此应要求患者尽量放松，由评定者支持和移动肢体。

（2）所有的运动均应予以评定，因此，要注意在初始视诊时确定存在问题的部位。

（3）在评定过程中，评定者应保持固定形式和持续地徒手接触，并以恒定的速度移动患者肢体。

（4）肌张力正常时，肢体极易被移动，评定者可很好地改变运动方向和速度而不感到异常阻力，肢体的反应和感觉较轻。

（5）肌张力高时，评定者总的感觉为僵硬，运动时有抵抗。

（6）肌张力低时，评定者可感到肢体沉重感，且无反应。

（7）有时老年人可能难以放松，由此可被误诊为痉挛，此时，可借助改变运动速度的方法加以判断，快速的运动往往可加剧痉挛肌的反应并使阻力增加，快速的牵张刺激可用于评定阵挛。若欲与挛缩进行鉴别，可加用拮抗肌的肌电图检查。

（8）在评定过程中，评定者应熟悉正常反应的范围，以便建立评定异常反应的参考值。在局部或单侧功能障碍（如偏瘫）时，注意不宜将非受累侧作为"正常"肢体进行比较，根据脑损害同侧肢体作为"正常"肢体比较推测异常可能是不正确的。

二、改良 Ashworth 分级法评定标准

级别	评定标准
0 级	无增加
1 级	略微增加：受累部分被动屈伸时，在关节活动范围之末时呈现最小的阻力或出现突然卡住和释放
1+ 级	轻度增加：在关节活动范围后 50% 范围内突然卡住，然后在关节活动范围的后 50% 均呈现最小的阻力
2 级	明显增加：通过关节活动范围的大部分时，肌张力均较明显地增加，但受累部分仍能较易地被移动
3 级	严重增高：被动运动困难
4 级	僵直：受累部分被动屈伸时呈现僵直状态，不能活动

三、生物力学方法

1. 钟摆试验

概述	内容
定义	当肢体从抬高位沿重力方向下落时，观察肢体摆动和停止摆动的过程，通过分析痉挛妨碍自由摆动的状态来进行评定的方法
结果	痉挛越重，摆动受限越显著
特点	常用于下肢痉挛评定，尤其是股四头肌和腘绳肌，它的特点为重测信度较高，与 Ashworth 分级法相关性较好，并可应用于普通的装置上；此试验也可区分偏瘫痉挛和帕金森强直，但必须进行多次检查，并计算其平均值

2. 等速装置评定

等速摆动试验和等速被动。

四、上肢下落试验

概述	内容
适用	上肢肌张力低下
操作	评定者通过上肢突然下落时"卡住"感来评定患者自主本体感觉反应的强度
结果	肌张力正常：表现为瞬间的下落，然后"卡住"并保持姿势（完整的本体感觉反应预防其下落）
	肌张力低下：表现为下落迅速
	肌张力过强：下落迟缓和抵抗

第三节　关节活动范围

一、注意事项

（1）左右对比。

（2）以被动活动度为准。

二、量角器位置

（1）测量时，暴露被检查关节，触诊确定骨性标志。

（2）将量角器的轴心与所测关节的运动轴心对齐，固定臂与构成关节的近端骨长轴平行，移动臂与构成关节的远端骨长轴平行。

三、关节活动度正常值

关节	运动	受检体位	轴心	固定臂	移动臂	正常值
肩	屈／伸	坐位或立位，臂置于体侧，肘伸展	肩峰	与腋中线平行	与肱骨纵轴平行	屈 0°～180° 伸 0°～50°

续表

关节	运动	受检体位	轴心	固定臂	移动臂	正常值
肩	外展	坐位或立位，臂置于体侧，肘伸展	肩峰	与身体中线平行	同上	0°～180°
	内旋／外旋	仰卧，肩外展90°，肘屈曲90°	鹰嘴	与腋中线平行	与前臂纵轴平行	各0°～90°
肘	屈／伸	仰卧、坐位或立位，臂取解剖位	肱骨外上髁	与肱骨纵轴平行	与桡骨纵轴平行	0°～150°
桡尺	旋前／旋后	坐位，上臂置于体侧，肘屈曲90°，前臂中立位	尺骨茎突	与地面垂直	腕关节背面（测旋前）或掌面（测旋后）	各0°～90°
腕	尺／桡侧偏	坐位，屈肘，前臂旋前，腕中立位	腕背侧中点	前臂背侧中线	第3掌骨纵轴	桡偏0°～25°尺偏0°～55°
髋	屈	仰卧或侧卧，对侧下肢伸展	股骨大转子	与身体纵轴平行	与股骨纵轴平行	0°～125°
	伸	被测下肢在上	同上	同上	同上	0°～15°
	内收／外展	仰卧	髂前上棘	左右髂前上棘连线的垂直线	髂前上棘至髌骨中心的连线	各0°～45°
	内旋／外旋	仰卧，两小腿于床缘外下垂	髌骨下端	与地面垂直	与胫骨纵轴平行	各0°～45°
膝	屈／伸	俯卧、侧卧或坐在椅子边缘	股骨外踝	与股骨纵轴平行	与胫骨纵轴平行	屈0°～150°伸0°
踝	背屈／跖屈	仰卧，踝处于中立位	腓骨纵轴线与足外缘交叉处	与腓骨纵轴平行	与第五跖骨纵轴平行	背屈0°～20°跖屈0°～45°
	外翻／内翻	俯卧，足位于床缘外	踝后方两踝中点	小腿后纵轴	轴心与足跟中点连线	内翻0°～35°外翻0°～25°

四、结果分析

抵抗（运动终末感）：关节被动活动时，如出现抵抗（又称运动终末感），应能判断这种抵抗是生理的（正常的）还是病理的（异常的），同时应分析病理性抵抗所导致关节活动受限的原因。

分类	部位	内容
生理性抵抗	软组织抵抗	由软组织之间的接触所致
	结缔组织抵抗	由肌肉、关节囊、韧带等牵张所致
	骨抵抗	由骨与骨间的接触所致
病理性抵抗	软组织抵抗	见于软组织的水肿、滑膜炎
	结缔组织抵抗	见于肌紧张的增加、关节囊、肌肉、韧带的短缩
	骨性抵抗	见于骨软化症、骨性关节炎、关节内游离体、骨化性肌炎、骨折
	虚性抵抗	见于疼痛、防御性收缩、脓肿、骨折、心理反应等

五、注意事项

注意事项	内容
评定方法	被评定关节须充分暴露
	评定时检查者与被检查者须保持正确体位以保证检查结果的可靠性和可重复性
	评定者应熟练掌握评定关节活动度的仪器操作
	关节被动运动时手法要柔和，速度缓慢均匀，尤其对伴有疼痛和痉挛的患者不要进行快速运动
	为防止其他关节出现代偿运动，或构成关节的远端骨运动，而导致近端骨出现固定不充分的现象，检查者应辅助被检查者保持固定体位，并熟练掌握各关节运动时相应的固定方
	避免在按摩、运动及其他康复治疗后立即评定关节活动度
结果记录	主动与被动关节活动度均应测量并在记录中注明；主动与被动关节活动度不一致时，提示肌肉或肌腱存在瘫痪、挛缩或粘连等问题，则更应分别予以记录，且以被动活动范围为准
	肢体关节活动度的检查结果应进行健、患侧比

第四节　平衡协调评定

一、平衡功能评定

1. 平衡反应的评定

平衡反应	操作	阳性反应	阴性反应
坐位	患者坐在椅子上，检查者将患者上肢向一侧牵拉	患者头部和躯干上部出现向中线的调整，被牵拉一侧出现保护性反应，另一侧上、下肢伸展并外展	患者头部和躯干上部未出现向中线的调整，被牵拉一侧和另一侧上、下肢未出现上述反应或仅身体的某一部分出现阳性反应
跪位	患者取跪位，检查者将患者上肢向一侧牵拉，使之倾斜		
站立位	患者取站立位，检查者向左、右、前、后方向推动患者身体	患者脚快速向侧方、前方、后方跨出一步，头部和躯干出现调整	患者不能为维持平衡而快速跨出一步，头部和躯干不出现调整

2. Berg 平衡量表

评分	临床意义
0 ～ 20	平衡功能差需要轮椅
21 ～ 40	辅助步行
41 ～ 56	独立步行
< 40	有跌倒风险

二、协调功能评定

概述	内容
定义	人体多组肌群共同参与并相互配合，进行平稳、准确、良好控制的运动能力
特征	为适当的速度、距离、方向、节奏、力量及达到正确的目标
协调功能检查	指鼻试验、指指试验、肢体放置、轮替试验、还原试验、示指对指试验、拇指对指试验、握拳试验、跟膝胫试验、跟膝，跟趾试验、旋转试验、拍地试验、拍手试验、趾指试验、画圆试验
结果分析	1 分：不能完成动作
	2 分：重度障碍——仅能完成发起动作，不能完成整个运动。运动无节律性，明显地不稳定或摆动，可见无关的运动
	3 分：中度障碍——能完成指定的活动，但动作速度慢、笨拙、不稳定。在增加运动速度时，完成活动的节律性更差
	4 分：轻度障碍——能完成指定的活动，但完成的速度和熟练程度稍差

第五节　临床步态分析

一、时间 / 空间参数测定

1. 足印法

足印法是步行分析最早和简易的方法之一。在受试者足底涂上墨汁，并在步行通道铺上白纸（一般为 4 ～ 6 m），受试者走过白纸，留下足迹，便可测量距离；也可以在黑色通道上均匀撒上白色粉末，让患者赤足通过通道，留下足迹。可获得以下参数。

参数	内容		
步行周期	定义：一侧足跟着地至该侧足跟再次着地时所经过的时间，每一侧下肢有各自的步行周期		
	阶段	站立相（支撑相）——60%	单支撑期（40%）：一侧腿与地面接触并负重
			双支撑期（20%）：体重从一侧下肢向另一侧下肢传递
		迈步相（摆动相）——40%	
步频	单位时间内行走的步数，正常人 95 ～ 125 步 / 分		
步行速度	单位时间内行走的距离，正常人 1.2 m/ 秒		
步长	左右足跟或足尖先后着地时两点间的纵向直线距离，正常人 50 ～ 80 cm		
跨步长	同一侧足跟前后连续两次着地点间的纵向直线距离，等于 2 个步长，跨步时间等于步行周期		
步宽	左右两足跟中点的横线距离		
足偏角	指足中心线与同侧步行直线之间的夹角		

2. 足开关和电子步态垫

略。

二、动力学分析

（1）测力平台（垂直力和剪力）。

（2）足测力板。

三、病理步态

步态	表现
臀大肌步态	鹅步（挺胸凸腹）
臀中肌步态	鸭步（髋关节骨性关节炎疼痛时出现 Trendelenberg 步态）
股四头肌步态	扶膝
跨阈步态	踝背屈肌（胫前肌）
疼痛步态	疼痛侧站立相时间明显缩短
假肢步态	行走功能重建取决于多种因素，截肢平面是影响患者行走功能重建的关键
下肢不等长步态	> 4 cm，跳跃步态
偏瘫步态	划圈步态
剪刀步态	痉挛性截瘫、脑瘫患者
痉挛性截瘫	$T_{1 \sim 12}$ 水平不全损伤患者——摆至步和摆过步
	$L_{1 \sim 5}$ 水平损伤患者——臀大肌步态、垂足步态

第六节　中枢性瘫痪评定

一、简化 Fugle-Meyer 运动功能评定

1. 特点

特点	知识点
共 50 个小项	上肢 33 项，下肢 17 项
每个小项分 3 级	0 分，不能做；1 分，部分完成或完成不充分；2 分，能充分完成
总分 100 分	上肢最高分 66，下肢最高分 34

2. 结果判断标准

上下肢运动积分	分级	临床意义
< 50 分	1	患肢严重运动障碍，几乎无运动
50 ～ 84 分	2	患肢明显运动障碍
85 ～ 95 分	3	患肢中等运动功能障碍，手功能障碍
96 ～ 99 分	4	患肢轻度运动障碍

二、脊髓损伤运动功能评定

1. 运动关键肌

部位	上肢关键肌	部位	下肢关键肌
C_5	屈肘肌（肱二头肌，旋前圆肌）	L_2	屈髋肌（髂腰肌）
C_6	伸腕肌（桡侧腕长伸肌和短肌）	L_3	伸膝肌（股四头肌）
C_7	伸肘肌（肱三头肌）	L_4	踝背伸肌（胫骨前肌）
C_8	中指屈指肌（指深屈肌）	L_5	长伸趾肌（趾长伸肌）
T_1	小指外展肌（小指外展肌）	S_1	踝跖屈肌（腓肠肌、比目鱼肌）

2. 脊髓损伤 ASIA 损伤分级

分级	损伤程度	知识点
A 级	完全	$S_4 \sim S_5$ 无感觉、运动功能、无骶残留
B 级	不完全	损伤水平以下包括骶段（$S_4 \sim S_5$）保留感觉功能，但无运动功能
C 级	不完全	损伤水平下保留运动功能，且损伤平面以下一半以上的关键肌肌力 < 3 级
D 级	不完全	损伤水平下保留运动功能，且损伤平面以下一半以上的关键肌肌力 ≥ 3 级
E 级	正常	运动和感觉功能正常

第七节　肢体功能评定

髋关节功能活动 Harris 评定	知识点
概述	Harris 评分是一个广泛应用的评定髋关节功能的方法，常用来评定保髋和关节置换的效果
结果判定	> 91 分——优 76 ~ 90 分——良 50 ~ 75 分——尚可 < 49 分——差

第八节　脊柱功能评定

评定量表	概述
Oswestry 功能障碍指数	是一种国外骨科杂志常用于评价下腰痛功能障碍的量表，经汉化后重复测试的信度高达 0.95，应用此问卷可以帮助医务人员了解患者的腰痛（或腿痛）对日常活动的影响
Oswestry 功能障碍指数问卷表（ODI）	是由 10 个问题组成的，包括疼痛的强度、生活自理、提物、步行、坐位、站立、干扰睡眠、性生活、社会生活、旅游方面等情况

第九节　脑瘫的评定

评定量表	概述
小儿反射发育评定	小儿反射发育的评定主要从多种原始反射和生理反应的表现、出现和消失时间来判断小儿运动发育是否正常
姿势与运动发育评定量表	粗大运动功能测试量表（GMFM）是由 Russell 等于 1989 年设计的测量脑瘫患儿粗大功能运动改变的测量工具，属于标准对照发展性量表，能有效反映脑瘫儿童运动功能改变，已是目前脑瘫患儿粗大运动评估中使用最广泛的量表

第十节　心肺功能评定

一、心电运动试验

1. 试验分类

试验	概述
极量运动试验	指运动到筋疲力尽或主观最大运动强度的试验；一般用于正常人和运动员最大运动能力的研究
症状限制性运动试验	是主观和客观指标相结合的最大运动试验，以运动诱发呼吸或循环不良的症状和体征、心电图异常及心血管运动反应异常作为运动终点，用于冠心病、评估心功能和体力活动能力、制定运动处方等
低水平运动试验	以预定较低水平的运动负荷、心率、血压和症状为终止指标的试验方法，适用于急性心肌梗死后或病情较重者出院前评定，通常以患者可耐受的速度连续步行 200 m 作为试验方法

试验	具体内容
定量行走试验	让患者步行 6 分钟或 12 分钟，记录其所能行走的最长距离。试验与上述分级运动试验有良好相关性。对不能进行活动平板运动试验的患者可行 6 分钟或 12 分钟行走距离测定，以判断患者的运动能力及运动中发生低氧血症的可能性。采用定距离行走，计算行走时间，也可以作为评定方式

2. 常用试验方案

试验	分类
活动平板试验	Bruce 方案应用最广泛，同时增加速度和坡度来增加运动强度
踏车试验	略
手摇车试验	用于下肢障碍者
等长收缩试验	一般用握力试验：最大收缩力 30% ～ 50% 作为运动强度，持续收缩 2 ～ 3 分钟
	滑轮：2.5 kg 开始，每级持续 2 ～ 3 分钟，每级负荷增 2.5 kg

3. 主观用力程度分级（RPE）

根据运动者自我感觉用力程度衡量相对运动水平的半定量指标。一般限制性运动试验要求达到 15 ～ 17 分。分值乘以 10 即大约相当于运动时的正常反应心率。

分值（分）	7	9	11	13	15	17	19
用力程度	轻微用力	稍微用力	轻度用力	中度用力	明显用力	非常用力	极度用力

4. 结果解释

（1）心率：正常人运动负荷增加 1MET，心率增加 8 ～ 12 次 / 分。

（2）两项乘积（RPP）：指心率和收缩压的乘积，代表心肌耗氧相对水平，越高说明冠状血管储备越好。

二、肺功能测定

1. 气短气急症状分级

分级	症状
1 级	无气短气急
2 级	稍感气短气急

续表

分级	症状
3级	轻度气短气急
4级	明显气短气急
5级	气短气急严重,不能耐受

▲记忆口诀:1无2稍3轻度,4明5重不耐受。

2. 肺活量和时间肺活量

测定项目	概述
肺活量	为尽力吸气后缓慢而完全呼出的最大容量,是常用指标之一,随病情严重性的增加而下降
时间肺活量	通常采用第一秒最大用力呼气容量(FEV1),即尽力吸气后再尽最大努力快速呼气时,第一秒所能呼出的气体容量。FEV1占肺活量(VC)比值与COPD的严重程度及预后相关

3. 肺功能分级标准

肺功能	COPD分组	FEV1%VC
分级标准	I级(轻)	≥70
	II级(中)	50～69
	III级(重)	< 50

4. 最大吸氧量(VO$_2$max)和峰值吸氧量(VO$_2$peak)测定

测定项目	概述
VO$_2$max	VO$_2$max是指机体在运动时所能摄取的最大氧量,是综合反应心肺功能状态和体力活动能力的最好生理指标。在康复医学中常用于评估患者的运动耐力、制定运动处方和评估疗效。测定VO$_2$max可以通过极量运动试验直接测定,也可以用亚极量负荷时获得的心率、负荷量等参数间接推测。不过后者有20%～30%的误差最大吸氧量、最大耗氧量、最大摄氧量在临床角度是同义语
VO$_2$peak	严重心肺疾病的患者如果不能进行极量运动,则可以测定其运动终点时的吸氧量,称为VO$_2$peak。该指标可以作为疗效评定和运动处方制定的指标

第三十章 运动疗法治疗

第一节 牵引技术

一、颈椎牵引

颈椎牵引	知识点
牵引体位	坐位为主
牵引角度	中立位和前屈位应用较多，后伸位应用较少
	神经根型——前屈位（15°～25°）
	椎动脉型和硬膜囊受压或脊髓轻度受压的脊髓型——中立位（0°）
	上段颈椎（$C_1 \sim C_4$）——0°
	中、下颈椎（$C_5 \sim T_1$）——前屈位（15°～25°）
	颈椎生理弧度消失甚至出现反弓——后伸位（0°～15°）
牵引时间	每日 1 次，一个疗程 10～14 次，每次 20～30 分钟为宜，持续 4～6 周
牵引重量	以体重的 8%～10% 开始牵引
牵引方式	持续牵引和间歇牵引

二、腰椎牵引

腰椎牵引	知识点
牵引体位	通常采用仰卧位，腰椎下段病变可采取屈髋、屈膝 90°位牵引
牵引重量	初始不低于 60% 体重，逐渐增加，3～5 天增至体重 100%
注意事项	牵引结束后松开骨盆带时不宜太快，以免腹部压力突然降低引起患者不适；松开骨盆带后，应让患者卧位休息几分钟再站起来；对腰椎间盘突出症患者，牵引后可佩戴腰围以保护腰部

三、四肢关节牵引

临床应用	知识点
适应证	骨科疾病引起的关节活动范围减少，尤其是存在挛缩及粘连的四肢关节

续表

临床应用	知识点
禁忌证	骨性关节强直、新近骨折后、关节及周围感染、关节活动时疼痛剧烈、局部血肿或有其他组织损伤征兆时、挛缩或缩短的软组织起代偿稳定作用、瘫痪或严重肌无力患者的局部挛缩

第二节　牵张训练

牵张训练		知识点
定义		牵张训练是使病理性缩短的软组织（肌腱、肌肉、韧带、关节囊等）延长的治疗方法
基本方法	被动牵张	手法被动牵张：由治疗师用力并控制牵张方向、速度、强度和持续时间
		机械被动牵张：采用重锤、滑轮系统、夹板等，持续时间可达 20 分钟或更多
	主动抑制	神经肌肉支配完整、可自主控制者，对肌无力、痉挛、瘫痪等患者无作用
	自我牵张	患者利用自身重量作为牵张力而进行的柔韧性训练
注意事项		神经损伤或吻合术后 1 个月不可牵张
		若牵张后疼痛持续时间超 24 小时，表明牵张力量过大

第三节　关节活动训练

一、基本原则

训练方式	适应肌力
被动关节活动度训练	肌力 0 或 1 级
主动 - 辅助关节活动度训练	肌力 2 级以上
主动关节活动度训练	肌力 3 级以上

二、持续被动关节运动训练（CPM）

CPM	知识点
操作程序	（1）开始训练的时机：术后即刻开始，甚至患者处于麻醉状态下也可进行；敷料较厚时，也应在术后 3 天内开始 （2）确定关节运动弧的大小和位置：术后常采用 20°～30°短弧范围；关节活动度数根据患者的耐受程度每日或以恰当的时间间隔渐增，直至最大关节活动范围 （3）确定运动速度：可耐受的速度为每 1～2 分钟一个循环 （4）训练时间：可连续 24 小时；或连续 1 小时，3 次 / 天 （5）疗程至少一周以上，或达到满意的关节活动范围为止
注意事项	（1）术后伤口内如有引流管时，要注意运动时不要关闭夹子 （2）手术切口与肢体长轴垂直者不宜采用 （3）注意避免合并使用抗凝治疗，否则造成血肿
【示例】膝关节人工置换术后CPM	（1）术后 1～3 天开始 （2）患者取仰卧位，将下肢 CPM 训练器放置在患侧下肢下进行固定 （3）在膝关节屈曲位置调节关节活动范围，开始要求关节活动范围在 30°左右 （4）运动速度以 1～2 分钟为一个周期 （5）持续运动 1～2 小时，1～2 次 / 天 （6）关节活动角度的递增速度 10°～20° / 天，并尽量在一周内达到 90° （7）持续训练直至关节达到最大范围的关节活动 （8）其他关节的连续被动运动训练可参考此方案

第四节　关节松动术

一、手法分级（麦特兰德 4 级分法）

分级	操作	表现
Ⅰ级	关节活动起始端，小范围、节律性来回推动关节	疼痛
Ⅱ级	关节活动允许范围内，大范围、节律性地来回推动关节，但不接触关节活动的起始端和终末端	疼痛
Ⅲ级	关节活动允许范围内，大范围、节律性地来回推动关节，每次均接触终末端，并感受到软组织紧张	疼痛伴僵硬
Ⅳ级	关节活动的终末端，小范围、节律性来回推动，每次均接触终末端，并感受到软组织紧张	粘连、挛缩

二、治疗前评定

手法操作前，对拟治疗的关节先进行评定，找出关节存在的问题（疼痛、僵硬）及其程度，选择准确有效的治疗手法。当疼痛和僵硬同时存在时，一般先采用 I、II级手法缓解疼痛后，再采用III、IV级手法改善关节的活动。治疗中要不断询问患者的感觉，根据患者的反馈来调节手法强度。

三、手法操作要点

操作要点	知识点
运动方向	平行或垂直治疗平面的方向
治疗力度	应达到关节活动受限处。例如，治疗疼痛时，手法应达到痛点，但不超过痛点；治疗僵硬时，手法应超过僵硬点。小范围、快速度可抑制疼痛；大范围、慢速度可缓解紧张或挛缩
治疗强度	不同部位的关节，手法操作的强度不同。活动范围大的关节，手法的强度可以大一些
治疗时间	每种手法重复3～4次，每次15～20分钟，每天或隔1～2天治疗一次

第五节 肌力训练与肌耐力训练

一、肌力训练方法选择的原则

1. 按肌力选择

肌力分级	训练方法
0级肌力	电刺激、传递神经冲动的训练
1～2级肌力	肌肉电刺激疗法——肌电反馈训练和肌肉电刺激相结合
	主动 - 辅助训练
2级肌力	减除重力负荷的主动训练
3～4级肌力	主动运动进展到抗阻运动

2. 按肌肉收缩形式选择

（1）等长训练

等长训练	知识点
优点	动作较为简单，易掌握
	不需要或需要很少的器械
	可用于某些等张训练不易锻炼或无法锻炼的肌群，如肢体内收肌群
	可在石膏、夹板固定时或关节活动范围内存在疼痛症状等情况下应用
	潜在的损伤少，较为安全，故可在术后早期康复应用，或教会患者在家中进行
	不引起肌肉肥大
	所用的时间较少，费用较低
缺点	训练效果与功能和技巧之间无直接的关系，故不能直接运用于增强工作或行为活动能力
	肌力的增强与训练时关节角度紧密相关，仅在关节活动范围的某一角度上才能获得训练效果，若欲达到关节活动范围内各点均增强肌力的目的，则需要各个角度训练，这相对较为费时
	由于等长收缩时的屏气效应，可加重心血管负担
	除非有专门的测定仪器，否则无法向患者提供肌力改变的反馈
仪器设备	当阻力等于或大于肌肉可产生的力量、关节不产生运动时，即可发生等长训练，故采用自由重量和重量 - 滑轮系统等设备、等速装置在角速度为 0°/s 的各个关节角度均可进行该训练。此外，徒手或不用设备也可进行
注意事项	等长训练也可加强肌肉耐力，但作用较小
	短促等长训练时，应在间隔休息时辅以节律性呼吸，以预防血压升高
	多点等长训练可克服等长训练的角度特异性，但由于生理性溢流的范围一般在该角度前后方向的 10°左右，因此，训练时两点间的角度范围不应超过 20°
	多点等长训练更适合于慢性炎症、关节运动尚可，但无法进行动态抗阻训练的患者
	多点等长训练时，每一点的阻力应逐渐增加以确保在无痛条件下增强肌力
	短暂最大训练时，若等长收缩不能维持 5 ～ 10 秒者，不应加大负荷量

（2）等张训练

等张训练	知识点
优点	训练方式丰富，有各种器械可供选择应用
	可在全关节活动范围内运动，在任何角度上均可获得训练效果
	可客观量化地观察运动、肌力的大小及进展情况，因此，具有较好的心理学效果

续表

等张训练	知识点
优点	对血压不造成明显上升，更适宜于老年人和心血管系统疾病的患者
	可训练患者的辅助肌和稳定肌
	哑铃等属自由重量的器械价格相对合理，教会患者后可在家中训练
缺点	应用器械提供的技术、阻力必须与患者自身的肌力水平相匹配
	训练需在监督指导下进行
	定期调整运动负荷或仪器调整均需要耗费一定的时间
仪器设备	自由重量，如哑铃、沙袋、实心球；弹性阻力装置
	滑轮系统
	等张力矩臂组件，如股四头肌训练器等
	可变阻力装置
	功率自行车
	阻力交互训练组件
渐进抗阻训练	A. 测定需训练肌或肌群通过规定范围能完成 10 次运动的最大重量（10RM）

渐进抗阻训练 B 组：

B. 分 3 组训练，每组训练间休息 1 分钟	第 1 组——50% 的 10RM，10 ～ 15 次 / 分的速度，10 次锻炼
	第 2 组——75% 的 10RM，10 ～ 15 次 / 分的速度，10 次锻炼
	第 3 组——100% 的 10RM，10 ～ 15 次 / 分的速度，10 次锻炼

	C. 训练前应进行一定的热身活动
	D. 每周增加阻力重量

二、肌耐力训练

训练方式	知识点
等张训练法	先测定 10 次运动的最大负荷，10RM
	选择 80% 的 10RM 量作为训练强度，每组 10 ～ 20 次，重复 3 组，间隔 1 分钟
	也可采用宽 5 cm、长 1 m 的弹力带进行重复牵拉训练；1 次 / 天，每周 3 ～ 5 天
等长训练法	取 20% ～ 30% 的最大等长收缩阻力，逐步延长等长收缩训练的时间，直至出现肌肉疲劳，1 次 / 天，每周训练 3 ～ 5 天

第六节　有氧训练

一、训练方案

概述	知识点
定义	采用中等强度、大肌群、动力性、周期性运动，以提高机体氧化代谢能力的锻炼方式
训练目标	如果有心电运动试验条件，最好在训练前先进行症状限制性心电运动试验，以确定患者的最大运动强度、靶运动强度（50% ～ 85% 最大运动强度）及总运动量
	如果没有心电运动试验条件，可以按照年龄预计的靶心率 =（220 – 年龄）× 70% ～ 85% 作为运动强度指标
运动处方	运动方式、运动强度、持续时间、运动频率以及运动中注意事项
运动强度	代谢当量（METs）法：靶强度 = 50% ～ 80% 最大 MET
	主观用力记分（RPE）：家庭和社区康复锻炼
	心率法：靶心率 = 最大心率 ×（70% ～ 85%）

二、操作实施

概述	知识点
训练课安排	热身运动（准备活动）——强度一般为训练运动的 1/2 左右，时间 5 ～ 10 分钟
	训练运动——指达到靶强度的训练，15 ～ 40 分钟
	放松整理运动
合理运动的判断	运动强度过大：不能完成运动、活动时因气喘而不能自由交谈、运动后无力或恶心
	运动量过大：持续性疲劳、运动当日失眠、运动后持续性关节酸痛、运动次日清晨安静心率明显变快或变慢，或感觉不适

第七节　呼吸训练

一、呼吸模式训练

概述	知识点
体位	放松、舒适的体位

续表

概述	知识点
腹式呼吸	膈肌为主；呼气与吸气时间比例大致1：1；吸气时鼓腹，呼气时候收腹
抗阻	呼气时施加阻力的训练方法，用于慢支、肺气肿或阻塞性肺疾病，以适当增加气道阻力，减轻或防止病变部位支气管在呼气时过早塌陷，从而改善呼气过程，减少肺内残气量，可以采用缩唇呼吸（吹笛样呼气）、吹瓶呼吸和发音呼吸等
局部呼吸训练	指在胸部局部加压的呼吸方法

二、其他训练

（1）排痰训练：体位引流、胸部叩击、震颤、直接咳嗽。

（2）呼吸肌训练：增强吸气肌练习、增强腹肌练习。

第八节 平衡训练与协调训练

一、平衡训练

平衡训练	知识点
平衡障碍关键环节	本体感受器、前庭系统、视觉系统、高级中枢对平衡信息的整合能力
常用的平衡训练	根据状态：静态平衡训练、动态平衡训练
	根据体位：坐位平衡训练、立位平衡训练
	根据目的：①针对运动系统疾病（躯干、髋、踝、对策平衡）；②增强前庭功能
	应用设备：平衡板、大球或滚筒、平衡仪、水中平衡
康复原则	Ⅰ级平衡（静态）；Ⅱ级平衡（自动动态）；Ⅲ级平衡（他动动态）
	支撑面——从大到小
	重心——从低到高
	逐步增加头颈躯干运动
	从睁眼到闭眼

二、协调训练

操作步骤如下。

（1）无论症状轻重，患者均应从卧位训练开始。

（2）从简单的单侧动作开始，逐步过渡到比较复杂的动作。

（3）先做容易完成的大范围、快速的动作，熟练后再做小范围、缓慢动作的训练。

（4）上肢和手的协调训练应从动作的正确性、反应速度快慢、动作节律性等方面进行；下肢协调训练主要采用下肢各方向的运动和各种正确的行走步态训练。

（5）先睁眼训练后闭眼训练。

（6）两侧轻重不等的残疾者，先从轻侧开始；两侧残疾程度相同者，原则上先从右侧开始。

（7）每一动作重复 3～4 次。

第九节　转移训练与轮椅训练

一、转移训练

（1）需他人帮助转移：转移相关的关键肌肌力 ≤ 2 级。

（2）独立转移训练：转移相关的关键肌肌力 ≥ 3 级。

二、轮椅训练

1. 轮椅选择

选择要点	知识点
座位宽度	两臀间或两股间距离 +5 cm
座位长度	后臀部至小腿腓肠肌之间水平距离 –6.5 cm
座位高度	足跟或鞋跟至腘窝的距离 +4 cm
脚踏板面	离地 5 cm
低靠背高度	座椅面至腋窝距离 –10 cm
高靠背	座椅面到肩部或后枕部
扶手高度	坐下时，上臂垂直，前臂平放于扶手上，座椅面至前臂下缘的距离 +2.5 cm

2. 轮椅坐姿

（1）躯干：坐姿端正、双眼平视。

（2）肘关节：屈曲 120° 左右。

（3）臀部：紧贴后靠背。

（4）下肢：膝关节 120° 最合适。

3. 轮椅转移

（1）床向轮椅转移：轮椅放在患者健侧，轮椅与床尾呈 30° ～ 45°。

（2）轮椅向床转移：健侧靠近。

第十节　站立与步行训练

一、站立训练

（1）仪器设备：起立床、平衡杠、支具等。

（2）操作程序：肌力训练、起立床训练、平衡杠内站立训练、下肢负重训练、上肢的支撑训练。

二、步行训练

仪器设备：平衡杠、拐杖、平杖等。

操作程序	知识点
步行训练前的准备	辅助工具的正确使用、增强肌力和关节活动度训练、起立训练、站立平衡训练、其他必要的训练等
平衡杠内的步行训练	四点步——最先进行
	摆至步——双腿正好落在双手的后方
	摆过步——双腿落在双手的前方（截瘫患者中最快、最实用的步行方式，但需要较高的平衡能力）
拐杖的步行训练	交替拖地步行
	同时拖地步行
	四点步

续表

操作程序	知识点
拐杖的步行训练	摆至步——适用于双下肢完全瘫痪无法交替移动的患者
	摆过步——拄拐步行中最快的移动方式
	两点步：①一侧拐与对侧足作为第一落地点，另一侧拐与另一侧足作为第二落地点，与正常步态较接近；②适用于一侧下肢疼痛需要借助拐杖减轻疼痛
	三点步：适用于一侧下肢运动功能正常，另一侧不能负重
手杖的步行训练	手杖三点步、手杖两点步
助行器的步行训练	助行器——框架式、四点支撑式
	使用助行器

第十一节　神经－肌肉促进技术及新技术

一、Bobath 技术

概述	知识点
控制关键点	治疗师通过在关键点上的手法操作来抑制异常的姿势反射和肌张力，诱发和促进正常的姿势反射、肌肉张力和平衡反应
	中心关键点：如头部、躯干、胸骨中下段
	近端关键点：如上肢的肩峰、下肢的髂前上棘
	远端关键点：如上肢的拇指、下肢的趾
抑制异常模式	维持正常姿势控制，常用反射性抑制模式抑制异常模式
抑制原始的运动模式	对原始运动模式的真正抑制只能通过引出翻正反射与平衡反射才能获得；治疗中所应用的每种姿势和运动，都要引出翻正反射和平衡反射（包括保护性伸展模式）
设置训练程序	遵循神经发育的规律
感觉刺激	略

二、Brunnstrom

1. Brunnstrom 分期六阶段

阶段	上肢	手	下肢
1 期	弛缓，无随意运动	弛缓，无随意运动	弛缓，无随意运动
2 期	开始出现痉挛、肢体共同运动，不一定引起关节运动	稍出现手指屈曲	最小限度地随意运动，开始出现共同运动或其成分
3 期	痉挛显著，可随意引起共同运动，并有一定的关节运动	能全指屈曲，钩状抓握，但不能伸展，有时可反射性引起伸展	①随意引起共同运动或其成分；②坐位和立位髋、膝、踝可协同性屈曲
4 期	痉挛开始减弱，出现脱离共同运动模式的分离运动：①手能置于腰后部；②上肢前屈 90°（肘伸展）；③屈时 90°，前臂能旋前、旋后	能侧捏及松开拇指，手指能半随意地、小范围地伸展	开始脱离协同运动的运动：①坐位，足跟触地，踝能背屈；②坐位，足可向后滑动，使屈膝大于 90°
5 期	痉挛明显减弱，基本脱离共同运动，能完成复杂分离运动：①上肢外展 90°（肘伸展）；②上肢前平举及上举过头顶（肘伸展）；③肘伸展位前臂能旋前、旋后	①手掌抓握，能握圆柱状及球状物，但不熟练；②能随意全指展开，但范围大小不等	从共同运动到分离运动：①立位，髋伸展位能屈膝；②立位，膝伸直，足稍向前踏出，踝能背屈
6 期	痉挛基本消失，协调运动正常或接近正常	①能进行各种抓握；②全范围的伸指；③可进行单个指活动，但比健侧稍差	协调运动大致正常：①立位髋能外展；②坐位，髋可交替地内外旋，并伴有踝内、外翻

2. 共同运动和联合反应

运动方式	定义
共同运动	指偏瘫患者期望完成某项活动时引发的随意运动，但由于肌张力太高甚至痉挛，它们是定型的，不能选择性的控制所需的肌群，但只能遵循固定模式来活动，所以它又是不随意的，共同运动是脊髓水平的运动，即是脊髓中支配屈肌的神经元和支配伸肌的神经元间的联系，是交互抑制关系失衡的表现
联合反应	指用力使身体一部分肌肉收缩时，可诱发其他部位的肌肉收缩

三、PNF（神经肌肉本体感觉促进技术）

概述	知识点
定义	神经肌肉本体感觉促进技术（PNF）是通过刺激人体本体感受器，激活和募集最大数量的运动肌纤维参与活动，促进瘫痪肌肉收缩，同时通过调整感觉神经的兴奋性以改变肌肉的张力，缓解肌痉挛
运动模式	螺旋＋对角
治疗原理	后期放电、时间总和、空间总和、交互神经支配、扩散、连续诱导
本体感觉输入的种类	阻力、扩散与强化、手法接触、体位与身体力学、言语刺激（指令）、视觉、牵张、牵引、加压法、时机
操作技术	节律性起始、等张组合、拮抗肌反转、反复牵张（反复收缩）、收缩‐放松、保持‐放松、重复

四、Rood 技术

（1）定义：利用温、痛、触觉、视、听、嗅等多种感觉刺激，调整感觉通路上的兴奋性，以加强与中枢神经系统的联系，达到神经运动功能的重组。

（2）刺激：主要是擦和刷。

五、运动再学习技术

概述	知识点
定义	把中枢神经系统损伤后恢复运动功能的训练视为一种再学习或重新学习的治疗方法
特点	主动性、科学性、针对性、实用性、系统性
原则	强化训练再训练
	保持软组织的长度和柔韧性
	预防失用性肌萎缩
	对严重的肌肉活动过度，长时间冰疗有效
治疗原理	脑损伤后功能恢复
	限制不必要的肌肉运动
	强调反馈
	调整重心

六、强制性运动疗法

概述	知识点
定义	强制性运动疗法（CIMT）是一种对脑卒中患者强制固定健肢，迫使其使用患肢，以促进患肢功能恢复的康复方法，可明显提高脑卒中慢性期患者患肢运动的质量，增加其使用时间，提高其运动功能
评定指标	Barthel 指数、ROM 评定、Wolf 运动功能评定（WMFT）、上肢运动功能试验（AMAT）、运动活动记录（MAL）、家庭治疗日记等
治疗方案	限制健侧肢体的使用
	集中、重复、强化训练患肢——每天强化训练 6 个小时，每周 5 天，连续 2 周
	个体化的任务指向性塑形训练技术——塑形训练时让患者用患肢连续地进行某项刚刚超过现有运动能力的动作
	日常生活期间的任务训练

七、减重步行训练

（1）评定指标：功能性步行分级（FAC）、Rivermead 运动评分、Fugl-Meyer 评分、Berg 平衡指数、10 m 步行速度、Barthel 指数等。

（2）治疗方案：减重系统所承担的重量一般为患者体重的 10% ～ 45%。

第十二节　康复工程

一、假肢

1. 假肢处方

（1）上肢处方：名称和型式、接受腔、支承部件和手部装置。

（2）下肢处方：名称和型式、接受腔、支承部件、膝关节和假足；下肢假肢安装是为了弥补下肢缺失，代替人体支撑和行走。

2. 假肢的评定

上肢假肢评定要点：接受腔、悬吊能力、对线。

下肢假肢评定要点：接受腔、悬吊能力、对线、假肢长度。

下肢假肢步态评定	评定要点	内容
大腿假肢步态评定	侧倾步态	(1) 假肢接受腔内收不够 (2) 假肢长度过短 (3) 对线时足部相对接受腔过于靠外 (4) 接受腔外侧壁或内侧壁不合适，引起股骨内侧部疼痛
	外展步态	(1) 假肢过长 (2) 假肢接受腔内壁过高 (3) 外侧壁内压力不足
	划弧步态	(1) 假肢过长 (2) 膝关节屈曲不良
	腰椎前凸	(1) 原因有接受腔后侧壁形状不良 (2) 接受腔的前侧壁支撑不良 (3) 坐骨承重不充分 (4) 接受腔的前后径过大
	扭动	膝轴过度内旋、外旋、接受腔过紧
小腿假肢步态评定	膝关节过屈	接受腔相对假肢过于偏前、足部过度背屈或接受腔过度前倾
	膝关节过伸	接受腔相对假足过于偏后、足部过度跖屈或接受腔过度后倾

3. 假肢使用和维护

（1）大腿接受腔主要是由丙烯酸树脂制成。

（2）小腿内接受腔多用 EVA 泡沫制成。

二、矫形器

1. 命名

人体各关节英文名称的第一个字母 + 矫形器英文名称的第一个字母。

命名	含义
HO	手矫形器
WO	腕矫形器
FO	足矫形器
AFO	踝足矫形器

续表

命名	含义
KO	膝矫形器
HKAFO	髋膝踝足矫形器

2. 种类及应用

部位	种类	应用
上肢 矫形器	肩矫形器	适用于肩关节骨折及术后、臂丛神经损伤、腋神经麻痹和急性肩周炎，肩外展固定性矫形器一般应将肩关节保持在外展 70°～90°，前屈 15°～30°，肘关节屈 90°
	肘关节矫形器	用于肘关节不稳定、上臂和前臂骨折不愈合、关节挛缩、肌力低下的患者
	腕手矫形器	桡神经损伤后：使用腕伸展矫形器
		尺神经损伤后：使用莫伯格（Moberg）矫形器
		脑卒中后：防止手腕部屈曲挛缩的手腕部抗痉挛矫形器
		腕部骨折后：腕固定矫形器
	手部矫形器	烧伤后：为防止虎口挛缩失用对掌矫形器
		手指肌腱损伤后：使用手指固定性矫形器
下肢 矫形器	踝足矫形器	用于马蹄足、内翻、足下垂、胫骨骨折
	膝矫形器	膝关节伸展不良、过度伸展、关节不稳、肌肉无力
	膝踝足矫形器	膝关节变形、下肢肌肉无力、下肢骨折、脑瘫，小儿麻痹症后遗症、膝内外翻、截瘫
脊柱 矫形器	颈椎矫形器	略
	胸腰椎矫形器	略
	脊柱侧弯矫形器	颈和上胸段：密尔沃基矫形器
		下胸段和腰段：波士顿矫形器和色努矫形器
	腰围	腰肌劳损、轻度腰椎间盘突出

三、自助具和助行器

1. 拐杖的选择和应用

种类	选择和应用
肘拐	减轻患肢负重的 40%

续表

种类	选择和应用
腋拐	减轻下肢负重的 70%
	双下肢完全瘫痪（T_{10} 以下截瘫，必须佩戴膝踝足矫形器），可使用两支腋拐步行
	确定腋拐高度的方法：站立位，将腋拐放在腋下，与腋窝保持 $3 \sim 4$ cm（2 指）的距离，两侧腋拐支脚垫分别置于脚尖前方和外侧方直角距离各 15 cm 处，肘关节屈曲 30°，把手部位与大转子高度相同
	使用腋拐时主要通过手握把手负重而不是腋窝，并且腋托要抵在侧胸肋骨上，以免伤及臂丛神经

2. 确定手杖高度

（1）身体直立，肘关节屈曲 30°，腕关节背屈 30° 握住手杖，可使手杖支脚垫位于脚尖前方和外侧方直角距离各 15 cm 的位置。

（2）身体直立，手杖高度与大转子（关节突起部）处于等高的位置。

3. 助行器稳定性排序

差动框式助行器＜四轮助行器＜两轮助行器＜折叠框式助行器＜普通框式助行器。

第三十一章 　作业疗法

第一节 　作业疗法概述

常用的治疗性作业活动	作业治疗处方	作业治疗实施
木工作业	项目	运动和感知觉的功能训练
制陶工艺	目的	日常生活活动能力的训练
马赛克工艺	方法	改善心理状态的作业训练
手工艺	强度	增强社会交往的作业训练
皮革工艺	持续时间	休闲活动训练和指导
治疗用游戏	频率及注意事项	工作训练

第二节 　日常生活活动能力

一、日常生活活动能力（ADL）

概述	内容	
定义	ADL 指一个人为了满足日常生活的需要每天所进行的必要活动	
分类	基础性日常生活活动——BADL 工具性日常生活活动——IADL	
评定方法	提问法、观察法、量表检查法	
常用评定量表	BADL 评定量表	Barthel 指数——应用最广、研究最多，不仅可以评定患者的治疗前后的 ADL 状态，也可以预测治疗效果、住院时间及预后
		Katz 指数、PULSES、修订的 Kenny 自理评定
	IADL 评定量表	功能活动问卷（FAQ）、快速残疾评定量表（RDRS）
	功能独立性测量	FIM

二、Barthel 指数的评定内容、标准、结果判断

1. 评定内容

　　10项内容，根据是否需要帮助程度分为0分、5分、10分、15分4个功能等级。

具体内容及记忆口诀见第 207 页。

2. 结果判断

Barthel 指数的总分为 100 分，得分越高，ADL 的自理能力越好，依赖性越小；评分在 60 分以上者基本能完成 BADL；41 ～ 59 分者需要帮助才能完成 BADL；21 ～ 40 分者需要很大帮助；20 分以下者完全需要帮助；患者不能完成所订标准时为 0 分。

三、功能活动问卷（FAQ）

FAQ 应用于研究社区老人的独立性和轻症老年性痴呆。

评分标准及结果分析：①正常或从未做过但能做 0 分；②困难但可单独完成或从未做 1 分；③需要帮助 2 分；④完全依赖他人 3 分；⑤总分大于 5 分为异常。

四、FIM 的评分标准

最高得分 7 分，最低得分 1 分；18 项总积分最高 126 分，最低 18 分。

结果	知识点
独立	定义：指活动中不需要他人给予辅助（无帮助）
	评分标准：①完全独立，评 7 分；②有条件的独立，评 6 分
依赖	定义：指为了进行活动，患者需由他人给予监护或身体上的帮助（需要帮助）根据患者自己完成任务的多少或需要他人提供帮助的多少
	评分标准：①监护或准备，5 分；②最小帮助，4 分；③中度帮助，3 分；④最大帮助，2 分；⑤完全依赖，1 分

第三十二章 言语吞咽

第一节 言语障碍

一、失语症

1. 康复评定

康复评定	内容
基本程序	准备工作、资料收集、初步观察
评定方法	西方失语成套测验（WAB）、汉语标准失语症检查（CRRCAE）、汉语失语成套测验（ABC）
注意事项	向患者及其家属说明言语评定的目的和要求，以取得理解与配合
	测验时尽量使患者放松，避免引起患者窘迫、紧张的各种干扰发生
	评定时患者如连续答错，可将分测验拆散分解，先易后难，设法提高患者参与的兴趣
	当患者不能作答时，检测者可做示范
	尽可能借助录音或复读设备，方便检测者准确判断言语障碍的程度和性质
	评定尽量在 1.5 小时内完成。另外，患者若疲劳或极端不配合，最好分几次完成检查，并选择患者状态较佳时检测

2. 康复治疗

（1）失语症的治疗原则。

治疗原则	内容
治疗目标	利用各种方法改善失语症患者的语言功能和交流能力，使之尽可能地像正常人一样生活
适应证	原则上所有的失语症患者都是治疗的适应证，但有明显意识障碍、情感行为异常以及精神障碍的患者不适合治疗
终止治疗	全身状态不佳、意识障碍、重度痴呆、拒绝和无治疗要求以及经过一段治疗后语言功能达到相对静止状态时（平台期），可以考虑终止治疗
恢复机制	目前失语症的恢复机制主要有功能代偿和功能重组两个假说
预后	以表达为主要障碍的患者优于理解障碍的患者
	命名性失语恢复最好
	完全性失语和经皮质混合性失语恢复最差

（2）失语症的治疗程序：①语言及相关障碍的评价与分析。②选择训练课题：a.训练课题选择与具体操作；b.语言训练期的训练；c.不同类型失语症，内容优选日常用语，训练中所选课题应设计在成功率70%～80%。

（3）各类失语训练重点。

类型	训练重点
运动性失语	发音训练，同时文字表达练习
感觉性失语	各种疗法不佳，听理解训练，文字训练
传导性失语	复述训练、书写朗读训练
命名性失语 （健忘性失语）	呼名训练
经皮质运动性失语	参考运动性失语
经皮质感觉性失语	听理解训练
完全性失语	代偿技术训练，如手势、指物、画图等非言语手段的运用练习

（4）训练方式：个人训练（一对一）、自主训练、小组训练、家庭训练。

（5）常用治疗方法。

常用治疗方法	内容
刺激促进法	传统刺激法、阻断去除法、功能重组法
实用交流能力训练	常用的原则、传递性的原则、调整交流策略、交流的原则
PACE技术	训练中利用接近实用交流的对话结构，信息在语言治疗师与患者双向交互传递，调动患者的残存能力，获得实用化的交流技能
替代与补偿交流训练	利用辅助交流工具和技术可以促进和补偿患者的非言语交流方式
	手势语的训练；图画训练；交流板和交流图册的应用训练；电脑以及仪器辅助交流系统
失语症训练的具体操作	训练前准备：训练材料、用具和训练课题
	训练时间：脑部损伤患者最初的训练时间应限制在30分钟以内；可安排为上午、下午各1次；短时间的多频率训练比长时间训练的效果要好

（6）训练时机选择：正规的语言训练开始时期是急性期已过，患者病情稳定，能够耐受集中训练至少30分钟，即可逐渐开始训练。尽管发病3～6个月为失语症恢复的高峰期，但对发病2～3年后的患者，语言功能也不是完全不会有恢复的

可能（尤其是伴言语失用症者，即使经过很长的时间，也能得到不断地改善）。当然恢复的速度明显较早期减慢。

二、构音障碍

1. 康复评定

（1）构音运动训练出发点为反射、呼吸、唇、下颌。Frenchay 构音障碍评估法内容如下。

评估项目	内容
软腭	反流：询问并观察患者吃饭或饮水时是否有水或食物进入鼻腔
	抬高：令患者发 "a-a-a" 5 次，每个 "a" 之间有个充分停顿，观察发音时软腭的运动
	言语时：观察有无鼻音或鼻漏音；辅助评价：让患者说汉字 "妹、配" 和 "内、贝"，观察其音质变化
喉	发音时间：令尽可能长时间地发 "a" 音，记录秒数及发音清晰度
	音高：观察患者唱音阶时的状况
	音量：令从 1 数到 5，逐次增大音量
	言语：会话中观察患者的发音清晰度、音量及音高
舌	静止状态：令患者张嘴 1 分钟，以观察舌的静态表现
	伸出
	抬高
	两侧运动：令患者伸舌并左右摆动 5 次（4 秒内），记录所用时间
	交替运动：令患者尽可能快地说 "喀、拉" 10 次，记录秒数
	言语时：记录患者会话中舌的运动
言语可理解度	读字、读句、会话、速度（以上每一分测验均有 a ～ e5 个级别）

（2）中康版构音障碍检查法。

2. 康复治疗

（1）构音器官运动功能训练。

常用训练	内容
训练前准备调整坐姿	尽可能取端坐位

续表

常用训练	内容
训练前准备调整坐姿	松弛训练：当随意肌群完全放松，躯体非随意肌群包括构音肌群也可松弛，治疗包括颈肌放松、全身放松
呼吸训练	略
下颌运动功能训练	略
口唇运动功能训练	口唇闭合、噘嘴 - 龇牙、鼓腮
鼻咽腔闭锁功能训练（软腭训练）	鼻吸气 - 口呼气、吹气、发声、软腭抬高

（2）发音训练：语音训练和语言节奏训练。

常用训练	内容
构音点不同音的组合训练	pa-da-ka
构音点相同音的组合训练	ba-ma-pa
无意义音节组合训练	ha-hu、mi-ki
有意义音节组合训练	妈妈、棉帽、千里马、开门红
句子水平组合训练	诗歌、儿歌、短文、会话

（3）替代和补偿方法训练：重度构音障碍患者，选择交流板，如图画和（或）文字、交流手册或电脑等进行言语代偿或补充，以助交流。

第二节　吞咽障碍

一、康复评定

1. 基本程序

（1）反复唾液吞咽试验。

概述	内容
特点	本方法主要是评定患者主动启动吞咽反射的能力，本方法简单、安全，是常用的吞咽功能的筛查方法
操作方法	患者取坐位，口内进行清洁，口腔干燥的患者进行口腔的湿润处理

续表

概述	内容
操作方法	检查者将手指放于患者的喉结和舌骨之间，嘱患者快速做吞咽动作。检查者按照喉结通过手指上下活动来计算患者的吞咽次数，如果患者喉结不明显时，可以使用听诊器听取吞咽声音来计算吞咽次数
	计时 30 秒内患者一共完成的吞咽次数；正常条件下，患者能在 30 秒内完成 3 次及以上的吞咽次数为正常，3 次以下为异常，考虑患者吞咽启动缓慢以及自主吞咽控制能力异常

（2）饮水试验（日本洼田试验）。

概述	内容
特点	为一种较方便、常用的筛查方法，适用于病情较轻的患者吞咽功能检查或正常人群的筛查
试验方法	患者取坐位，在水杯中倒入常温水 30 mL，嘱患者如往常一样常饮用，注意观察饮水过程，并记录饮水所用时间，一般可分为下列 5 种情况：①一饮而尽，无呛咳——正常；②两次以上喝完，无呛咳——可疑；③一饮而尽，有呛咳——异常；④两次以上喝完，有呛咳——异常；⑤多次发生呛咳，不能将水喝完——异常

2. 吞咽的仪器检查

（1）X 线造影录像（VF）——"金标准"。

（2）电视内镜下吞咽功能检查（VE）——常用。

二、康复治疗

1. 治疗原则

提高经口进食和进水的能力、安全吞咽、食物的策略调整、避免并发症的发生。

2. 间接训练

训练方法	内容
一般训练	口唇闭锁练习、下颌运动训练、舌部运动训练、冷刺激、声带内收训练、咳嗽训练

训练方法	内容
构音训练	吞咽障碍患者常伴有构音障碍，通过构音障碍训练可以改善吞咽相关器官的功能
促进吞咽反射训练	用手指上下摩擦甲状软骨至下颌下方的皮肤，可引起下颌的上下运动和舌部的前后运动，继而引发吞咽。可用于口中含有食物却不能产生吞咽运动的患者

3. 摄食训练（直接训练）

操作	内容
体位	一般让患者取躯干 30°仰卧位，头部前屈，偏瘫侧肩部用枕头垫起，辅助者位于患者健侧
	此体位进行训练，食物不易从口中漏出、有利于食块向舌根运送，还可以减少向鼻腔逆流及误咽的危险
	颈部前屈也是预防误咽的一种方法，因为仰卧时颈部易呈后屈位，使与吞咽活动有关的颈前肌群紧张，喉头举上困难，容易发生误咽
	适于每个患者的体位并非完全一致，实际操作中，应该因人而异，予以调整
容易吞咽的食物特征	柔软、密度及性状均一
	有适当的黏性、不易松散
	易于咀嚼，通过咽及食管时容易变形
	不易在黏膜上滞留
一口量	正常人每次入口量为 20 mL；患者一般先以 3～4 mL 小量试之
调整进食速度	45 分钟为宜

4. 吞咽的辅助技术

辅助技术	内容
空吞咽	当咽部已有食物残留，如继续进食，则残留积累增多，容易引起误咽。因此，每次进食吞咽后，应反复做几次空吞咽，使食块全部咽下，然后再进食
交互吞咽	让患者交替吞咽固体食物和流食，或每次吞咽后饮少许水（1～2 mL），这样既有利于激发吞咽反射，又能达到去除咽部滞留食物的目的
侧方吞咽	咽部两侧的梨状隐窝是另一处吞咽后容易滞留食物的部位，通过颈部指向左、右侧的点头样吞咽动作，可去除并咽下滞留于两侧梨状隐窝的食物

续表

辅助技术	内容
点头样吞咽	会厌谷是另一处容易残留食物的部位。当颈部后屈，会厌谷变得狭小，残留食物可被挤出，反复进行几次形似点头的动作，同时做空吞咽动作，可除去残留食物
声门上吞咽	又称"屏气吞咽"，具体做法是由鼻腔深吸一口气，然后屏住气进行空吞咽，吞咽后立即咳嗽。这一方法的原理是：屏住呼吸使声门闭锁、声门气压加大、吞咽时食物不易进入气管；吞咽后咳嗽可以清除滞留在咽喉部的食物残渣
门德尔松吞咽技术	治疗师利用训练患者在吞咽运动时喉部提升动作的改善从而提高吞咽时下咽的力量，延长环咽肌的开放时间。增加食物下咽的完整性，减少食物在梨状窝处的残留。该技术的主要操作要领是患者在吞咽时通过自主或治疗师帮助下使喉部在高位进行保持数秒，然后再完成下咽动作

第三十三章 物理因子治疗

第一节 电疗法

一、电疗法安全知识

1. 安全电压和电流

类型	安全电压	安全电流
直流电	干燥——不超 65 V	50 mA 以下
	潮湿——不超 40 V	
	绝对安全——24 V	
交流电	不超 36 V	10 mA 以下
	绝对安全 12 V	

2. 安全操作要求

（1）使用仪器前应检查仪器及其各部件是否完整无损，能否正常工作。

（2）操作者手足、皮肤和衣服保持干燥。

（3）治疗部位有金属物品或体内金属异物、治疗部位潮湿（汗水、尿液）或有湿敷料时采用高频电时应谨慎。

（4）患者接受治疗时必须保持安静，不得看书、报或入睡，不得任意挪动体位，也不得自行调节治疗仪。

（5）植有心脏起搏器者不得进行高频电疗，也不得接近高频电。

（6）手表、助听器、移动电话均应远离高频电。

3. 电烧伤的原因与处理

（1）原因：设备不合格、使用者缺乏电学知识、安全意外。

（2）触电伤的现场急救措施：迅速切断电源、就地人工呼吸、体外心脏按压。

二、直流电疗法

1. 直流电疗法

方法	概述	内容
衬垫法	特点	最常用的方法
	设备	衬垫厚度 1 cm，衬垫周边比电极大 1 cm，衬垫上应有 (+)、(−) 级性标志
	注意事项	除去金属物
		紧贴皮肤
		均匀紧贴
		治疗时不得移动体位，防止电极滑落、直接接触皮肤引起电烧伤
		感觉障碍与血液循环障碍的部位治疗时不应按患者的感觉来决定电流强度，所用的电流强度宜较小，以免引起电烧伤
		由于电极下电解产物刺激皮肤，治疗后皮肤上可能出现瘙痒、充血、小丘疹，应涂抹甘油酒精保护皮肤
		使用过的电极片上残留酸性、碱性电解产物，必要时 75% 乙醇或消毒液浸泡
		电极衬垫使用后应按阴、阳极性分别充分清洗、煮沸消毒
		阴极碱性烧伤、阳极下酸性烧伤
电水浴法	特点	适用于体表凹凸不平的手、足部位
	操作方法	单个肢体——10 ～ 15 mA 电流
		两个肢体——15 ～ 20 mA 电流
		四个肢体——25 ～ 40 mA 电流
眼杯法	适用于眼部	略

2. 直流电药物离子导入法

概述	内容
选择离子导入用药的原则	药物易溶于水，易于电离
	明确需导入的药物有效成分及其极性
	成分纯
	局部用药有效
	一般不选用贵重药

续表

概述	内容
常用药物 与极性	阳极导入：钙、锌、普鲁卡因、维生素 B、透明质酸梅、小檗碱、草乌、碱性药物、生物碱药物
	阴极导入：碘、氯、溴、维生素 C、酸性药物、黄酶类药物

三、低频电疗法（1Hz ~ 1KHz）

方法	内容
感应电流 疗法	感应电流的剂量不易精确计算，一般参照患者肌肉收缩的强度和皮肤麻刺感来划分剂量的强弱
电兴奋疗法	L_3 以上用强直流电刺激时，应在脊柱两旁分别刺激，切勿使强直流电横贯脊髓
	电极不得置于心前区
失神经肌肉 电刺激疗法	设备：采用能输出三角波、指数波、方波的低频脉冲电疗仪
	参考强度 – 时间曲线选择参数：根据检查结果确定失神经病变程度，选定刺激电流的参数；曲线最低点所对的强度为基础电流强度，2 倍基础电流强度所对应曲线上的时限为时值

四、中频电疗法（1KHz ~ 100KHz）

方法	内容
等幅中频 电疗	治疗时电极下不应有疼痛感；如治疗中出现疼痛，可能为电极与皮肤接触不良，电流集中于某一点所致，应及时予以纠正
	等幅中频电疗仪不应与高频电疗仪同放一室，更不能同时工作；如果没有条件，中频电疗仪应距离高频电疗仪 3 m 以上，并且不同时工作
干扰电疗法	设备：采用输出两路差频为 0 ~ 100 Hz 的等幅正弦中频电流的干扰电仪器，有 2 对（4个）电极和 2 ~ 3 层绒布的薄衬垫，或海绵衬垫
	操作方法：治疗操作的关键是两组电极交叉放置，使病变部位处于两组交叉的中心，按病情需要选择合适的电流差额

五、高频电疗法（＞100KHz）

1. 高频电疗法的安全防护

概述	内容
对人体健康的影响	高频属于非电离辐射，不同于放射线电离辐射，对人体无明显伤害作用。长期在高频电环境中接触小剂量高频电的人员可能出现头痛、头晕、乏力、失眠、嗜睡、情绪不稳、记忆力减退等现象。高频电的频率越高、功率（包括脉冲峰功率）越大，距离越近时对人体健康的影响可能越大
安全防护措施	减少环境内金属物品就可以减少金属对高频电磁波的辐射
	加大高频电疗仪与人体的距离，与200～300 W超短波治疗仪间的距离应在3 m以上，与50 W超短波治疗仪间的距离在1 m以上
	避免高频电对眼、睾丸部位的大强度辐射；妊娠期不治疗
	不空载
	可带微波防护镜或穿微波防护服
	定时轮换岗位

2. 短波、超短波疗法

（1）设备。

类型	内容
常用的短波	波长为22 m（13.56 MHz）或波长11 m（27.12 MHz）
超短波	波长为7.7 m或7.37 m和6 m
脉冲超短波治疗仪	用于非热效应治疗

（2）操作方法因高频电流通过人体时容抗低，容易通过电极与皮肤之间的空气间隙，所以短波、超短波治疗时不必直接接触皮肤。电极与皮肤保持一定间隙时作用较深，直接与皮肤接触时不但作用较浅，而且容易导致皮肤热烫伤。

电极放置法	内容
短波疗法的电缆电极法	适用于浅层肌肉
短波疗法的涡流电极法	适用于较深层肌肉
短波、超短波疗法的电容电极法	国内最常用的治疗方法；如电容场法治疗时作用不够均匀，脂肪层产热多，加大皮肤与电极的间隙可减轻脂肪过热的现象
	电容电极放置：①对置法——深而集中；②并置法——浅但面积大

（3）剂量分级：按患者温热感觉程度分为4级。

感觉程度	剂量分级	适应证
无热量	Ⅰ级剂量	急性炎症早期
微热量	Ⅱ级剂量	亚急性、慢性疾病
温热量	Ⅲ级剂量	慢性疾病、急性肾衰竭
热量	Ⅳ级剂量	恶性肿瘤

（4）间隙调节：微热量治疗时，电极与皮肤间隙距离。

功率	浅作用	深作用
小功率	0.5～1 cm	2～3 cm
大功率	3～4 cm	5～6 cm

（5）调谐：是调节治疗仪的电容或电感，使治疗仪输出电路的振荡频率与治疗仪内振荡电路的振荡频率一致，发生谐振，振荡最大，输出电流最大。调节治疗仪的输出时无论应用何级治疗剂量，必须使治疗仪的输出谐振，即调谐。治疗时由于患者体位移动、电源电压不稳定等原因，输出电路会出现失谐，因此操作者应注意观察，随时调谐。

（6）一般注意事项。

序号	内容
1	治疗使用电极的面积应稍大于病患部位的面积
2	治疗时两条输出电缆应互相平行而远离，更不得交叉相搭，以免交搭处形成短路，容易烧坏电缆，并且减少交搭处远端输送给患者的能量。电缆亦不得打圈，因打圈处形成一个线圈，导线内有高频电流通过时，打圈处由于电磁感应而产生反向电流与磁场（感抗），会减弱或抵消电缆内原有的高频电流而减小治疗剂量
3	头部一般不宜采用大功率治疗仪进行大剂量治疗，以免引起颅内血管扩张充血、增高颅内压、刺激半规管引起头晕或损伤眼角膜与晶体
4	脂肪层厚的部位进行电容场法短波、超短波治疗时，可能因脂肪过热，出现皮下脂肪硬结，一般无须特殊处理，可自行逐渐消失
5	因金属对高频电流的电阻小，治疗部位有金属物时高频电流将相对集中于金属物上，金属物吸收较多的电力线并转为热能，局部温度上升，易致组织烧伤，故局部金属异物为高频电疗法的禁忌证。即使采用无热量、短时间的高频电疗也应极慎重

序号	一般注意事项
6	活动性出血为短波、超短波疗法的禁忌证。消化道出血患者在排除恶性肿瘤的可能而考虑为溃疡出血时，在大便潜血试验转阴两周以后方可进行胃肠部位短波、超短波治疗
7	妊娠时禁用短波、超短波治疗，以免对胚胎产生刺激或抑制而影响胎儿的正常生长发育或引起流产、早产、死亡
8	感觉障碍或血液循环障碍部位进行短波、超短波治疗时，应严格控制或适当减小治疗剂量，不应以患者的温热感为依据

（7）电容电极治疗时注意事项。

序号	内容
1	对置的两个电极之间的距离不应小于一个电极的直径，斜对置的两个电极靠近电力线集中，易于形成短路，影响作用的深度和均匀度
2	电极应与皮肤表面平行，并保持一定的间隙，作用较均匀，较深，电极贴紧皮肤时，电力线密集于表浅部位，作用表浅
3	两个电极与皮肤之间间隙相等时作用较均匀，否则电力线将集中于间隙小的部位
4	表面凹凸不平的部位治疗时应加大电极与皮肤的间隙，否则电力线将集中于隆突处，容易引起烫伤
5	两个电极应等大，否则电力线将集中于小电极下，如病变在一侧，需要集中治疗，可在病变侧用小电极
6	两条肢体同时治疗时，应在两条肢体骨突（如膝踝内侧）接近处垫以毡垫，以免电力线集中于骨突处而致作用不均匀或造成烫伤
7	两个电极并置时电极皮肤间隙不宜过大，以免电力线散向四周空间而不能通过人体
8	并置的两个电极间距离应大于两个电极与皮肤间隙之和，但不应大于电极的直径，以免电力线分散，影响作用的强度与深度，两个电极间距离亦不应小于 3 cm，以免电力线集中于两极间最近距离处，形成短路而使病患部位处接受的电力线减少
9	一般不提倡采用单极法。只使用一个电极治疗时作用范围小而表浅，而且电力线将大量散向四周空间而造成环境的电磁波污染。必须用单极法时，只限用于小功率治疗仪，而且应将不用于治疗的另一个电极置于远离治疗部位处，并使两极相背而置，否则电力线将集中于两极间，电极下的作用将减弱、变浅

第二节　电诊断

一、脑干听觉诱发电位（BAEP）

概述	内容
基本波形	Ⅰ波——源于听神经
	Ⅱ波——源于耳蜗核
	Ⅲ波——源于脑桥上橄榄核
	Ⅳ波——源于外侧丘系
	Ⅴ波——源于四蝶体下丘
	Ⅰ波潜伏期代表听觉通路的周围性传导时间，Ⅰ～Ⅴ波间潜伏期系脑干段听觉中枢性传导时间Ⅰ～Ⅲ波为脑十电位，其间隔代表听神经和脑桥延髓部听道的传导时间，Ⅲ～Ⅴ波间隔代表脑桥前部和中脑部听道的传导时间
临床应用	主要用于客观评价听力、脑桥小脑脚肿瘤、多发性硬化、脑死亡的诊断、手术监护等

二、电刺激式电诊断

1. 直流 - 感应电诊断的结果判定

结果	诊断要点
绝对变性反应	诊断要点是肌肉和神经对直流电刺激均无反应
完全变性反应	诊断要点是神经对直流电刺激无反应，但是肌肉的反应存在
部分变性反应	诊断要点是神经对感应电刺激无反应或兴奋阈增高；但对直流电刺激有反应，无论其阈值高低
变性反应	诊断要点是神经肌肉对感应电和直流电刺激的反应正常而兴奋阈增高
无变性反应	临床表现为瘫痪，这可能为神经失用症、上运动神经元损害、癔症、诈病或肌病

2. 强度 - 时间曲线检查

I/T 曲线或 S/D 曲线——正常近似抛物线。

（1）正常曲线：最短反应时正常，时值小于 1 ms，曲线无弯折。

（2）部分失神经曲线：曲线有弯折，最短反应时有延长，时值可能不正常，但不大于 10 ms。

第三节　光疗法

一、红外线

1. 红外线辐射器

类型	内容
红外线灯	波长为 770 nm ～ 15 µm，以 2 ～ 3 µm 的长波红外线为主
石英红外线灯（白炽灯）	波长为 350 nm ～ 4 µm，主要为 800 nm ～ 1.6 µm 的短波红外线。对于病灶较深的部位更好，发汗治疗的首选
光浴箱	适于躯干、双下肢或全身治疗

2. 注意事项

序号	内容
1	首次照射前询问并检查局部感觉有无异常，如果有感觉障碍，一般不予治疗
2	新鲜植皮、瘢痕区应拉开距离；水肿增殖瘢痕不宜照射
3	急性外伤后不一般不用红外线，24 ～ 48 小时后局部出血、渗出停止后可小剂量照射，以免肿痛、渗出加剧
4	保护眼睛，照射眼睛易引起白内障及视网膜烧伤
5	动脉阻塞性病变时不宜用红外线
6	皮炎时忌用红外线，避免加重

二、紫外线疗法

1. 紫外线灯

概述	内容
基本结构	紫外线灯是由石英玻璃制成的真空灯管、管内的少量氩气、水银及埋入两端的金属电极构成的氩气水银石英灯，即汞灯。氩气易于电离，通电时灯管内氩气电离，离子在电场作用下于电极间移动，运动中的碰撞使离子数量不断增多，当电离达到一定程度时，发生辉光放电，产生 400 ～ 550 nm 的蓝紫光
常用类型	高压汞灯：又称"热石英灯"
	低压汞灯：短波为主，冷光紫外线灯
	太阳灯：多用于家庭日光浴

2. 剂量测定

类型	内容
物理剂量测定	应用紫外线强度计测定辐射源在一定距离的紫外辐射强度，称为物理剂量的测定，其计量单位为瓦 / 厘米 ^{2}（W/cm^2）
生物剂量概念	根据人体的一定部位对紫外线照射后的反应程度而确定的剂量称为生物剂量，以出现最弱红斑反应所需的时间为标准，即某一部位距光源一定距离进行紫外线照射，经历一定潜伏期后，照射局部出现肉眼能见的最弱红斑的对应照射时间，称为最小红斑量或一个生物剂量 MED；剂量单位为秒

3. 剂量分级与最大照射面积

剂量分级	照射剂量	红斑反应	照射面积
0 级（亚红斑量）	< 1 MED	无	可全身照射
Ⅰ级（弱红斑量）	1 ～ 2 MED	6 ～ 8 小时轻微红斑，24 小时消褪，无脱屑	不超 800 cm^2
Ⅱ级（中红斑量）（脏器病变等节段反射治疗）	3 ～ 5 MED	4 ～ 6 小时明显红斑，皮肤稍水肿，轻度灼痛，2 ～ 3 天消褪，斑状脱屑，色素沉着	不超 800 cm^2
Ⅲ级（强红斑量）（炎症、感染）	6 ～ 10 MED	2 ～ 4 小时强红斑，皮肤水肿、灼痛，4 ～ 5 天消褪，皮肤大片脱屑，色素沉着明显	不超 250 cm^2
Ⅳ级（超强红斑量）（炎症、感染）	> 20 MED	2 小时强烈红斑反应，皮肤暗红、水肿、水疱、剧烈灼痛，5 ～ 7 天消褪，色素沉着明显	不超 30 cm^2

4. 局部照射方法

（1）照射部位

部位	内容
患部照射	直接照射
中心重叠紫外线照射法	通过病灶中心区的重叠照射，达到中心区大剂量、周边健康皮肤小剂量的一次性操作方法；病灶中心区 10 ～ 20 MED，周围 5 ～ 10 cm 的范围 3 ～ 5 MED；其目的是加强局部的血液循环，增强抗感染能力
节段照射法	照射皮肤 - 内脏的一定的神经反射节段
多孔照射	利用 100 ～ 150 个直径及间距皆为 1 cm 的孔巾进行照射；适于需要治疗范围超过 800 cm² 的病变区的照射

康复医学治疗技术必备学习笔记

续表

部位	内容
孔穴照射	利用直径 1 cm 的孔巾照射穴位，治疗支气管哮喘时照射肺俞、大椎、膻中穴
分野照射法	照射面积超过 800 cm²
体腔、窦道照射法	黏膜对紫外线的敏感性较皮肤低，故照射剂量宜大，一般需要增强 1 倍

（2）照射剂量

概述	内容
首次剂量	最佳的首次剂量为一次达到所需治疗剂量。对于脏器病变等节段反射治疗，通常用 3～5 MED 的中红斑量即可；为控制体表、体腔、伤口、窦道等软组织的炎症、感染，宜用强或超红斑量。身体各部位皮肤对紫外线的敏感性不同，若以腹部生物剂量测定部位为 1，其他各部位的相对比值分别是，胸为 1，躯干为 1～1.5，四肢屈侧为 1.5～2，四肢伸侧为 2～3，手背、足背为 4～5，足底、手掌为 10～20
维持剂量	为维持照射野对紫外线的反应，于首次照射后的各次治疗中，需适当增加照射剂量
	若首剂量达到预期皮肤反应，则下次治疗时亚红斑量增加原剂量的 10%～100%，弱红斑量增加原剂量的 25%，中红斑量增加原剂量的 50%，强红斑量增加原剂量的 75%，超红斑量增加原剂量的 100%。若皮肤反应与预期反应不符，红斑反应弱但炎症呈现被控制趋势时每次增加 2 MED，红斑不明显且炎症无变化时每次增加 4～6 MED，红斑不明显并且炎症加重时每次增加 6～10 MED，红斑明显则停照 2～3 天后重复首次剂量或增加 1～2 MED
	若创面清洁，肉芽鲜红，脓性分泌物消失，减至弱红斑量；创面肉芽水肿，渗出液增多，立即大幅减量或停止照射
照射频度及疗程	通常每日或隔日照射 1 次，若局部红斑反应明显，间隔时间可相对延长
	一般 6～12 次为 1 个疗程，对于严重的感染，疗程可适当延长

5. 操作注意事项

序号	内容
1	治疗室要通风良好，室温保持 18～22℃
2	工作人员穿长衣裤、戴护目镜。患者需戴护目镜或用罩布遮盖眼睛，只裸露照射野，其他部位必须用治疗巾遮盖好
3	对光敏感者应先测紫外线生物剂量

序号	内容
4	灯管不能用手触摸，在灯管冷却的状态下用 95% 的酒精棉球擦拭清洁；灯管需预热以达到稳定的输出
5	光源必须对准治疗部位的中心，严格按照规定照射距离，以免剂量不准
6	高压汞灯点燃后宜连续工作，治疗间歇期宜将灯管置于最低位置，并与床、易燃品等保持一定距离，熄灭后不能立即点燃
7	记录各个灯管总使用时间，每隔 3 个月测 1 次 MED 保证照射剂量
8	伤口、创面的紫外线照射前，应先清洁换药，拭去脓血、渗液，勿施任何外用药物
9	紫外线导子于每次用后必须用 75% 的酒精浸泡消毒
10	若剂量过强出现照射野皮肤红斑反应剧烈、水疱、糜烂或创面的组织液大量渗出的光化性损伤，处理原则为立即脱离紫外线照射，应用超短波、白炽灯等热疗，并保护创面

第四节　超声波治疗法

一、超声波治疗机

临床上使用的超声波治疗机多采用逆压电效应的原理发射超声波。

二、耦合剂

概述	内容
作用	防止空气层产生界面反射，使更多超声能量进入人体
条件	耦合剂的声阻应介于声头表面物质和皮肤的声阻之间
	作为耦合剂应符合下列条件：清洁、透明、不污染皮肤、能在皮肤表面停留、不会快速被皮肤吸收、对皮肤无刺激作用、便宜、无气泡。例如：水、甘油、凡士林、液状石蜡、蓖麻油、凝胶体、乳胶
水	水与人体组织的声阻接近，对超声能量吸收少，是理想的耦合剂
	水用作耦合剂时，一定要去除水中的气泡，可用煮沸法和蒸馏法去除气体
	但水的缺点是黏滞性小，不能在体表停留，故不适合做超声直接接触治疗方法的耦合剂，多用于水下法、水囊法或漏斗法

三、治疗方式

方式	内容
直接接触法	固定法：连续波中等剂量 0.3 ～ 0.4 W/cm²
	移动法：1 ～ 2 cm/s，连续波中等剂量 1.0 ～ 1.2 W/cm²
水下法	凹凸不平的、细小的和痛觉敏感的部位，如手足，声头距离皮肤 2 ～ 4 cm
水囊法	凹凸不平的部位，如膝关节

▲治疗时间：总时间不超过 15 分钟，多选用 5 ～ 10 分钟。

四、注意事项

序号	内容
1	治疗人员自我保护，注意不要用手直接持声头为患者进行治疗，避免过量超声引起疼痛。治疗师可戴双层手套操作
2	治疗仪器连续使用时，注意检查声头温度，避免烫伤患者或损坏仪器
3	声头不能空载；如果把声头置于空气中（空载），石英片发出的超声能量会全部被反射，这样会导致声头内晶片过热而损坏
4	声头正对治疗部位，并尽可能垂直于治疗部位表面
5	使用适量耦合剂，并适当用力压紧使声头与皮肤表面紧密接触，不得有任何细微间隙，方可调节输出，以保证超声波能量有效地进入人体组织；否则声头与皮肤间如有微小间隙，超声波就会全部被反射，而不能进入人体内
6	水下法治疗时，要用去气水，而且皮肤上也不得有气泡；水囊法与水下法所用的水必须是经过煮沸的水，冷却后缓慢灌注，以免激起水疱，使气泡进入到水中；进行胃部治疗时，患者需饮开水 300mL，取坐位治疗
7	移动法时，声头的移动要均匀，使超声能量均匀分布。固定法治疗时或皮下骨突部位治疗时，超声强度宜小；声头不能在骨突部位停留；治疗不能引起疼痛
8	眼部超声波治疗以采用水囊法为宜，剂量应严格掌握
9	超声药物透入时，禁用对患者过敏的药物，慎用对皮肤有刺激的药物

第五节 体外冲击波疗法

概述	内容
冲击波治疗技术	超声引导下的定位与痛点定位：一些冲击波治疗仪配有在线的超声定位装置，可对靶组织进行实时监控，并引导冲击波能量作用于靶组织。对于无超声定位装置的冲击波治疗仪，在治疗时可利用触诊的方法确定最疼痛的部位为治疗点
具体程序	(1) 使患者保持舒适的体位，暴露需要治疗的部位 (2) 重新确认患者是否存在禁忌证 (3) 通过触诊或在线超声定位的方法确定治疗部位 (4) 在治疗部位表面涂少量凝胶 (5) 使冲击波治疗头置于治疗部位，并与皮肤表面垂直 (6) 设置治疗频率、能量水平及冲击次数 (7) 确保治疗头与皮肤紧密接触 (8) 打开仪器开关，开始治疗 (9) 治疗结束后，去除皮肤表面的凝胶，检查治疗局部是否出现不良反应

第六节 磁疗法

一、治疗作用和治疗剂量

概述	内容
治疗作用	止痛作用、镇静作用、消炎作用、消肿作用、降压作用、止泻作用、促进创面愈合、软化瘢痕、促进骨折愈合
治疗剂量	低磁场 < 50 mT
	中磁场 50 ～ 150 mT
	高磁场 150 ～ 300 mT
	强磁场 > 300 mT

二、注意事项

序号	内容
1	心脏起搏器，金属异物，严重心肺功能不全、孕妇下腹部、出血倾向，慎用于体质虚弱、老人、幼儿、高热、治疗后不适反应严重者
2	勿使磁卡、手机、手表等接近磁头、磁片

续表

序号	内容
3	磁片磁头不得撞击，避免磁场破坏、磁感应强度减弱
4	定期检查永磁体强度
5	眼部、头面部、胸腹部、老人、幼儿、体弱者、高血压病患者宜用低强度磁场，不宜高强度，长时间治疗

三、静磁场疗法

方法	内容
直接敷磁法	直径 1～2 cm、表面磁感应强度为 0.05～0.2 T 的永磁体磁片
	注意——磁片表面可用 75% 酒精消毒，不得用火烤或水煮，以免退磁
	永磁片可反复使用多年，疗程结束后可妥善保存备用
间接敷磁法	瓷片通过棉织物等材料间接作用于人体的静磁疗法
	将数片磁片缝制于衣服或物品上，成为特殊的磁疗用品，例如，磁疗乳罩、磁疗背心、磁疗腰带、磁疗腹带、磁疗护膝、磁疗鞋等
耳磁法	采用米粒大的圆形磁珠或小磁片，表面磁感强度约 1 mT

四、动磁场疗法

概述	内容
定义	利用动磁场治疗疾病的方法称为动磁场疗法
旋磁疗法	旋磁疗法是利用旋转的动磁场进行治疗的方法
电磁疗法	利用电流通过线圈铁芯所产生的动磁场进行治疗的方法

第七节　温热疗法

一、石蜡疗法

1.石蜡的准备

（1）石蜡的加热：采用间接加热法，用双层套锅隔水加热，或采用电热熔蜡槽，上层为蜡液，底层为水，在槽底以电热法加热。

（2）石蜡的清洁。

项目	内容	
平时的清洁	石蜡使用后应先除去蜡块表面所附汗水、毛发、皮屑等杂物，方可放回蜡槽加热反复使用	
定时的清洁	定时加新蜡	石蜡使用一段时间后因混入杂质而变黄，并因蜡渣掉落，蜡量减少，需酌情定时加入 10% ～ 20% 新蜡，以保持石蜡清洁质纯
	定时清杂质	常用方法：水洗沉淀法、过滤法、白陶土沉淀法、滑石粉沉淀法
		较简便常用的方法是水洗沉淀法：将石蜡熔化后加入相当于石蜡量 1/3 ～ 1/2 的热水，搅拌混合后静置，石蜡上浮，水与杂质下沉，取出石蜡即可清除底部杂质，或从蜡槽底部将水与杂质排出

2. 治疗操作

分类	温度	厚度	应用部位
蜡饼法	45 ～ 50℃	蜡液厚 2 ～ 3 cm	躯干或肢体
浸蜡法	55 ～ 65℃	蜡膜厚 0.5 ～ 1 cm	手足部
刷蜡法	55 ～ 65℃	蜡膜厚 0.5 ～ 1 cm 时，包蜡饼或继续涂刷到 1 ～ 2 cm 厚	躯体、肢体、面部

3. 注意事项

序号	内容
1	切不可采用直接加热法熔蜡，以免引起石蜡变质、燃烧
2	治疗时要保持治疗部位静止不动，以免蜡膜或蜡饼破裂而致蜡液由破口直接接触皮肤，因过热而引起烫伤
3	面部用蜡应单独加热，与其他部位用蜡分别熔化。伤口用蜡使用后应弃去
4	蜡袋法虽然简单易行，但蜡不能直接接触皮肤，只能发生温热作用，失去蜡疗的特有作用，不应提倡
5	在有瘢痕、感觉障碍、血液循环障碍部位治疗时应谨慎，蜡温度应稍低，避免过热
6	少数患者对蜡疗过敏后，接触的地方出现皮肤瘙痒和丘疹，停止蜡疗后过敏反应可消失

二、湿热袋敷疗法的注意事项

序号	内容
1	热带加热前应检查布袋有无破口，以免加热后漏出硅胶引起烫伤
2	检查恒温装置，注意热袋的温度
3	治疗用的热袋应拧干，不得滴水
4	治疗时患者不应将体重压在热袋上
5	皮肤与热袋之间的干毛巾至少6层，面积要大于热袋
6	治疗5分钟后挪开热袋检查皮肤
7	对老年人、感觉障碍或血液循环障碍的患者，热袋温度应稍低

第八节 冷疗法、水疗法

一、冷疗法

概述	内容
治疗技术	冰水冷敷、冰袋冷敷、冰块按摩、冰水局部浸浴、冷吹风、冷气雾喷射、冷疗机
注意事项	治疗时注意掌握温度与时间，患者出现明显冷痛或寒战、皮肤水肿苍白时即应中止治疗
	防止因过冷而发生冰灼伤、冷冻伤、皮肤出现水疱、渗出、皮肤皮下组织坏死
	冷疗时要注意保护冷疗区周围非治疗区的正常皮肤，防止受冻
	冷气雾喷射禁用于头面部，以免造成眼、鼻、呼吸道的损伤
	对冷过敏者接受冷刺激后皮肤出现瘙痒、潮红、水肿、荨麻疹时，应立即终止治疗。重者出现心动过速、血压下降、虚脱，应立即中止冷疗，平卧休息，保暖等

二、水疗法

1. 水的治疗作用

（1）温度刺激作用。

（2）机械作用：静水压力作用、浮力作用、水流冲击作用。

（3）化学作用。

2. 浸浴

（1）全身淡水浴：200～250 L 淡水，患者半卧，水平面达乳头水平。

分类	温度	作用
冷水浴	26℃以下	提高神经系统兴奋性
凉水浴	26～33℃	
不感温水浴	34～36℃	镇静
温水浴	37～38℃	
热水浴	39℃以上	发汗

（2）全身药物浴

分类	作用
盐水浴	多发性关节炎、肌炎、神经炎
松脂浴	镇静作用，适用于兴奋过程占优势的神经症、高血压病Ⅰ期
苏打浴	软化角质层作用，适用于银屑病等皮肤角质层增厚的皮肤病、脂溢性皮炎
中药浴	治疗神经症、皮肤病、关节炎

3. 注意事项

（1）水疗室应光线充足，通风良好，地面防滑、室温 22～23℃，相对湿度 75% 以下，应有保障水温的装置。

（2）水源清洁无污染；水池中的水应经常溢水，定时换水，循环过滤。

（3）患者进行水疗前应作全身体格检查，排除禁忌证；水疗禁用于传染病、心脏肝肾功能不全、严重动脉硬化、恶性肿瘤、出血性疾病、发热、炎症感染、皮肤破溃、妊娠、月经期、大小便失禁、过度疲劳者。

（4）水疗不宜在饥饿、饱餐后 1 个小时内进行；水疗前应排空大小便。

第九节　生物反馈疗法

概述	内容
定义	应用电子技术将人体在一般情况下感觉不到的肌电、皮肤温度、血压、心率、脑电等体内不随意的生理活动转变为可感知的视、听信号，通过学习和训练使患者自我调节和控制，以改变异常活动、治疗疾病的方法

续表

概述	内容
分类	正反馈——反馈的结果使原有动作加强
	负反馈——反馈的结果使原有动作减弱
必须具备的两个条件	要有将生物信息转换为声、光、图像的电子仪器
	要有人的意识（意念）参与

▲应用最广泛的是肌电生物反馈。

第三十四章 其他

第一节 感知认知

一、感知评定

1. 失认症

症状	知识点		
触觉失认	辨质觉、形态觉、实体觉		
听觉失认	无意义声音配对、环境音、音乐、语声		
视觉失认	颜色、物品、形状、面容、视空间失认		
单侧忽略	评定方法：Albert 划杠测验、删字测验（Diller 测验）、绘画测验、平分直线测验、高声朗读测验、书写测验		
	训练方法	基本技能训练 - 视扫描训练	
		忽略侧肢体的作业活动（交叉促进训练、躯干旋转、健侧眼遮盖）	
		忽略侧肢体的感觉输入训练	
		阅读训练	
		代偿及环境适应	
Gerstman 综合征	手指失认（命名）、左右失认、失写、失算		
体像失认	身体部位识别及命名测试、手指识别及命名测试、拼图、画人像、动作模仿、左右分辨、双手操作等。按指令触摸躯体的某些部位，如"请指你的鼻子"，模仿检查者的动作，拼接躯体 / 面部的图板碎块，画人像等		
疾病失认	询问患者对自己疾病的了解程度，患者根本不承认自己有病		

2. 失用症

症状	知识点
结构性失用	临摹立方体、用火柴棒拼图、积木构筑模型
穿衣失用	让患者给玩具娃娃穿衣如不能则为阳性；或让患者给自己穿衣、系扣、系鞋带，不能在合理时间内完成指令者为阳性

续表

症状	知识点
运动性失用	让患者按照命令执行上肢各种动作，如洗脸、刷牙、梳头、敬礼、指鼻、鼓掌等，不能完成者为阳性，提示上肢运动性失用，但患者在无他人指使的情况下可自动地完成这些动作
	让患者按口令执行吹口哨、伸舌及用舌顶侧颊部等动作，不能完成者为阳性，提示口颊舌肌运动性失用，但患者在无他人指使的情况下可自动地完成这些动作
意念性失用	让患者按照指令要求完成系列动作，如发生动作顺序及动作本身错误为阳性，如泡茶后喝茶，洗菜后切菜，摆放餐具后吃饭等动作时发现动作顺序错误，如泡茶不知道先要打开杯子盖子，再打开热水塞然后倒水；注意区分患者完成动作是按口令执行、还是通过模仿或自动完成

二、认知

1. 注意障碍

概述	内容
定义	注意是一种在制定时间内关注某种特定信息的能力，集中是在相应的时间段里应用注意活动的能力。注意是任何认知功能形成的基础，它是一种限制性精神活动，根据参与器官的不同，可以分为听觉注意、视觉注意等
评定	视跟踪、辨认测验及删字母测验；数和词的辨别；听跟踪；声辨认
训练	猜测游戏、删除作业、时间感、数目顺序、代币法

2. 记忆障碍

（1）量表。

量表	概述	内容
韦氏记忆测试（WMS）	特点	仅适用于 7 岁以上的儿童和成年人，包括经历、定向、数字顺序、再认、图片回忆、视觉再生、联想学习、触觉记忆、逻辑记忆和背诵数目共 10 项测验
	目的	判断记忆功能障碍及记忆力障碍的类型
		鉴别器质性和功能性的记忆障碍
		指导心理治疗
		判断治疗效果
临床记忆量表	特点	适用于成年人（20 ～ 90 岁）
	具体	指向记忆、联想学习、图像自由回忆、无意义图形再认、人像特点回忆

（2）训练：联想法、背诵法、分解－联合法、提示法、常规化建立恒定的日常生活活动程序。

记忆技巧法：①首词记忆法；② PQRST 法——预习，提问，阅读，陈述，检验；③编故事法。

3. 成套认知功能

方法	内容
HRB 神经心理学成套测试	定性——确定有无脑器质性损伤
	定位——确定脑损伤在何侧或是否是弥漫性的
LOTCA 功能的成套测验认知	最先用于脑损伤患者认知能力的评定，该方法与其他方法相比，有效果肯定、项目简单、费时少的优点，可将脑的认知功能的检查时间从约 2 小时缩短到 30 分钟，而且信度和效度检验良好
	LOTCA 成套检验法包括 4 个方面 20 项，4 个方面是定向、知觉、视运动组织和思维运作；20 项检查每一项得分可得 4 分或 5 分，通过评价后即可了解每个领域的认知情况，根据需要评价也可分几次进行

第二节　康复心理治疗

一、常用康复心理治疗的方法

方法	内容
支持性心理疗法	倾听；指导、鼓励患者表达感情；解释；鼓励和安慰；保证；促进环境的改善（人际环境）
认知治疗	是根据认知过程影响情感和行为的理论假设，通过认知行为技术来改变患者不良认知的一类心理治疗方法的总称
行为治疗	系统脱敏法：治疗轻度恐惧的患者
	厌恶疗法：临床上厌恶治疗可矫正一些患者的吸烟、强迫等不良的行为
	行为塑造法：是通过正强化而造成某种期望的良好行为的一项行为治疗技术
行为治疗	代币治疗法：是通过某种奖励系统，在患者做出预期的良好行为表现时，马上就能获得奖励，即可得到强化，从而使患者所表现的良好的行为得以形成和巩固，同时使其不良行为得以消退；代币作为阳性强化物，可以用不同的形式表示，如记分卡、筹码和证券等象征性的方式
	暴露疗法：治疗严重恐惧的患者

续表

方法	内容
家庭治疗	以家庭作为一个整体进行心理治疗
催眠疗法	利用催眠的方法对患者进行心理治疗
放松疗法	通过自我调整训练，由身体放松进而导致整个身心放松，以对抗由于心理应激而引起交感神经兴奋的紧张反应，从而达到消除心理紧张和调节心理平衡的目的

二、常见康复患者心理问题的治疗

1.急性应激障碍的治疗

定义：急性应激障碍（ASD）是由剧烈的、异乎寻常的精神刺激、生活事件或持续困境的作用下引发的精神障碍。临床表现为强烈的恐惧及精神运动性抑制，甚至木僵状态，常伴有惊恐性焦虑的自主神经症状。

治疗：药物治疗、支持性治疗、心理治疗。

2.创伤后应激障碍的治疗

定义：创伤后应激障碍（PTSD）是指在异乎寻常的威胁或灾难性打击之后，延迟出现或长期持续的精神障碍。主要表现为创伤性体验的反复出现，持续回避创伤的相关刺激，且伴有明显的焦虑和警觉性增高。

治疗：药物治疗、心理治疗。

三、残疾人不同心理阶段的干预策略

时期	干预策略
无知期	立治疗性的医患关系；不必过早涉及真实病情；以缓解患者的负性情绪为首要目的；经常与患者的家属进行沟通
震惊期	提供更多关怀；合理运用心理防御机制
否认期	尊重患者，避免争执；渐进透漏真实的病情；劝导患者接受康复治疗
抑郁期	主动对患者进行心理干预；预防自杀；增强患者生活的信心；使用抗抑郁药配合治疗
反对独立期	积极发现患者心理方面的变化；帮助患者建立起一个合理的认知模式；消除自卑和恐惧心理
适应期	帮助患者掌握人际交往技巧；对回归后的生活进行指导；鼓励患者参与社会生活

第三节 中国传统治疗

一、推拿疗法

类型	方法
推揉法	推法、揉法、滚法
摩擦法	摩法、擦法、抹法
拿按法	拿法、按法、捏法
叩击法	拍锤法、击法
振动法	振法、搓法
摇动法	摇法、抖法、屈伸法、扳法

二、针灸疗法

概述	内容
定义	针灸是针法和灸法的合称
针法	是利用针具，通过一定的手法，刺激人体腧穴，以防治疾病的方法
灸法	是用艾绒为主要材料制成的艾炷或艾条，点燃后在体表熏灼，给人体温热性的刺激，通过经络腧穴的作用以达到防治疾病目的的一种疗法
	温针灸是针刺与艾灸共同使用的一种方法。适用于既需要留针，又必须施灸的疾病，是一种简单易行的针灸并用方法，故临床上常用

三、练功疗法

（1）站桩功。

（2）易筋经。

（3）太极拳。

（4）五禽戏（虎、鹿、熊、猿、鸟）。

（5）八段锦：两手托天理三焦，左右开弓似射雕，调理脾胃需单举，五劳七伤往后瞧；摇头摆尾去心火，两手攀足固肾腰；攒拳怒目增力气，背后七颠百病除。

第四节　膀胱直肠训练

一、膀胱训练

1. 概述

概述	内容
定义	膀胱功能训练是针对膀胱尿道功能障碍所采取的各种恢复性康复治疗措施，目的是保护上尿路功能，改善控尿和排尿，提高患者生活质量，预防各种并发症
适应证	各种原因（包括脊髓损伤、脑卒中、脑外伤等）导致的膀胱尿道功能障碍；患者手功能良好时可以独立完成，否则可由陪护者进行，患者的主动配合能达到更好的训练效果
禁忌证	神志不清，或无法配合治疗；膀胱或尿路严重感染；严重前列腺肥大或肿瘤

2. 训练

（1）排尿反射训练和手法排尿训练。

方法	内容
排尿反射训练	指骶髓以上脊髓损伤的患者，发现或诱发"扳机点"，通过反射机制促发逼尿肌收缩，完成反射性排尿。扳机点排尿的本质是刺激诱发骶反射实现排尿，其前提是具备完整的骶神经反射弧
	常见的排尿反射"扳机点"位于耻骨上区、阴毛、大腿内侧，阴茎龟头、肛门等部位，通过叩击耻骨上膀胱区、挤压阴茎、牵拉阴毛、摩擦大腿内侧、刺激肛门等，诱发逼尿肌收缩和尿道外括约肌松弛排尿；听流水声、热饮、洗温水浴等均为辅助性措施；叩击时宜轻而快，避免重叩，重叩可引起膀胱尿道功能失调
手法排尿训练	在实施手法辅助排尿前必须通过影像尿动力学检查排除潜在的诱发或加重上尿路损害的风险后，方可以考虑采用手法辅助排尿
	Valsalva 法：患者取坐位，放松腹部身体前倾，屏住呼吸 10～12 秒，用力将腹压传到膀胱、直肠和骨盆底部，屈曲髋关节和膝关节，使大腿贴近腹部，防止腹部膨出，增加腹部压力
	Crede 手法：双手拇指置于髂嵴处，其余手指放在膀胱顶部（脐下方），触摸胀大的膀胱，双手重叠放于膀胱上慢慢向耻骨后下方挤压膀胱，也可用拳头由脐部深按压向耻骨方向滚动。加压时须缓慢轻柔，手法由轻到重，避免使用暴力和耻骨上直接加压；过高的膀胱压力可导致膀胱损伤和尿液反流到肾脏。可以通过观察膀胱位置判断尿量，当膀胱底位于耻骨上 2 横指以下时，膀胱内尿量约为 400mL 以下，可以进行按压排尿；未能排空时可重复进行，直到膀胱排空

（2）间歇导尿和定时排尿。

间歇导尿	内容
定义	以一定的时间间隔通过插入导尿管排空膀胱的方法；是神经源性膀胱患者排尿的一种重要方法，特点是导尿结束后立即拔出导尿管，患者不需要长期留置尿管
分类	根据消毒程度的不同分为无菌间歇导尿和清洁间歇导尿。无菌间歇导尿是指在无菌消毒的条件下进行间歇性导尿的操作，一般住院患者进行无菌间歇导尿；清洁间歇导尿是指可以由非医务人员（患者、亲属或陪护者）进行的导尿方法，以减少患者对医务人员的依赖性，提高患者的生活独立性。在国际上已经较普遍应用于脊髓损伤和其他神经瘫痪的患者
	根据导尿操作者的不同分为自我间歇导尿和他人辅助间歇导尿
条件	患者有足够的膀胱容量，规律饮水，保持 24 小时尿量 1500 ~ 2000 mL
	每 4 ~ 6 个小时导尿 1 次，可以根据导出的尿量进行适当增减，每次导出的尿量不超过 500 mL
	患者病情稳定，不需要抢救、监护治疗或大量的输液治疗
适应证	不能自主排尿或自主排尿不充分（残余尿超过 80 ~ 100 mL）的脊髓损伤患者
禁忌证	①尿道严重损伤或感染；②患者神志不清或不能配合；③接受大量输液；④全身感染或免疫力极度低下；⑤有明显出血倾向；⑥膀胱颈梗阻、前列腺增生症或肿瘤；⑦严重尿道畸形、狭窄；⑧膀胱输尿管反流、肾积水；⑨盆底肌肉或尿道外括约肌严重痉挛；⑩严重自主神经过反射

定时排尿（提示性排尿）：一般日间每 2 个小时排尿 1 次，夜间每 4 个小时排尿 1 次，每次尿量应少于 350 mL。

（3）注意事项。

1）开始训练时必须加强膀胱残余尿量的监测，避免发生尿潴留。

2）避免由于膀胱过度充盈或者手法加压过分，导致尿液反流到肾脏。

3）膀胱反射出现需要一定的时间积累，因此训练时注意循序渐进。

4）合并痉挛时，膀胱排空活动与痉挛的发作密切相关，需要注意排尿和解除肌肉痉挛的关系。

二、直肠训练

1. 概述

概述	内容
定义	直肠训练是指针对肠道功能障碍所采取的各种恢复性康复治疗措施，直肠控制障碍是上运动神经元损伤后常见的功能问题，也是困扰患者最大的问题之一；直肠控制训练主要针对便秘和大便失禁两个方面进行
适应证	脊髓损伤、脑卒中、脑外伤等各种原因导致患者直肠储存和控制功能障碍；患者手功能良好可以独立完成，否则可由陪护者进行，但患者必须能够主动配合
禁忌证	①神志不清，或无法配合治疗；②肛门和直肠局部皮肤破损，或严重感染；③肛门或直肠肿瘤

2. 肠道康复训练方法

（1）定时排便。

（2）辅助排便训练（按摩、肛门牵张技术）。

（3）运动训练。

（4）生物反馈训练。

（5）饮食管理：增加糖和粗纤维食物的摄入。

（6）药物治疗：大便失禁时使用肠道活动抑制剂、肠道收敛剂、水分吸收剂。

（7）外科治疗。

（8）神经阻滞技术：对于肛门括约肌痉挛导致便秘的患者，可采用肛门周围肌内注射肉毒毒素，或采用酚进行骶神经注射，以缓解局部肌肉痉挛。